A. Meurer

Elektromyographie und Goniometrie der menschlichen Gehbewegung

Springer-Verlag Berlin Heidelberg GmbH

A. Meurer

Elektromyographie und Goniometrie der menschlichen Gehbewegung

Mit 89 Abbildungen und 14 Tabellen

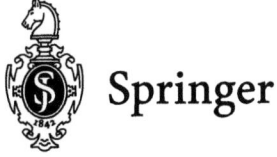

Springer

Priv.-Doz. Dr. med. ANDREA MEURER
Orthopädische Klinik und Poliklinik
Johannes Gutenberg-Universität
Langenbeckstraße 1
55131 Mainz

ISBN 978-3-540-41019-5

Die Deutsche Bibliothek – CIP-Einheitsaufnahme
Meuer, Andrea: Elektromyographie und Goniometrie der menschlichen Gehbewegung : eine
methodische Studie mit gesunden Probanden verschiedener Altersklassen und mit Coxarthrose- und Gonarthrosepatienten / Andrea Meuer. – Berlin ; Heidelberg ; New York ; Barcelona ;
Hongkong ; London ; Mailand ; Paris ; Singapur ; Tokio : Springer, 2001
   ISBN 978-3-540-41019-5   ISBN 978-3-642-56750-6 (eBook)
   DOI 10.1007/978-3-642-56750-6

Dieses Werk ist urheberrechtlich geschützt. Die dadurch begründeten Rechte, insbesondere die
der Übersetzung, des Nachdrucks, des Vortrags, der Entnahme von Abbildungen und Tabellen,
der Funksendung, der Mikroverfilmung oder der Vervielfältigung auf anderen Wegen und der
Speicherung in Datenverarbeitungsanlagen, bleiben, auch bei nur auszugsweiser Verwertung,
vorbehalten. Eine Vervielfältigung dieses Werkes oder von Teilen dieses Werkes ist auch im
Einzelfall nur in den Grenzen der gesetzlichen Bestimmungen des Urheberrechtsgesetzes der
Bundesrepublik Deutschland vom 9. September 1965 in der jeweils geltenden Fassung zulässig.
Sie ist grundsätzlich vergütungspflichtig. Zuwiderhandlungen unterliegen den Strafbestimmungen des Urheberrechtsgesetzes.

http://www.springer.de
© Springer-Verlag Berlin Heidelberg 2001
Ursprünglich erschienen bei Springer-Verlag Berlin Heidelberg New York 2001

Die Wiedergabe von Gebrauchsnamen, Handelsnamen, Warenbezeichnungen usw. in diesem
Werk berechtigt auch ohne besondere Kennzeichnung nicht zu der Annahme, daß solche
Namen im Sinn der Warenzeichen- und Markenschutzgesetzgebung als frei zu betrachten
wären und daher von jedermann benutzt werden dürften.

Produkthaftung: Für Angaben über Dosierungsanweisungen und Applikationsformen kann
vom Verlag keine Gewähr übernommen werden. Derartige Angaben müssen vom jeweiligen
Anwender im Einzelfall anhand anderer Literaturstellen auf ihre Richtigkeit überprüft werden.

Satz: TBS, 69207 Sanhausen
Herstellung: PRO EDIT GmbH, 69126 Heidelberg
Umschlaggestaltung: design & production, 69121 Heidelberg
Gedruckt auf säurefreiem Papier   SPIN 10780220   24/3130/göh – 5 4 3 2 1 0

Meinen Eltern gewidmet

Vorwort

Die klinische Bedeutung der Ganganalyse in der Orthopädie war von jeher groß, da eine ganze Reihe von Erkrankungen und Funktionsausfällen des Bewegungsapparates bereits alleine durch Beobachtung der aus ihnen resultierenden Gangstörungen diagnostiziert werden konnten. So sind auch heute Begriffe wie „Steppergang", „Trendelenburg-Hinken" oder „Duchenne-Hinken" fest im orthopädischen Sprachgebrauch integriert. Bei Betrachtung der Vielzahl und Art der für die Beschreibung des Gehens relevanten Teilaspekte ergibt sich jedoch die Schlussfolgerung, dass die subjektiv observierende Ganganalyse nur eine im Umfang begrenzte Anzahl von überwiegend qualitativen Aspekten registrieren kann. Dies ist zum einen dadurch begründet, dass ein Beobachter seine Aufmerksamkeit vornehmlich auf die erwartungsgemäß vorliegende Störung lenken wird, zum anderen dadurch, dass die gleichzeitige visuelle Registrierung mehrerer Körpersegmente und Teilbewegungen ohne technische Hilfsmittel natürlicherweise begrenzt ist und quantitative Aspekte nur grob abgeschätzt werden können.
Wesentliche Teilaspekte bei der wissenschaftlichen Beschreibung der menschlichen Gehbewegung sind die Bewegungskinematik, d. h. der zeitliche Verlauf der Stellung einzelner Gelenke in den unterschiedlichen Phasen des Schrittzyklus bzw. die Bewegungen der Körpersegmente in den 3 Raumebenen, kinematische Einzelaspekte wie Gehgeschwindigkeit und Schrittlänge, energetische Aspekte wie die mit dem Gang verbundene Arbeit und Leistung, Belastungsaspekte wie die körperinneren Zwangs- und Führungskräfte der Gelenkknorpelflächen und der Bänder, die äußeren, gravitationsbedingten Kräfte, sowie die eigentliche Ursache der Gehbewegung, nämlich die koordinierte Kraftentwicklung der beteiligten Muskeln. Die Elektromyographie stellt den praktisch einzig möglichen Weg dar, detailliertere Hinweise auf die zeitliche Charakteristik der Muskelkraftentwicklung zu erhalten und ihr Wert wurde in der Vergangenheit in zahlreichen Studien wissenschaftlich belegt. So ist es nicht verwunderlich, dass sie, einhergehend mit den stetigen Fortschritten in Messtechnik und elektronischer Datenverarbeitung, zur Klärung qualitativer und quantitativer Fragestel-

lungen bei der Analyse von Körperhaltungen und Körperbewegungen zunehmend an Bedeutung gewann.

An der Orthopädischen Klinik der Johannes Gutenberg-Universität Mainz wurde bereits vor mehr als 20 Jahren begonnen, ein Ganganalyselabor aufzubauen. Eine wesentliche Komponente dieses Labors war von Anfang an die computerunterstützte Elektromyographie.

Das vorliegende Buch stellt die Ergebnisse einer Reihe von gezielten methodischen Grundlagenexperimenten, von Untersuchungen an gesunden Probanden verschiedenen Lebensalters und von Untersuchungen an Cox- und Gonarthrosepatienten mit dem goniometrisch-elektromyographischen Ganganalysesystem unserer Klinik vor. Damit soll ein Beitrag geleistet werden, die Methodik für den Einsatz der rechnerunterstützten Elektromyographie sowohl zur Bearbeitung von experimentell-orthopädischen Fragestellungen als auch zur gezielten Ergänzung der klinischen Diagnostik ausgewählter orthopädischer Patienten zu erweitern.

Bei der Durchführung der Untersuchungen und bei der Erstellung der Arbeit habe ich von vielen Seiten Rat und Unterstützung erhalten. Zunächst gilt mein Dank Herrn Univ.-Prof. Dr. J. Heine, von dem die Initiative zu diesem Projekt ausging, für seine stetige Unterstützung und Beratung. Zu besonderem Dank verpflichtet bin ich auch Herrn Dipl.-Phys. Dr.-Ing. F. Bodem für die umfangreiche Unterstützung bei der Durchführung der experimentellen Untersuchungen, für die Konzeption der Software, für die technische und physikalische Beratung, für die kritische Durchsicht des Manuskriptes und für seine jederzeitige Diskussions- und Einsatzbereitschaft. Herrn Prof. Dr. G. Hommel vom Institut für Medizinische Statistik und Dokumentation danke ich sehr herzlich für die Beratung bei der statistischen Bearbeitung der Daten, den Herren Dr. J. Zöllner und Dr. B. Herbsthofer für die konzeptionelle und praktische Unterstützung in der Anfangsphase des Projektes. Den Doktoranden T. Frisch, I. Jordy, S. Langel und G. Proff gebührt Dank und Anerkennung für ihren Fleiß und ihre Einsatzfreude bei der Versuchsdurchführung, den Herren S. Cöster, R. Feicht, J. Jansen, S. Salzer und M. Sewtz für die Wartung und Instandhaltung der Messtechnik und die Mitwirkung bei der Gestaltung der Datenauswertungsprogramme. Bei den Herren Dr. O. Engelhardt und M. Lochmann möchte ich mich ganz besonders für die Hilfe beim grafischen Layout bedanken. Schließlich bin ich allen Patienten und Probanden, die sich zur Teilnahme an den Versuchen bereit erklärten, zu besonderem Dank verpflichtet.

Mainz, Januar 2001   ANDREA MEURER

Inhaltsverzeichnis

1	Einleitung	1
2	Anatomische und physiologische Grundlagen der Elektromyographie	7
2.1	Aufbau der quergestreiften Skelettmuskulatur und molekularer Mechanismus der Muskelkontraktion	7
2.2	Motorische Einheit	8
2.3	Elektrophysiologische Grundlagen des EMG	10
3	Messsystem und Messmethodik	15
3.1	Datenerfassung	15
3.1.1	Grundsätzlicher Aufbau der Messanlage	15
3.1.2	Messung der EMG-Signale	18
3.1.3	Das optoelektronische Goniometersystem	21
3.1.4	Fußkontakte	21
3.2	Messdatenverarbeitung	26
3.3	Auswahl der elektromyographisch untersuchten Muskulatur	31
3.3.1	Allgemeines	31
3.3.2	Rumpfmuskulatur	31
3.3.3	Muskulatur des Beckens und der Beine	32
3.3.3.1	Muskulatur des Beckens und des Hüftgelenkes	32
3.3.3.2	Muskulatur des Kniegelenkes	33
3.3.3.3	Muskulatur der Sprunggelenke	34
3.4	Elektrodenpositionierung	35
4	Betrachtungen zur Ensemblemittelung von ganganalytischen Elektromyogrammen	43
4.1	Ensemblemittelung der Elektromygramme von zyklisch wiederholten Bewegungen	43

4.2	Reproduzierbarkeit elektromyographischer Aktivitäten bei Ermüdung	46
4.3	Zur biomechanischen Interpretation der Ensemblemittel von Elektromyogrammen zyklisch wiederholter Bewegungen	47
4.4	Elektromyogramme zyklisch wiederholter Bewegungen bei konzentrischer und exzentrischer Muskelkontraktion	50
5	**Die Muskelfunktion im Gang gesunder Probanden verschiedener Altersklassen**	**53**
5.1	Ensemblemittelung der EMG-Signale und Winkelkurven der linken Körperhälfte der jungen gesunden Probanden	54
5.1.1	Einteilung der Gangphasen anhand der Winkelkurven	55
5.1.2	Vergleich der Winkelkurven dreier junger gesunder Probanden	59
5.1.3	Muskelfunktion im Gang	59
5.1.3.1	M. rectus femoris	60
5.1.3.2	M. tibialis anterior	61
5.1.3.3	M. peronaeus longus	62
5.1.3.4	M. gastrocnemius (Caput laterale)	64
5.1.3.5	M. semitendinosus	65
5.1.3.6	M. biceps femoris (Caput longum)	66
5.1.3.7	M. rectus abdominis	66
5.1.3.8	M. erector spinae	67
5.1.3.9	M. glutaeus medius	67
5.1.3.10	Muskelpartitur	68
5.2	Links-Rechts-Vergleich der goniometrischen und elektromyographischen Kurven junger gesunder Probanden	71
5.2.1	Links-Rechts-Vergleich dreier junger gesunder Probanden	72
5.2.2	Links-Rechts-Vergleich aller gesunden jungen Probanden	76
5.3	Vergleich der ganganalytischen Gruppenmittelwerte der linken Körperseite der jungen (18–28 Jahre), der mittleren (45–55 Jahre) und der älteren (65–75 Jahre) Altersgruppe	79
5.3.1	Vergleich der Winkelkurven der linken Körperhälfte	79
5.3.2	Vergleich der EMG-Signale der linken Körperhälfte	81
5.3.2.1	M. rectus femoris	81
5.3.2.2	M. tibialis anterior	81
5.3.2.3	M. peronaeus longus	82

5.3.2.4	M. gastrocnemius (Caput laterale)	83
5.3.2.5	M. biceps femoris	84
5.3.2.6	M. rectus abdominis	84
5.3.2.7	M. erector spinae	85
5.3.2.8	M. glutaeus medius	86
5.3.2.9	Zusammenfassung	87

6	**Kompensationsmechanismen und Veränderungen im Muskelaktivitätsbild beim Gang mit simulierter Beinlängendifferenz**	**89**
6.1	Auswirkungen einer simulierten Beinlängendifferenz unterschiedlicher Höhe auf die Muskelaktivitäten und die Knieflexion beim Gehen auf ebener Laufstrecke	92
6.1.1	Versuchsdurchführung	93
6.1.2	Ergebnisse der Probandin	93
6.2	Gruppenmittelung aller gesunden Probanden beim Gang mit simulierter Beinlängendifferenz von 4 cm	96
6.2.1	Versuchsdurchführung	96
6.2.2	Ergebnisse der jungen Probandengruppe	97
6.2.3	Ergebnisse der Probandengruppe mittleren Alters	100
6.2.4	Ergebnisse der Probandengruppe höheren Alters	103
6.2.5	Zusammenfassung	106

7	**Vergleich der Winkelkurven und EMG-Signale von Patienten mit unilateraler Coxarthrose und von Patienten mit einer unilateralen Gonarthrose**	**107**
7.1	Vergleich der Winkelkurven und EMG-Signale von Patienten mit einer unilateralen Coxarthrose	108
7.1.1	Patientengut	108
7.1.2	Ergebnisse der klinischen Untersuchung	109
7.1.3	Verlauf der Winkelkurven der Coxarthrosepatienten im Links-Rechts-Vergleich	111
7.1.4	Verlauf der EMG-Kurven der Coxarthrosepatienten im Links-Rechts-Vergleich	112
7.1.5	Vergleich der Winkelkurven und EMG-Aktivitäten der Patientengruppe mit denen der gesunden Probandengruppe höheren Lebensalters	113
7.1.5.1	Vergleich der Winkelkurven des erkrankten Beines der Hüftpatienten mit denen des linken Beines der Probandengruppe höheren Lebensalters	113

7.1.5.2	Vergleich der EMG-Aktivitäten der erkrankten Körperseite der Patienten mit denen der linken Körperseite der gesunden Probandengruppe höheren Lebensalters	114
7.2	Vergleich der Winkelkurven und EMG-Signale von Patienten mit einer unilateralen Gonarthrose	116
7.2.1	Patientengut	116
7.2.2	Ergebnisse der klinischen Untersuchung	116
7.2.3	Verlauf der Winkelkurven der Gonarthrosepatienten im Links-Rechts-Vergleich	117
7.2.4	Verlauf der EMG-Signale der Gonarthrosepatienten im Links-Rechts-Vergleich	118
7.2.5	Vergleich der Winkelkurven und EMG-Aktivitäten der Gonarthrosepatienten mit denen der gesunden Probandengruppe höheren Lebensalters	118
7.2.5.1	Vergleich der Winkelkurven der Gonarthrosepatienten mit denen der gesunden Probandengruppe höheren Lebensalters	1190
7.2.5.2	Vergleich der EMG-Aktivitäten der Gonarthrosepatienten mit denen der gesunden Probandengruppe höheren Lebensalters	120
7.3	Fallbeispiele	122
7.3.1	Fallbeispiel 1	122
7.3.2	Fallbeispiel 2	128
7.3.3	Fallbeispiel 3	132
7.3.4	Fallbeispiel 4	136
7.3.5	Zusammenfassung	142
8	Zusammenfassung	147
Anhang		149
A1	Untersuchungsbogen	149
A2	Untersuchungsscores	153
A3	Statistische Analyse des Vergleichs von EMG-Aktivitäten und Winkelkurven im Gruppenmittel	155
A4	Statistische Analyse der Gruppenmittelwertsvergleiche der EMG- und Winkelkurven	159
Literatur		163
Sachverzeichnis		169

Abkürzungsverzeichnis

Abb.	Abbildung
AD	Analog-Digital
ä	Altersgruppe III (ältere Probanden)
Ag/AgCl	Silber/Silberchlorid
bzw.	beziehungsweise
ca.	circa
d. h.	das heißt
EKG	Elektrokardiographie
EMG	Elektromyographie
et al.	et aliter
etc.	et cetera
g	gesunde Körperseite
Hz	Hertz
j	Altersgruppe I (junge Probanden)
k	erkrankte Körperseite
KW	Kniewinkel
KWB	Kniewinkelbeschleunigung
KWG	Kniewinkelgeschwindigkeit
l	linke Körperseite
l+4	linke Körperseite mit Erhöhung um 4 cm
M.	Musculus
m	Altersgruppe II (mittlere Probanden)
mm	Millimeter
ms	Millisekunden
mV	Mikrovolt
OSW	Oberschenkelwinkel
OSWB	Oberschenkelwinkelbeschleunigung
OSWG	Oberschenkelwinkelgeschwindigkeit
prä	präoperativ
post	postoperativ
sog.	so genannt
USW	Unterschenkelwinkel
USWB	Unterschenkelwinkelbeschleunigung
USWG	Unterschenkelwinkelgeschwindigkeit
v. Chr.	vor Christus
vgl.	vergleiche

Einleitung

> Ein wesentlicher Prozess der menschlichen Entwicklung und Reifung sind die ersten Schritte eines Kindes, die wie kaum ein anderes Ereignis mit großer Spannung erwartet werden. Die anatomischen Grundlagen, wie beispielsweise Muskeln, Sehnen, Bänder, Gelenke, Nerven etc. und ihre Anordnung zueinander sind vorgegeben, ihre funktionelle Koordination ist jedoch mühsam und einem langen Lernprozess unterworfen.

Inman schreibt hierzu, dass man die ersten Bemühungen eines Kindes, aufrecht zu stehen, nicht beobachten könne, ohne das Gefühl, dass es sich dabei eher um pures Experimentieren als um eine Reifung angeborener Reflexe handele [72]. Nach einer Studie von Popova wird das Gangbild eines Erwachsenen erst um das 7.–9. Lebensjahr erreicht, bis dahin finde ein Experimentieren mit dem Neuromuskuloskelettalsystem statt [7].

Dieser Lernprozess wird zudem geprägt von Charaktereigenschaften und Stimmungen, sodass der Gang, trotz gleicher anatomischer Bedingungen, individuell verschieden sein kann. Er wird so zu einem Erkennungs- und Persönlichkeitsmerkmal einer Person, erkennt man doch nicht selten einen Menschen auf weite Distanz bereits am Muster seines Gangs oder sogar am Klang seiner Schritte.

In der Geschichte hat dieses Phänomen „Gang", als wesentliche Errungenschaft des Homo sapiens, bereits früh Philosophen und Forscher interessiert. Aristoteles (384–322 v. Chr.) beobachtete den Bewegungsablauf von Athleten und verschiedenen Tieren und folgerte daraus [3, 113]: „... die Natur erschafft nichts ohne Grund, aber immer das bestmögliche in jeder lebenden Kreatur unter Berücksichtigung ihrer essentiellen Konstitution." Sein Enkel Erasistratos führte als erster die Bewegung der Glieder auf Muskelkontraktionen zurück [113].

Leonardo da Vinci (1452–1519) beschrieb als erster wissenschaftliche Beobachtungen zur menschlichen Fortbewegung in einer künstlerischen Studie des sich bewegenden Menschen. Im weiteren Verlauf der Geschichte entwickelten sich hinsichtlich der Erforschung der Funktion des menschlichen Muskuloskelettalsystems wissenschaftshistorisch 2 vom Betrachtungsansatz her unterschiedliche Arbeitsrichtungen. Die eine registrierte vor allem die Bewegungen der Glieder und Gelenke beim Gehen, die andere konzentrierte sich auf den Zusammenhang von Muskelelektrizität und der hieraus folgenden mechanischen Muskelaktion.

Johann Alfons Borelli, ein Schüler Galileis, kombinierte Erkenntnisse der Mathematik, Physik und Anatomie zu einer systematischen Analyse des menschlichen Gangs und führte Elemente der Mechanik in die Bewegungsbetrachtung ein. Er veröffentlichte dies um 1680 in seinem Buch „De motu animalium", in dem er über das Phänomen der Gehbewegung schreibt [13]: „Kein vernünftiger Mensch wird leugnen, dass die Werke der Natur äußerst einfach, dass sie notwendig und, soweit möglich, sparsam sind."

Die Brüder Weber stellten in ihrem Buch „Die Mechanik der menschlichen Gehwerkzeuge" Untersuchungen über die Gliedmaßenstellung in jeder Bewegungsphase dar und legten damit den Grundstein der kinematischen Bewegungsanalyse [129].

Marey führte 1873 phototechnische Verfahren in die Ganganalyse ein, wobei er mit einer Lochkamera die an verschiedenen Gelenkpunkten markierte Versuchsperson auf einer Photoplatte aufnahm. Zudem entwickelte er eine schienengeführte Kamera, da er die Bedeutung der räumlichen Beziehung von Subjekt und Kamera erkannte [13, 44, 113]. Mit zunehmenden technischen Möglichkeiten wurde diese Methodik weiter verfeinert. So markierten Braune und Fischer 1895 ihre Probanden mit Geißler-Röhren und nahmen sie simultan mit 3 Photoapparaten auf. Sie konnten mit diesem System u.a. Angaben über Winkelstellung und Winkelgeschwindigkeit der einzelnen Gelenke erarbeiten [27].

Die Weiterentwicklung der Photographie zur Kinematographie wurde frühzeitig auch in ihrem wissenschaftlichen Potential erkannt und für die systematische Aufzeichnung und Auswertung von tierischen und menschlichen Bewegungssequenzen eingesetzt. Die Filmsequenzen des englischen Photographen Eadweard J. Muybridge wurden weltberühmt und beeinflussten auch maßgeblich die späteren Arbeiten von Marey [26, 124]. Die messtechnische Auswertung von kinematographischen Aufzeichnungen eines Bewegungsablaufs wurde bis in die jüngste Zeit eine Standardmethode der wissenschaftlichen Kinesiologie.

Neue Möglichkeiten der kinematischen Bewegungsanalyse eröffnete die Entwicklung der Videotechnik in Verbindung mit elektronischen Datenverarbeitungssystemen. Ein Messsystem dieser Art wurde erstmals von Winter beschrieben [132]. Winter und Quanbury verbesserten diese Technik zudem durch die Entwicklung eines Schlittens, auf dem die Kamera befestigt ist und der dem Probanden folgen kann [133]. Ein mit dem Probanden sich vollautomatisch mitbewegender Messwagen für die Aufnahme von Videosequenzen und zur Durchführung von optoelektronischen Bewegungsmessungen wurde im Biomechaniklabor der Orthopädischen Klinik der Universität Mainz entwickelt [16, 17, 21].

Heute stehen eine Vielzahl von Videosystemen und anderen optoelektronischen Messtechniken zur Verfügung, die in Verbindung mit leistungsfähigen elektronischen Datenverarbeitungssystemen die räumliche Aufzeichnung und Analyse von komplexen Bewegungsabläufen mit hoher Präzision gestatten [22].

Die vollständige dynamische Beschreibung einer Körperbewegung im Sinne der Mechanik umfasst die Analyse sowohl deren Kinematik als auch der wirksamen Kräfte. Die vorausgehend beschriebenen Untersuchungstechniken befassen sich nur mit den kinematischen Aspekten einer Körperbewegung, ohne auf deren

Ursachen, nämlich die auf die Gliedmaßen des menschlichen Körpers einwirkenden inneren und äußeren Kräfte, einzugehen. In vielen Fragestellungen der Orthopädie und Traumatologie sind aber gerade die Kräfte als Auslöser von chronischen oder akuten krankhaften Veränderungen von großem Interesse.

Für die Ermittlung von äußeren Kräften wurde in der Vergangenheit ein leistungsfähiges Instrumentarium entwickelt. Beim Gehen ist die wichtigste äußere Kraft die in der Standphase wirksame Bodenreaktionskraft. Für deren Bestimmung nach Betrag und Richtung existieren hochpräzise, computerunterstützte Messplattformen, die bei Ganganalysen in die Gehstrecke eingebaut werden können [104].

Ein Problem stellt die Ermittlung der körperinneren Muskel- und Gelenkführungskräfte dar, da sich hier direkte und damit invasive Messtechniken fast immer verbieten. Lediglich in Ausnahmefällen, so wie z. B. im Falle von telemetrisch instrumentierten Hüftendoprothesen, sind solche Messtechniken zum Einsatz gekommen [55].

Ein theoretisch aber auch klinisch sehr wichtiger Aspekt der menschlichen Gehbewegung ist deren eigentliche Ursache, nämlich die koordinierte Kraftentwicklung der beteiligten Muskeln. Die funktionelle Anatomie hat die Grundfunktion der Muskeln bei der Erzeugung von Gelenkbewegungen durch eine Vielzahl von Studien weitestgehend geklärt. Das Zusammenwirken vieler Muskeln zur Herstellung einer Bewegung in mehreren Gelenken, wie etwa dem menschlichen Gang, ist jedoch außerordentlich komplex. Der praktisch einzig mögliche Weg, detailliertere Hinweise auf die zeitliche Charakteristik der Muskelkraftentwicklung während des Schrittablaufs zu erhalten, ist die Aufzeichnung ihrer elektromyographischen Aktivität. Viele Laborstudien an isolierten Muskeln und aus der funktionellen Anatomie liegen vor und haben wesentlich zu einem Grundverständnis der Muskelfunktion beigetragen [7, 12, 47, 72, 81].

Muskelkräfte können nicht-invasiv durch das Instrument der Elektromyographie zwar nicht in ihrer absoluten Größe, aber zumindest in ihrem grundsätzlichen zeitlichen Verlauf und ihrer relativen Größe abgeschätzt werden. Die dabei gewonnenen Erkenntnisse können dann oft zusammen mit den gemessenen äußeren Kräften in einem biomechanischen Modell der betrachteten Gelenkregion dazu verwendet werden, mit Mitteln der theoretischen Mechanik unbekannte körperinnere Kräfte in Sehnen, in Bändern oder im Gelenkknorpel für praktische Belange hinreichend genau zu berechnen.

Die Elektromyographie kann deshalb als eine zweite wesentliche Forschungsrichtung der Bewegungsanalyse betrachtet werden. Ihre Grundlagen sind historisch eng mit der Entwicklung der Muskelphysiologie verbunden. Den Grundstein für die Erforschung des Muskels und seiner elektrischen Aktivität legte 1666 Francesco Redi, der vermutete, dass der durch den Zitteraal verursachte elektrische Schlag durch eine Muskelaktivität ausgelöst wird. Luiggi Galvani beobachtete 1791 als erster den Zusammenhang zwischen Elektrizität und Muskelkontraktion. Seine Theorie wurde jedoch 1793 in Frage gestellt von Alessandro Volta, der zeigte, dass verschiedene Metalle in Kontakt mit Elektrolyten, wie sie im menschlichen Körper vorkommen, eine elektrische Spannung erzeugen können.

Schweigger baute 1820 das erste anwendbare Galvanometer, welches in der Folge von Nobili weiterentwickelt wurde. Matteucci konnte mit diesem Instrument 1838 beweisen, dass von einem Muskel tatsächlich ein elektrischer Strom hervorgerufen werden kann. Du Bois-Raymond berichtete 1849 als erster von elektrischen Signalen, die von einer Versuchsperson willkürlich durch Muskelkontraktion hervorgerufen wurden. Dies kann als Geburtsstunde der kinesiologischen Elektromyographie betrachtet werden [7].

Die erste Oberflächenelektrode aus Metall wurde 1907 von Piper entwickelt. Gasser und Erlanger erhielten 1944 den Nobelpreis für die Entwicklung eines speziellen Kathodenstrahloszilloskops, dem ersten und für lange Zeit einzigen Instrument, mit dem die visuelle Darstellung des zeitlichen Verlaufs von myoelektrischen Signalen möglich war [7].

Eine der bedeutsamsten ersten elektromyographischen Untersuchungen mit hoher klinischer Relevanz war in der Folge die Schulterstudie von Inman, in der die Funktion der Rotatorenmanschette bei der muskulären Stabilisierung der Schulterregion eindeutig geklärt werden konnte [71].

Die Zusammenführung der beiden beschriebenen Forschungsrichtungen kinematische Bewegungsanalyse und Elektromyographie erfolgte 1959 durch Close und 1960 durch Sutherland, die eine simultane Darstellung von Filmbildsequenz und Elektromyogramm beschrieben [35, 113].

Zur Klärung qualitativer und quantitativer Fragestellungen bei der Analyse von Körperhaltungen und Körperbewegungen gewann die Elektromyographie in der Vergangenheit zunehmend an Bedeutung und ihr Wert ist in zahlreichen Studien wissenschaftlich belegt [4, 7, 10, 13, 15, 20, 31, 68, 69, 95]. Breite Verwendung findet sie insbesondere in der Rehabilitations- und Sportmedizin zur Überprüfung der Effizienz bestimmter Trainingsprogramme und der Einflüsse von Bodenbelägen und Sportschuhen auf die neuromuskuläre Beanspruchung, zur Erkennung koordinativer Störungen sowie zur Evaluation therapeutischer Verfahren (beispielsweise Ergotherapie, Sporttherapie, Physiotherapie, Krafttraining etc.; [42, 51, 83, 84]). Weiterhin wird sie, meist in Kombination mit kinetischen oder kinematischen Verfahren, eingesetzt zur Analyse sportartspezifischer Verletzungen und Erkrankungen, die mit klassischen orthopädischen Diagnosemethoden unter funktionellen Aspekten in dieser Form nicht möglich war [20, 42, 92, 109].

Eine weitere interessante Anwendung stammt aus dem Bereich der Rehabilitationsmedizin, in der die Methode als „Biofeedback" eingesetzt wird [37, 83, 84, 87]. Breitere Anwendung fand die Ganganalyse auch in der Erfassung und Behandlung neurogener Bewegungsstörungen [8, 53, 62, 90].

Die Weiterentwicklung der kinesiologischen Elektromyographie wurde in der jüngeren Zeit wesentlich durch die schnell zunehmende Leistungsfähigkeit von Laborcomputern bestimmt. Dies liegt daran, dass zur computerunterstützten Aufzeichnung und systematischen Analyse eines myoelektrischen Signals in seinem vollen Informationsgehalt über einen ausreichenden Beobachtungszeitraum sehr viel Speicher und Rechenleistung benötigt wird. Während leistungsstarke Rechner dieser Größenordnung noch vor wenigen Jahren nur wenigen Einrichtungen zur

Verfügung standen, gibt es für die elektromyographische Grundlagenforschung heute kaum noch computerbedingte Grenzen.

Trotz dieser Möglichkeiten haben wir den menschlichen Gang in seinem kinematischen Ablauf und insbesondere in der zugrunde liegenden zeitlichen Muskelaktivierungscharakteristik noch lange nicht in allen Details verstanden. Eine Erklärung hierfür ist das komplexe Zusammenspiel der knöchernen, muskulären, ligamentären und neurophysiologischen Teilsysteme, die das Gesamtphänomen „Gang" bewirken. Eine schwierige Aufgabe scheint zudem die Definition des „normalen" Ganges, die durch eine Vielzahl psychischer und physischer Einflüsse eine extreme Variationsbreite beinhaltet und somit die einfache Einordnung eines Gangbildes in die Kategorien „normal" und „pathologisch" erheblich erschwert.

Stüssi führte 1986 etwa aus, dass beim Vergleich der Bodenreaktionskräfte beim Gehen eines Unterschenkelprothesenträgers mit denen eines Gesunden durchaus verschiedene Grundzüge der Kraftkurven zu finden waren, jedoch keine wesentlichen Unterschiede in der Variabilität. Er folgerte daraus, dass die vom Patienten gewählte Fortbewegungsform die zur Zeit für seine Problematik optimale und damit „normale" sei und dass „normal" nicht mehr bedeute „wie die normalen anderen", sondern „die unter den jeweiligen Voraussetzungen gegebene optimale Bewegungsform" [120].

Unter diesen Umständen ist leicht einzusehen, dass die rein visuelle Beobachtung und Bewertung eines Gangbildes auch durch einen geschulten Orthopäden nicht geeignet sein kann, sich dieser Problematik wissenschaftlich zu nähern. Selbst die mit dem Auge beobachtbaren kinematischen Charakteristika allein sind zu zahlreich, zu komplex und in ihrem zeitlichen Verlauf zu schnell, um auf diese Weise auch nur annähernd erfasst zu werden. Attinger verglich bei 8 ausgewählten Medizinalpersonen die Genauigkeit ihrer Beobachtung mit entsprechenden apparativen Messungen und konnte zeigen, dass mit steigender Erfahrung des Beobachters zwar grundsätzlich bessere Resultate erzielt werden, dass jedoch, wann immer eine quantitative Aussage erwünscht sei, diese gemessen werden solle [6].

Im Bereich der klinischen Orthopädie werden deshalb seit mehreren Jahrzehnten Versuche unternommen, ausgewählte Fragestellungen zum gesunden und krankhaft veränderten Gangbild des Menschen mit den verschiedensten messtechnischen Ansätzen zu bearbeiten. Eine wesentliche Schrittmacherfunktion hatten dabei seit Weltkriegsende die ganganalytischen Laboratorien verschiedener klinischer Einrichtungen der amerikanischen Veterans Administration, in denen insbesondere die orthopädietechnische Versorgung von Beinamputierten wissenschaftlich begleitet wurde.

Auch an der Orthopädischen Klinik der Universität Mainz wurde vor ca. 20 Jahren begonnen, ein Ganganalyselabor für die orthopädisch-biomechanische Grundlagenforschung, für die Durchführung klinisch orientierter wissenschaftlicher Studien sowie für die ergänzende bewegungsanalytische Diagnostik ausgewählter Patienten aufzubauen. Eine wesentliche Komponente dieses Labors war von Anfang an die computerunterstützte Elektromyographie.

Steeger und Blümlein untersuchten in diesem Labor 1979 bzw. 1980 elektromyographische und kinematische Charakteristika der Gehbewegung von Gonarthrose-

und Coxarthrosepatienten vor und nach endoprothetischer Versorgung [13, 14, 113–117]. Menke führte 1985 eine kinematisch-elektromyographische Studie über den traumatologischen Mechanismus des Vorwärtssturzes im alpinen Skilauf durch [91, 92]. Hopf untersuchte 1992 die Aktivität der Rücken-, Becken- und Beinmuskulatur vor und nach operativer Instrumentierung einer skoliotischen Wirbelsäulendeformität [68, 69].

Der praktisch mögliche Umfang einer Ganganalyse insbesondere im klinischen Alltag steigt mit der Verfeinerung und Automatisierung der angewendeten Messtechnik. Mit den heute zur Verfügung stehenden technischen Möglichkeiten kann die elektromyographische Datenerfassung und Datenauswertung jetzt mit erheblich erhöhter Rechnerleistung betrieben werden. Daraus ergeben sich neue Möglichkeiten für die simultane Erfassung und die nachfolgende signalanalytische und statistische Verarbeitung der myoelektrischen Aktivität einer größeren Anzahl von Muskeln sowohl im experimentellen als auch im klinischen Einsatz. Ein wesentlicher Aspekt ist dabei die Erfassung und Verarbeitung der Messdaten einer großen Anzahl von Schrittzyklen eines Probanden bzw. Patienten zur Gewinnung von intraindividuell charakteristischen und reproduzierbaren elektromyographischen Aktivitätskurven.

> **FAZIT**
> Die vorliegende Arbeit stellt die Ergebnisse einer Reihe von gezielten methodischen Grundlagenexperimenten, von Untersuchungen an gesunden Probanden verschiedenen Lebensalters und von Untersuchungen an Cox- und Gonarthrosepatienten mittels Goniometrie und Elektromyographie vor. Damit soll ein Beitrag geleistet werden, die methodischen Grundlagen für den Einsatz der rechnerunterstützten Elektromyographie sowohl zur Bearbeitung von experimentell-orthopädischen Fragestellungen als auch zur gezielten Ergänzung der klinischen Diagnostik ausgewählter orthopädischer Patienten zu erweitern.

Anatomische und physiologische Grundlagen der Elektromyographie

> Zum grundsätzlichen Verständnis der Entstehung eines Elektromyogramms und zur Abschätzung der Möglichkeiten und Grenzen der aus ihm gewinnbaren Information sind einige Grundkenntnisse der Muskelphysiologie erforderlich, die im Folgenden zusammenfassend dargestellt werden.

2.1
Aufbau der quergestreiften Skelettmuskulatur und molekularer Mechanismus der Muskelkontraktion

Grundelement der quergestreiften Muskulatur ist die vielkernige Muskelfaser. Jede Muskelfaser wird umhüllt von einer 0,1 μm dicken Membran, dem Sarkolemm. Myofibrillen durchziehen die Muskelfaser in Längsrichtung. Sie bestehen aus den kontraktilen Proteinen Actin und Myosin [127]. Die Myofibrillen werden durch Trennwände, die sog. Z-Scheiben, in zahlreiche Fächer unterteilt, diese werden Sarkomere genannt. Lichtmikroskopisch entsteht aufgrund einer regelmäßigen Anordnung der Actin- und Myosinfilamente der Eindruck einer Hell-Dunkel-Bänderung, also der Querstreifung der Myofibrillen.

Abbildung 2.1 zeigt schematisch den Aufbau einer Skelettmuskelfaser [108]. In der Mitte eines Sarkomers liegen „dicke" Myosinfilamente. Denen stehen zu beiden Seiten Bündel aus „dünnen" Actinfilamenten gegenüber, die an der Z-Scheibe befestigt sind. Lichtmikroskopisch erscheinen die Myosinbündel dunkel, im polarisierten Licht doppelbrechend, d. h. anisotrop (A-Banden). Die nur dünne Actinfilamente enthaltenden Abschnitte erscheinen dagegen hell (isotrope I-Banden).

Im Ruhezustand überlappen sich die Enden der Filamente nur wenig, sodass eine actinfilamentfreie H-Zone entsteht. Die Muskelverkürzung erfolgt durch die Verkürzung einer großen Zahl in Reihe geschalteter Sarkomere, wobei sich die Actinfilamente zwischen die Myosinfilamente schieben. Dies geschieht ohne Verkürzung der Filamente selbst, auch bei Dehnung ändert sich die Filamentlänge nicht (Gleitfilamenttheorie). Das Ineinandergleiten der Filamente wird realisiert durch Querbrücken der Myosinfilamente, die durch wiederholte Kippbewegungen der Köpfe das Actin zur Sarkomermitte ziehen. Thews vergleicht dies mit einem langen Seil, das durch wiederholtes Nachgreifen einer Seilmannschaft zu dieser gezogen wird (Tauziehprinzip; [108]).

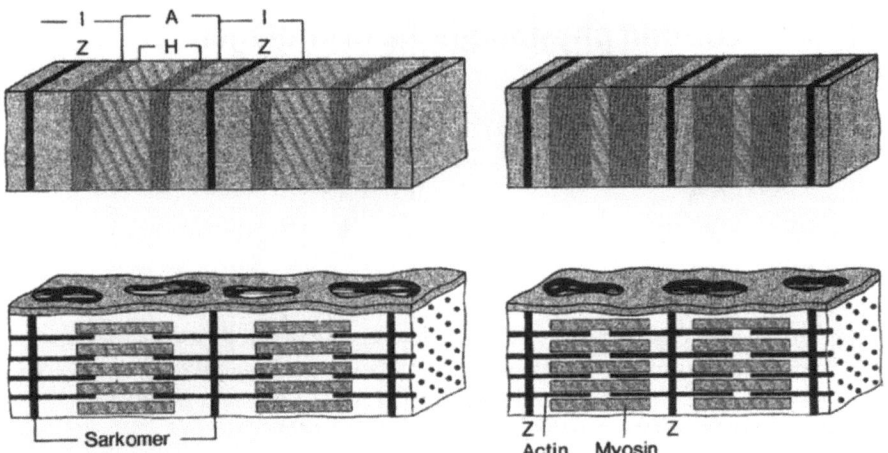

Abb. 2.1. Bandstruktur der Myofibrillen, links im erschlafften, rechts im kontrahierten Zustand. (Aus [108])

Durch die Elastizität dieser Querbrücken kann ein Muskel jedoch auch ohne ein Übereinandergleiten der Filamente und damit ohne Muskelverkürzung eine Kraft entwickeln. Bei dieser isometrischen Kraftentwicklung führen die Köpfe eine Dreh- und Ruderbewegung mit resultierender elastischer Dehnung von ca. 10 nm aus. Auch hier erfolgt ein rhythmisches Anfassen und Loslassen. Dennoch oszilliert die Muskelkraft nicht, da zu jedem Zeitpunkt gleich viele Querbrücken in gespanntem Zustand sind. Bei der Übermittlung des Kontraktionssignals an die Myofibrillen spielen Kalziumionen eine wesentliche Rolle, da sie die Bindung der Actin- und Myosinfilamente vermitteln (elektromechanische Kopplung).

2.2
Motorische Einheit

Die Axone der motorischen Vorderhornzellen des Rückenmarks bilden Synapsen mit Skelettmuskelfasern, die als neuromuskuläre Endplatte bezeichnet werden. Eine motorische Einheit entspricht einem motorischen Neuron und den von ihm versorgten Muskelfasern (Abb. 2.2).

Dies ist die funktionelle Einheit der quergestreiften Muskulatur, da ein Impuls des Motoneurons alle von ihm versorgten Muskelfasern nahezu simultan zur Kontraktion anregt. Die verbleibende Unterschiedlichkeit der zeitlichen Aktion verschiedener Muskelfasern einer motorischen Einheit entsteht zum einen durch Länge und Durchmesser der individuellen Axonäste, die unterschiedliche Laufzeiten für das Aktionspotential bewirken können. Zum anderen ergibt sich eine zeitliche Streuung durch Zufallsprozesse bei der Freisetzung der Acetylcholinpa-

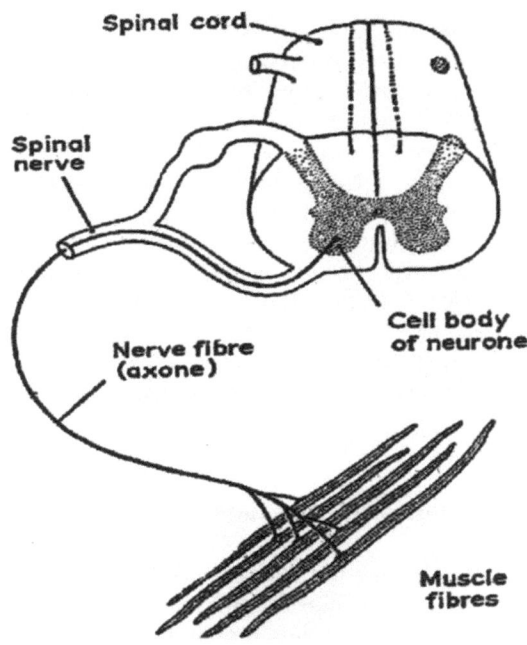

Abb. 2.2. Schema einer motorischen Einheit. (Aus [7])

kete an der neuromuskulären Endplatte. Basmajian führt aus, dass die Erregung jeder Muskelfaser einer motorischen Einheit deshalb eine zufällige Funktion der Zeit sei [7]. Dies äußert sich bei der elektrischen Ableitung der Muskelfasern als kleiner Jitter mit einer Standardabweichung von 20 µs.

Die motorische Endplatte ist meist, jedoch nicht immer, in der Mitte der Muskelfaser lokalisiert. Nachgewiesen wurde dies von Coers und Woolf bei menschlichen Skelettmuskeln (1959), von Gurkow und Bast im Trapezius und Sternokleidomastoideus des Hamsters (1958) sowie von Jarcho et al. im Gracilis der Ratte (1952; [7]). Basmajian konnte zeigen, dass beim menschlichen M. tibialis anterior die Endplatte proximal der Muskelmitte liegt [7].

Die Zahl der von einem Axon versorgten Muskelfasern variiert beträchtlich. Muskeln, die Feinbewegungen und -einstellungen kontrollieren, haben die kleinste Anzahl von Muskelfasern pro motorischer Einheit. Bei den äußeren Augenmuskeln versorgt ein Motoneuron nur ungefähr ein halbes Dutzend Muskelfasern, beim M. biceps brachii sind es hingegen 750 [108]. Nach Perry enthält der M. quadriceps mehr als 6 Mio. Muskelfasern, verteilt auf ca. 3500 motorische Einheiten [102].

Die Verteilung der motorischen Einheiten im Muskel ist maßgeblich für die Fähigkeit intramuskulärer Elektroden verantwortlich, bei submaximaler muskulärer Aktion myoelektrische Potentiale abzuleiten. Die frühere Annahme einer Gruppenanordnung von Muskelfasern, basierend auf mikroskopischen Befunden poliodenervierter Muskeln, ist heute widerlegt. Die Fasern einer motorischen Einheit sind tatsächlich weit verstreut über den Muskel verteilt, ihre unmittelbaren Nachbarn sind Fasern anderer motorischer Einheiten [102, 119].

Auch die Größe eines Motoneurons scheint funktionelle Bedeutung zu haben. Große Motoneurone haben Axone mit großem Durchmesser und damit entsprechend hoher Leitungsgeschwindigkeit und versorgen meist große motorische Einheiten mit ca. 1000 Muskelfasern. Diese Muskelfasern sind schnell kontrahierende, die eine große Zugspannung entwickeln können, jedoch auch schnell ermüden (phasische Motoneurone). Kleine Motoneurone bilden kleinere motorische Einheiten, deren Fasern bei geringerer Maximalspannung langsamer kontrahieren, jedoch nicht so leicht ermüden (tonische Muskelfasern). Bei der Arbeit eines Muskels sind die kleinen Motoneurone viel häufiger tätig als große [108]. Durch Rekrutierung einer zunehmenden Zahl von motorischen Einheiten können Kraft und Kontraktionsgeschwindigkeit gesteigert werden.

2.3
Elektrophysiologische Grundlagen des EMG

Die Aktivierung der Skelettmuskelfaser erfolgt durch ein Aktionspotential. Man bezeichnet damit eine durch Ionendiffusionsmechanismen bewirkte lokale Veränderung der elektrischen Potentialdifferenz zwischen Innen- und Außenseite der Zellmembran. Über die Motoneurone des Spinalnerven erreichen die Aktionspotentiale die neuromuskulären Synapsen der Muskelfasern im Bereich der motorischen Endplatte. Diese enthält acetylcholingefüllte Vesikel. Ein Aktionspotential führt zur Umpolarisation der präsynaptischen Membran mit Kalziumeinstrom in das Nervenfaserende und hierdurch zur Ausschüttung der Vesikel in den synaptischen Spalt.

Das Acetylcholin führt an der subsynaptischen Membran zur Permeabilitätssteigerung für Kalium- und Natriumionen. Durch den hierauf folgenden Natriumeinstrom depolarisiert die subsynaptische Membran, die Natriumkanäle werden wieder verschlossen, Kalium und Kalzium repolarisieren die Zelle nahezu vollständig. Die Depolarisation der subsynaptischen Membran führt zur Entladung der postsynaptischen Membran. Wird dadurch ein Schwellenpotential überschritten, entsteht ein Aktionspotential, das über die gesamte Muskelfasermembran fortgeleitet wird. Die Depolarisation der Zellmembran bewirkt die Entleerung kalziumhaltiger Kanäle in der Muskelfaser mit Kalziumeinstrom in die Zelle. Dies wiederum vermittelt die Bindung der Actin- und Myosinfilamente. Das Aktionspotential breitet sich mit einer charakteristischen Geschwindigkeit über Nerven- und Muskelzellmembran aus. Nach einer ebenfalls charakteristischen Zeit kehrt die Membran in ihren ursprünglichen Zustand zurück. Bei der Ausbreitung über die Muskelfaser löst das Aktionspotential eine kurze Kontraktionsbewegung, eine sog. Muskelfaserzuckung aus [102, 108, 119].

Das sich längs der Muskelfasermembran ausbreitende Aktionspotential erzeugt im elektrisch schwach leitenden Muskelgewebe ein charakteristisches elektrisches Stromfeld $j(x, y, z, t)$, d. h. zu einer Zeit t findet man an jedem Punkt (x, y, z) des

Abb. 2.3. Schema der Entstehung eines Elektromyogramms

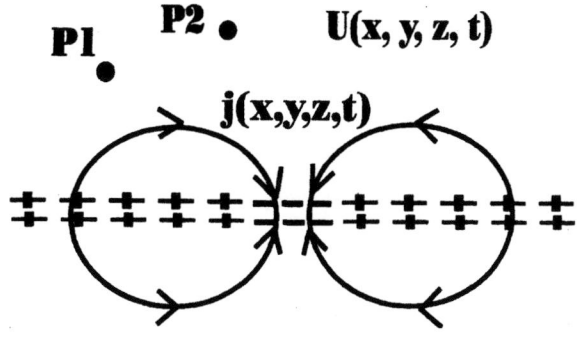

Muskels einen Stromdichtevektor j (Abb. 2.3). Hierbei handelt es sich um Ströme, die vom nicht erregten, positiv geladenen Bereich der Muskelfasermembranaußenseite zum negativ geladenen Bereich des Aktionspotentials fließen. Hiermit verbunden ist ein elektrisches Potentialfeld („volume conductor field") $U(x,y,z,t)$, d. h. zu jedem Zeitpunkt t ergibt sich zwischen 2 beliebigen Punkten $P_1 = (x_1, y_1, z_1)$ und $P_2 = (x_2, y_2, z_2)$ des Muskelgewebes eine elektrische Spannungsdifferenz

$$U(x_1, y_1, z_1, x_2, y_2, z_2, t) = U(x_2, y_2, z_2, t) - U(x_1, y_1, z_1, t)$$

Der zeitliche Verlauf dieser Spannungsdifferenz hängt vom räumlich-zeitlichen Verlauf des Aktionspotentials über die Muskelfasermembran, den Leitfähigkeitseigenschaften und der Geometrie des Muskelgewebes sowie der Lage der Punkte P_1 und P_2 ab.

In einem aktivierten Muskel sind zu jedem Zeitpunkt eine Vielzahl von Muskelfasern aktiviert. Die Potentialfelder aller aktivierten Fasern überlagern sich nach den Gesetzen der Elektrodynamik mit verschiedener räumlich-zeitlicher Charakteristik zu einem Gesamtpotentialfeld $U_g(x, y, z, t)$. Zwischen den Punkten P_1 und P_2 entsteht somit die zeitabhängige Gesamtspannungsdifferenz

$$U_g(x_1, y_1, z_1, x_2, y_2, z_2, t) = U_g(x_2, y_2, z_2, t) - U_g(x_1, y_1, z_1, t)$$

Der zeitliche Verlauf der Spannung $U_g(x_1, y_1, z_1, x_2, y_2, z_2, t)$ kann mit geeigneten Elektroden, die an den Punkten P_1 und P_2 positioniert sind, und einer nachgeschalteten Signalverarbeitungselektronik erfasst und als Elektromyogramm dargestellt werden.

Die Kurvenformen der von den einzelnen aktivierten Fasern erzeugten Spannungsanteile $U(t)$, die zu einem Elektromyogramm $U_g(t)$ beitragen, können in Amplitudenhöhe und zeitlichem Verlauf äußerst verschieden sein, da die Fasern in verschiedener Entfernung und in verschiedener räumlicher Anordnung zu den Elektroden im Muskelvolumen verteilt sind. Elektromyogramme haben deshalb eine komplizierte Kurvenform, die auch bei exakt gleichartigen Muskelkraftentwicklungen höchst unterschiedlich ausfallen können. Dies liegt daran, dass eine gleichartige Sehnenkraftfunktion vom Zentralnervensystem durch räumlich-zeit-

12 Anatomische und physiologische Grundlagen der Elektromyographie

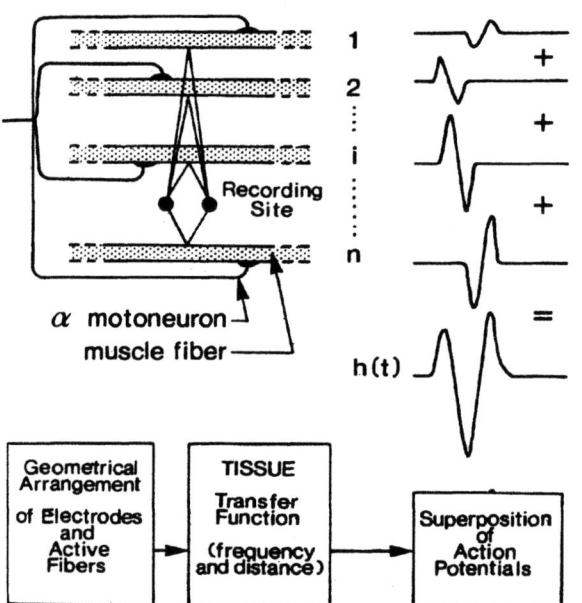

Abb. 2.4. Schematische Darstellung der Entstehung eines Aktionspotentials. (Aus [7])

lich sehr unterschiedliche Verteilungen von aktivierten motorischen Einheiten hergestellt werden kann. Bei isometrischen Kontraktionen äußert sich dies in den starken Fluktuationen der EMG-Kurvenform trotz gleichbleibender Kraftentwicklung des Muskels insgesamt.

Hierin unterscheidet sich das EMG z. B. vom EKG, da Herzmuskelfasern dem Alles-oder-Nichts-Gesetz folgen. Das Herz reagiert auf Reizung mit der Erregung aller Fasern oder überhaupt nicht, falls der Reiz unterschwellig ist. Zudem ist die Richtung der Erregungsausbreitung definiert [108]. Die Kurvenform des EKG ist deshalb bei jeder Herzmuskelkontraktion in ihren wesentlichen Charakteristika gleichartig.

In einer mehr signaltheoretischen Betrachtungsweise zeigen die Abbildungen 4 und 5 die Entstehung eines elektromyographischen Signals in der von De Luca konzipierten Darstellung [7]. Die n Fasern einer motorischen Einheit erzeugen in einem Elektrodenpaar am Ableitungsort durch Überlagerung ihrer unterschiedlichen elektrischen Potentialanteile eine Spannung h(t) (Abb. 2.4).

Durch Überlagerung der Beiträge $h_1(t), h_2(t), \ldots, h_s(t)$ aller s erregten motorischen Einheiten entsteht zwischen den Ableitungspunkten eine Gesamtspannung $m_p(t, F)$, das sog. physiologische Elektromyogramm, dessen Kurvenform u. a. von der Muskelkraft F abhängt. Dieses Signal wird vom elektrischen Messsystem erfasst, evtl. in seiner ursprünglichen Form verändert (z. B. durch messsystembeding-

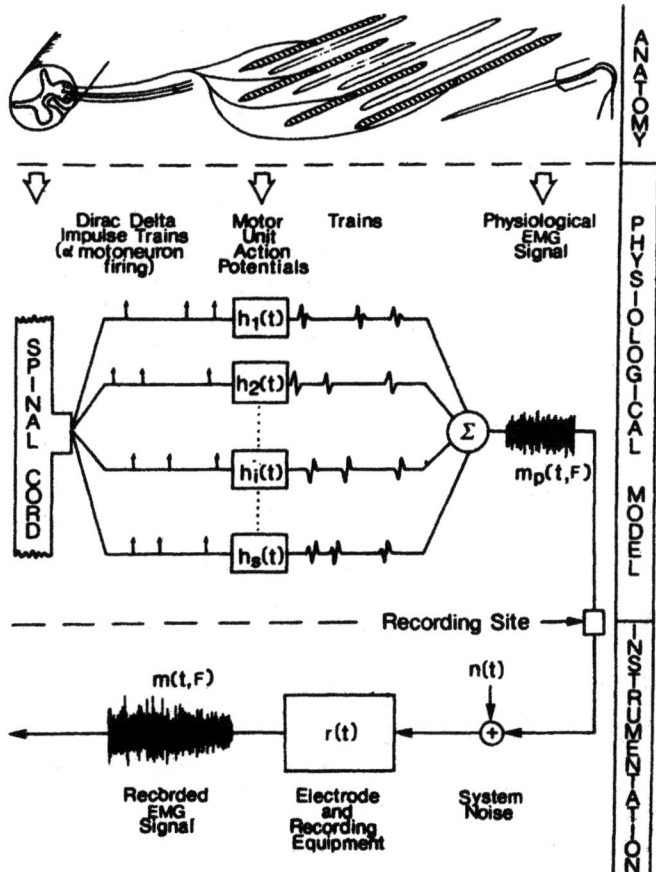

Abb. 2.5. Schematische Darstellung eines Modells für die Entstehung eines EMG-Signals. (Aus [7])

tes Rauschen oder durch Filterung) und schließlich als Elektromyogramm m(t, F) dargestellt oder aufgezeichnet (Abb. 2.5).

Messsystem und Messmethodik

Die experimentellen Untersuchungen zu dieser Arbeit wurden im Biomechaniklabor der Orthopädischen Klinik der Johannes Gutenberg-Universität Mainz durchgeführt. Beim Aufbau dieser Einrichtung wurde auf frühere Erfahrungen mit einem kinematisch-elektromyographischen Bewegungsanalysesystem zurückgegriffen, mit dem die myoelektrische Aktivität ausgewählter Skelettmuskeln beim Gehen erfasst und mit einem Computersystem aufgezeichnet werden kann [16, 17, 21].

3.1
Datenerfassung

3.1.1
Grundsätzlicher Aufbau der Messanlage

Die Messanordnung ist in Abb. 3.1 schematisch dargestellt. Die Grundeinheit einer experimentellen Untersuchung ist ein Probegang, den der Proband auf einer insgesamt 15 m langen Laufbahn mit glattem Kunststoffbodenbelag durchführt. Die eigentliche Messdatenaufnahmestrecke hat eine Länge von 10 m. Anfang und Ende dieses Bereichs sind durch Lichtschranken markiert, die beim Durchschreiten den Beginn und das Ende der Datenaufnahme durch das Computersystem steuern (Abb. 3.2). Der Messdatenaufnahmezeitraum ist somit einer fließenden Bewegungssequenz entnommen und enthält die Start- und Beendigungsphasen des Probeganges nicht.

Bei den in dieser Arbeit durchgeführten Untersuchungen wurde der Proband bzw. Patient vor einer Messung angewiesen, den von ihm nach Geschwindigkeit und Körperhaltung als natürlich empfundenen Laufstil zu wählen. Wir verzichteten bewusst auf eine vorgegebene Laufgeschwindigkeit, da uns der jeweils individuell charakteristische Gang und dessen entsprechende Adaptation an besondere experimentelle oder klinische Bedingungen interessierten. Die Dauer von Schwung- und Standphase variiert naturgemäß mit der Ganggeschwindigkeit, beide verkürzen sich mit steigender Kadenz.

16 Messsystem und Messmethodik

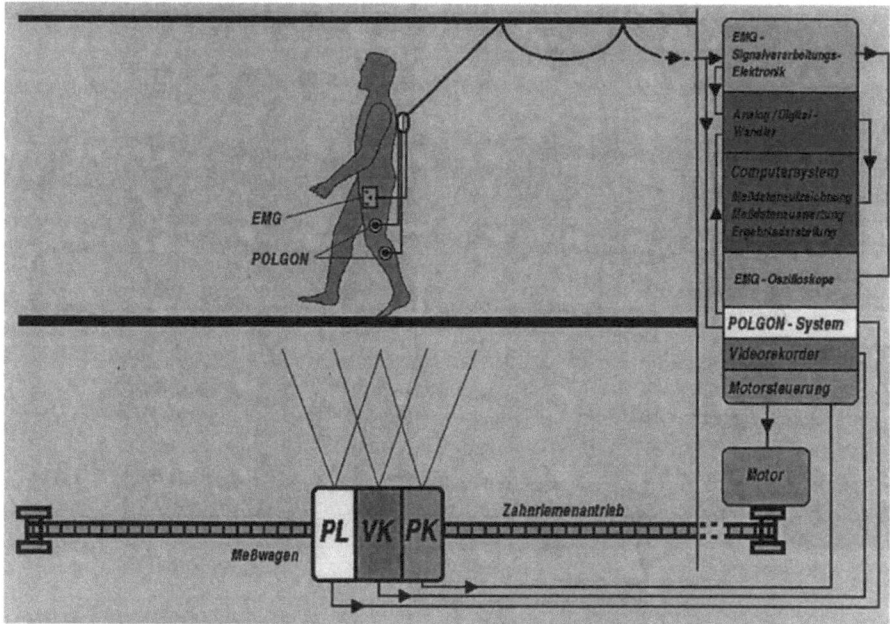

Abb. 3.1. Schematischer Aufbau und Signalflussplan des Messsystems. *PL* Polgon-Lichtquelle, *VK* Videokamera, *PK* Positionsmesskamera

Obwohl sich der Mensch an verschiedene Ganggeschwindigkeiten anpassen kann, erfolgt das durchschnittliche Gehen mit einer mittleren Geschwindigkeit [72]. Nach Bronner variiert die durchschnittliche Kadenz zwischen beiden Geschlechtern nur gering, mit 100–115 Schritten/min bei Männern und 105–120/min bei Frauen im entspannten Gang [28]. Rozendahl beobachtete Passanten beim Durchqueren eines Amsterdamer Parks und erhielt Durchschnittswerte von 102 Schritten/min für Männer, bzw. 107 Schritte/min für Frauen [7]. Nach Inman liegen die Werte bei 112/min für Männer und 118/min für Frauen [72]. Dabei habe jeder Mensch eine bevorzugte Gehgeschwindigkeit, die volle Ökonomie gewährleiste, und zu der er immer wieder zurückkehre. Zarrugh und Molen konnten zeigen, dass der Energieverbrauch pro Meter ansteigt, wenn eine Person längere oder kürzere Schritte als seine „natürlichen" wählt, unabhängig von der Geschwindigkeit [7, 134].

Um eine interindividuelle Synchronisation der Schrittzeit zu erreichen, verwenden manche Autoren akustische Metronome, die eine konstante Schrittfrequenz vorgeben [13, 14, 96]. Murray benutzte eine Frequenz von 112/min, dennoch entwickelten die untersuchten Probanden Mittelwerte und Variationen ähnlich den berichteten Werten von Fußgängern in verschiedenen Städten [7,45,49,96]. Arnold und Schliebe verzichteten hingegen bei ihrer Untersuchung von Hüftpatienten auf eine Vorgabe der Schrittgeschwindigkeit, da sie eine Mehrbelastung der Patienten

Abb. 3.2. Messstrecke

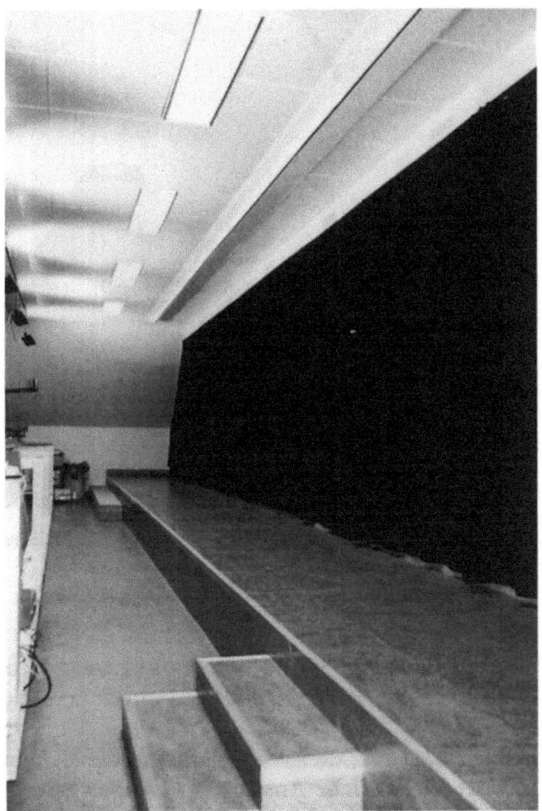

durch einen ungewohnten, aufgezwungenen Gangrhythmus befürchteten [4]. Burdet führte Untersuchungen an gesunden Probanden ohne Vorgabe der Schrittfrequenz durch, um die individuelle Gangart nicht zu verändern [4].

Ob die Vorgabe einer einheitlichen Schrittkadenz durch ein Metronom als experimentelle Randbedingung sinnvoll ist oder nicht, entscheidet letztendlich die Fragestellung einer Untersuchung. Ist man, wie bei unseren Untersuchungen, primär an dem von einem Probanden oder Patienten spontan gewählten Gangbild interessiert, ist die willkürliche Festlegung des Parameters „Kadenz" keine geeignete Versuchsbedingung. Die einheitliche Festlegung der Kadenz würde hierbei eher den Aspekt hervorheben, wie sich verschiedene Probanden oder Patienten an eine eher ungewohnte Gehbedingung adaptieren.

Während des Probeganges werden die Elektromyogramme von maximal 8 ausgewählten Muskeln durch Oberflächenelektroden abgeleitet. Zusätzlich wird der zeitliche Verlauf der Winkelbewegungen des Ober- und Unterschenkels in ihrer sagittalen Komponente mittels eines optoelektronischen Winkelmesssystems aufgezeichnet. Zu diesem Zweck wird auf einem schienengeführten Messwagen mit

18 Messsystem und Messmethodik

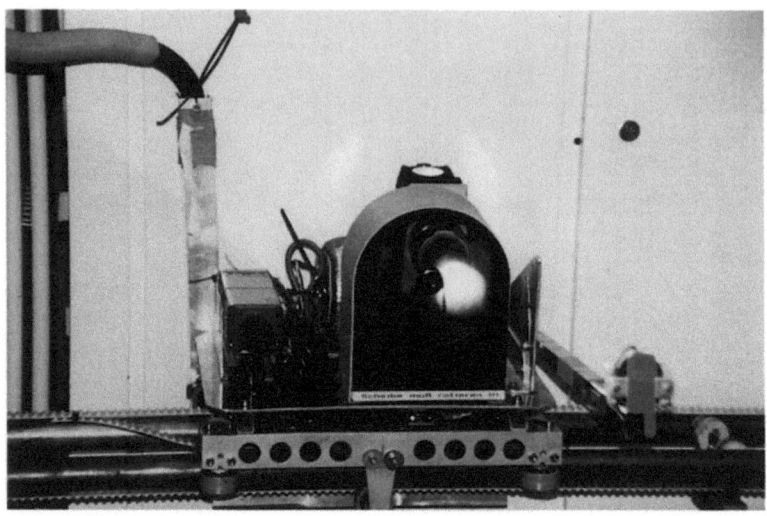

Abb. 3.3. Schienengeführter Messwagen mit Videokamera, Polgonlichtquelle und optoelektronischem Motorsteuerungssystem

einem automatischen optoelektronischen Motorsteuerungssystem parallel zum voranschreitenden Probanden eine modulierte polarisierte Lichtquelle mitgeführt, die an den Gliedmaßen des Probanden angebrachte Winkelmesssensoren ausleuchtet [16]. Auf diesem Wagen befindet sich darüber hinaus eine Videokamera, mit der die seitliche Ansicht der Gehbewegung auf einem Videorekorder aufgezeichnet werden kann (Abb. 3.3).

Die Übertragung der so erfassten Daten zur entfernten Signalverarbeitungs- und -aufzeichnungselektronik erfolgt über ein in einer Deckenschiene leichtgängig laufendes Schleppkabel. Die unmittelbare Kontrolle der Qualität insbesondere der elektromyographischen Signale erfolgt über einen analogen 16-Kanalschreiber sowie mit einem System von 16 Großbildoszilloskopen.

3.1.2
Messung der EMG-Signale

Die bipolare Ableitung der EMG-Signale erfolgt mit handelsüblichen Ag/AgCl-Oberflächenelektroden. Der Durchmesser der elektrisch aktiven Kontaktfläche beträgt 0,6 cm. Der Abstand von Mitte zu Mitte beträgt dabei 2,2 cm. Eine dritte Elektrode dient jeweils als elektrischer Bezugspunkt für die beiden differenten Messelektroden (Abb. 3.4).

Wegen der nur sehr kleinen elektromyographischen Signalamplituden und der relativ hohen Signalquellenimpedanz muss in unmittelbarer Nachbarschaft der Elektroden eine Vorverstärkung mit Impedanzwandlung für eine störungsfreie Signalübertragung über die längeren, beim Gehen erheblich bewegten Kabel erfol-

Abb. 3.4. Anordnung der Messelektroden

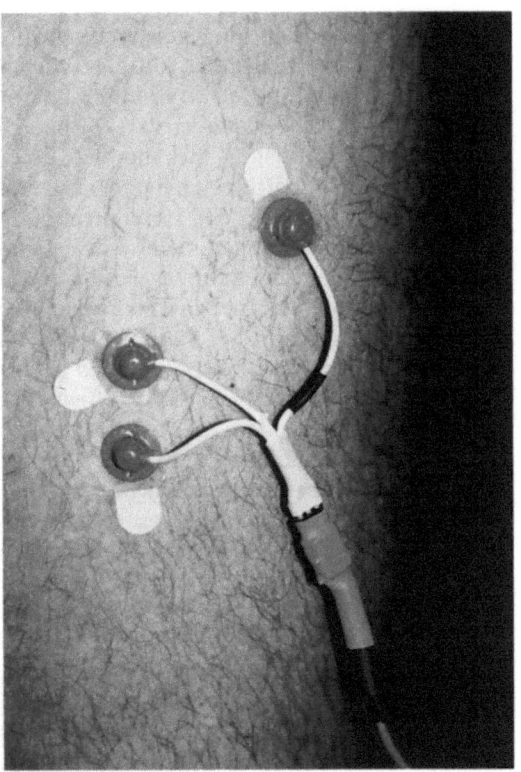

gen. In unserem Labor wurden hierfür miniaturisierte Biopotentialverstärker mit hoher Eingangsimpedanz und hoher Gleichtaktunterdrückung entwickelt, die in unmittelbarer Elektrodennähe in das Elektrodenkabel eingefügt werden können. Hiermit können auch bei sehr schnellen Bewegungen in den meisten Fällen dauerhaft artefaktfreie Elektromyogramme abgeleitet werden.

Die so vorverarbeiteten Signale werden einem Kabelverteilungskästchen am Rumpf des Probanden zugeführt, wo sie eine weitere Verstärkung für die Schleppkabelübertragung erfahren. In der stationären Signalverarbeitungselektronik erfolgt die Endverstärkung und Bandpassfilterung für die folgende Digitalisierung durch den Analog-Digital-Wandler eines Laborrechners und Speicherung als Datei auf einer Festplatte. Die gesamte probandenseitige Elektronik wird mit Batterien betrieben, die elektrische Sicherheit des Probanden wird durch eine optoisolierende Schnittstelle im Signalweg zu den netzspannungsbetriebenen Datenverarbeitungsgeräten hergestellt.

Der für elektromyographische Untersuchungen zu verwendende Elektrodentyp ist von der jeweiligen Zielsetzung abhängig und wird in der Literatur zum Teil kontrovers diskutiert. Prinzipiell stehen 3 verschiedene Möglichkeiten zur Verfügung. Nadel- und Feindrahtelektroden werden in das Muskelgewebe eingeführt,

Oberflächenelektroden hingegen erfassen die an der Hautoberfläche durch die Aktion des darunter liegenden Muskels entstehenden Potentialdifferenzen.

Nach Perry sind Nadelelektroden für dynamische Untersuchungen zu unsicher, da sie durch Muskelbewegungen verrutschen können [102]. Die Positionierung von Feindrahtelektroden ist leichter möglich, beiden Elektrodentypen gemeinsam ist jedoch die Schmerzhaftigkeit bei der Implantation und, hervorgerufen durch Reibeeffekte, auch während der Untersuchung selbst. Als Komplikationen wurden überdies auch Einblutungen in den Muskel und Infektionen beschrieben [102].

Oberflächenelektroden hingegen sind schmerzlos und somit für den Patienten erheblich angenehmer. Die Handhabung durch den Untersucher ist sehr einfach. Als problematisch wird bei diesem Elektrodentyp die fehlende Möglichkeit der Differenzierung von Aktionspotentialen benachbarter Muskeln angesehen. Dieser als „muscle cross talk" beschriebene Effekt galt lange Zeit als nur mit in den Muskel implantierten Elektroden zu umgehen, da nur diese die für den untersuchten Muskel spezifischen Signale aufnehmen könnten [58].

Buchthal et al. erweckten jedoch hieran Zweifel, da die Signale einer motorischen Einheit über sehr kurze Distanzen reichen und ähnliche Muskelfasern in großer Nähe lokalisiert seien, sodass eine Feindrahtelektrode nur Informationen von 25 bis maximal 75 motorischen Einheiten aufnehmen könne. Da Muskeln jedoch mehrere hundert motorische Einheiten besitzen, sei das Sammelareal dieses Elektrodentyps nicht repräsentativ für die Muskelaktion insgesamt [29]. Eberhart und Inman wiesen darauf hin, dass der „muscle cross talk" bei direkt unter der Haut liegenden Muskeln zu vernachlässigen sei [47]. Hof konnte zudem zeigen, dass bei hinreichender Aktivität des Zielmuskels die Signale anderer Muskeln keine signifikante Kontamination des Oberflächen-EMG bewirken können [65, 102].

Ein weiteres Problem stellt die Reproduzierbarkeit der Datenaufnahme dar. Jonsson und Reichmann prüften als erste die Reproduzierbarkeit von EMG-Signalen mit 3 verschiedenen, in den Muskel platzierten Elektroden am M. brachioradialis und fanden, dass im gleichen Experiment zwar eine gute, in wiederholten Experimenten jedoch eine schlechte Reproduzierbarkeit erzielt werden konnte. Unter dynamischen Bedingungen sei diese noch geringer durch die hierbei auftretende Muskelbewegung [77, 78]. Komi und Buskirk verglichen die Reproduzierbarkeit von Oberflächen- und Nadelelektroden unter statischen Bedingungen und fanden gute Werte für die Oberflächenelektrode sowohl im gleichen wie auch in Experimenten an verschiedenen Tagen. Bei Nadelelektroden hingegen war die Reproduzierbarkeit im gleichen Experiment nur befriedigend und an verschiedenen Tagen sogar schlecht [85]. Kadaba sowie Jonsson und Komi fanden ebenfalls eine bessere Reproduzierbarkeit und Reliabilität der Oberflächenelektroden bei dynamischen Untersuchungen, da in den Muskel platzierte Elektroden sehr abhängig sind von ihrer Positionierung [77, 78, 85]. Ferner wiesen sie auf das Problem der durch diese Elektroden verursachten Schmerzen, Blutungen und der durch die Muskelbewegungen auftretenden Dislokationen, Deformierungen und Elektrodenbrüche hin.

Zusammenfassend kann somit nach diesen Befunden die bipolare Oberflächenableitung zur Beschreibung von Aktivitätsverläufen einzelner Skelettmuskeln unter dynamischen Bedingungen als für den Patienten komfortable, einfach anwendbare Methode angesehen werden. Fragen der Reproduzierbarkeit der so gewonnenen Elektromyogramme und deren Spezifität für die biomechanische Aktion eines Zielmuskels wurden in der vorliegenden Arbeit im Hinblick sowohl auf experimentell-orthopädische als auch auf klinische Anwendungen gezielt untersucht.

3.1.3
Das optoelektronische Goniometersystem

Simultan zur Erfassung der EMG-Signale eines Probanden wird der zeitliche Verlauf der Winkelbewegungen von Ober- und Unterschenkel in ihrer sagittalen Komponente aufgezeichnet. Hierdurch wird zum einen eine wesentliche Komponente des kinematischen Ablaufs der Gehbewegung erfasst. Zum anderen können bei der späteren Analyse der elektromyographischen Daten einer Gangsequenz die einzelnen Zyklen der Gehbewegung identifiziert werden.

Das Winkelmesssystem ist auf dem POLGON-Verfahren aufgebaut, das in das Bewegungsanalysesystem unseres Labors in einer speziellen Ausführungsform integriert wurde [121]. Der Proband bewegt sich dabei im Weißlichtkegel einer Halogenlampe, der durch eine vor der Lampe angeordnete, mit definierter Winkelfrequenz rotierende Polarisationsscheibe moduliert wird. Am distalen Oberschenkel und am proximalen Unterschenkel werden Fotozellen mit vorgeschaltetem Analysatorfilter angebracht (Abb. 3.5).

Diese erzeugen im POLGON-Licht sinusförmig amplitudenmodulierte Signale, die ebenfalls über das Schleppkabel der entfernten Signalverarbeitungselektronik zugeführt werden. Aus dem elektronischen Vergleich mit dem Signal einer polarisationsoptisch senkrecht orientierten Referenzfotozelle werden Spannungssignale gewonnen, die zu den Winkelstellungen des Ober- und Unterschenkels proportional sind. Diese werden ebenfalls über den AD-Wandler vom Laborrechner aufgezeichnet. Vor Beginn der Datenaufnahme werden die Messsensoren am aufrecht stehenden Probanden auf 0° abgeglichen. Damit sich der Proband für die Winkelmessung kontinuierlich im POLGON-Lichtkegel befindet, wird die modulierte Lichtquelle auf einem schienengeführten Messwagen parallel zum voranschreitenden Probanden mitbewegt. Dies geschieht mit Hilfe eines Motorantriebs, dessen Steuerungselektronik von einer an diesem Wagen befestigten optoelektronischen Messkamera ein Informationssignal über die augenblickliche Probandenposition bezieht und damit den Wagen unabhängig von der Gehgeschwindigkeit permanent an dessen Seite hält (s. Abb. 3.3).

3.1.4
Fußkontakte

Neben der Bestimmung des kinematischen Ablaufs der Gehbewegung durch Messung der Winkelbewegungen in der unteren Extremität ist für die Interpretation der elektromyographischen Daten auch die Kenntnis der zeitlichen Aufteilung des Doppelschrittes in Stand- und Schwungphasen von grundsätzlichem Interesse.

Abb. 3.5. Optoelektronische Goniometersensoren

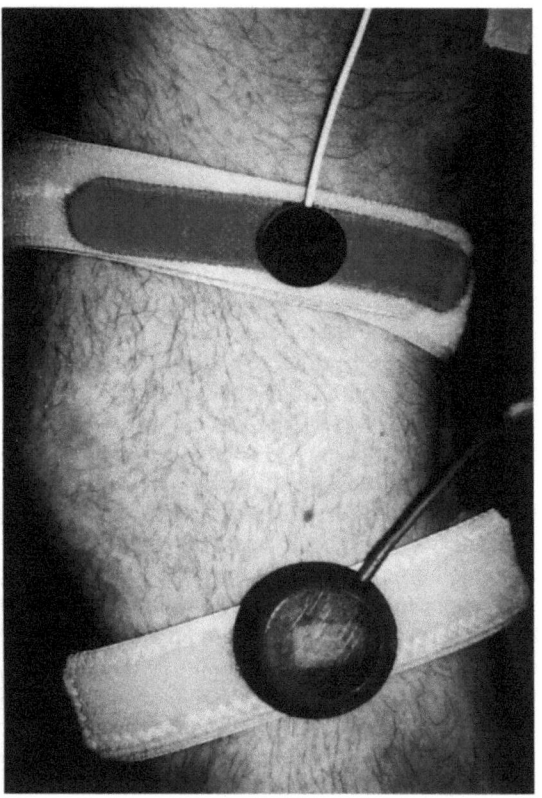

Je nach verwendeter Untersuchungsmethodik und Messtechnik werden den Phasen des Schrittablaufs jedoch eine Vielzahl unterschiedlicher Bezeichnungsweisen zugeordnet. Grundeinheit der Ganganalyse ist der Doppelschritt als sich wiederholender Bewegungszyklus, d. h. die Abfolge von rechtem und linkem Schritt, im rhythmischen Wechsel zwischen Be- und Entlastung [28].

Die Standphase eines Beines ist definiert durch den Bodenkontakt des Fußes, die Schwungphase durch den frei über dem Boden schwebenden Fuß. In der Standphase ist der Fuß im wesentlichen stationär, um dem sich vorwärts bewegenden Körper Unterstützung zu bieten. Diese Phase wird auch als Kontaktphase oder Unterstützungsphase bezeichnet. Eine weitere Unterteilung ihres Ablaufs erfolgte in Fersenaufsetzen, Plantarkontakt und Zehenabheben. Eine andere Einteilung berücksichtigt neben der Einbeinstandphase auch die Doppelstandphase mit gleichzeitigem Bodenkontakt beider Beine [102]. Perry nimmt eine zusätzliche Unterteilung der Schwung- und Standphase in viele Teilphasen vor, wobei insbesondere unterschiedliche funktionelle Aspekte berücksichtigt werden [102].

Darüber hinaus wird der Beginn des Gangzyklus von verschiedenen Autoren unterschiedlich definiert. Winter, Mann und Arendt betrachten den Fersenkontakt als Start, die Schwungphase folgt der Standphase [2, 89, 133]. DeVita, Hof und Sprague hingegen sehen den Beginn des Gangzyklus im Zehenabheben, bei dieser Betrachtungsweise folgt die Standphase der Schwungphase [43, 65, 112].

DeVita wies 1994 darauf hin, dass die Vergleichbarkeit der Studien durch diese unterschiedlichen Definitionen zusätzlich erschwert werde, da zunächst eine geeignete Transformation der Daten erforderlich sei [43]. Letztlich kann aber jeder Punkt als Beginn (und Ende) des Doppelschrittzyklus gewählt werden, wobei sicherlich eine methodologische Abhängigkeit besteht. In unserer Untersuchung lagen goniometrische Daten der Winkelbewegung von Ober- und Unterschenkel zur Unterteilung der Gangsequenz in einzelne, aufeinanderfolgende Schrittzyklen und zur zeitlichen Zuordnung der EMG-Signale vor. Als leicht und eindeutig definierbare Zeitmarke des Beginns eines neuen Doppelschrittzyklus wurde die Vertikalposition des Unterschenkels beim Vorschwingen gewählt. Bei dieser Darstellung liegt die Standphase in der Mitte des Doppelschrittverlaufs.

Insbesondere zur Herstellung einer approximativen Zuordnung von markanten Punkten des Unterschenkelwinkelverlaufs zur Lage der Standphase im Doppelschrittzyklus führten wir ergänzende Messungen mit der im folgenden dargestellten Technik durch.

Einfache, miniaturisierte Druckschalter, die an definierte Stellen der Ferse und des Vorfußes gesetzt werden, um bei Bodenkontakt durch Druck elektrische Stromkreise zu schließen, waren nach dem Ergebnis von Voruntersuchungen oft unzuverlässig, da ihre Schaltzeitpunkte durch Variation der Fußhaltung von Schritt zu Schritt starken Fluktuationen unterworfen sein können. Deshalb wurde das nachfolgend beschriebene Verfahren erprobt. Unter dem Vorfuß und unter der Ferse des Probanden bzw. beim Gehen mit Schuhen unter dem entsprechenden Schuhsohlenbereich werden dünne Metallfolien geklebt, die den jeweiligen Fuß-Boden-Kontaktbereich vollständig abdecken. Die Laufstrecke wird vollständig mit Metallfolie ausgelegt (Abb. 3.6).

Fersen- und Vorfußfolie schließen bei Berührung der Laufstreckenfolie einen Fersen- bzw. Vorfußstromkreis. Die an dieses Schaltsystem angeschlossene Elektronik legt bei Aktivierung durch den Fersenstromkreis eine Spannung V_f, bei Aktivierung durch den Vorfußstromkreis eine Spannung V_v additiv auf einen Kanal des AD-Wandlers. Bei Fersen-Bodenkontakt wird somit vom Rechner eine Spannung V_f, bei Vorfuß-Bodenkontakt eine Spannung V_v und bei gleichzeitigem Fersen- und Vorfuß-Bodenkontakt eine Spannung $V_f + V_v$ aufgezeichnet. Der zeitliche Ablauf der Standphase wird somit durch den in Abb. 3.7 dargestellten charakteristischen Spannungsverlauf repräsentiert [13, 16, 18, 113].

Der Einsatz dieser Messmethode ist im folgenden exemplarisch an einem Probanden dargestellt. Dieser führte 10 Probeläufe mit insgesamt 50 Doppelschritten durch, bei denen gleichzeitig der Winkelverlauf des Unterschenkels und der Verlauf der Standphase gemessen wurden.

In Abbildung 3.8 ist eine der in diesem Experiment gemessenen Gangsequenzen von jeweils 5 Doppelschritten dargestellt. Eine gute Korrelation des gemessenen Schwung- und Standphasenverlaufs mit den markanten Punkten des Unterschenkelwinkelverlaufs in allen Doppelschritten ist augenscheinlich. Dieser Eindruck

24 Messsystem und Messmethodik

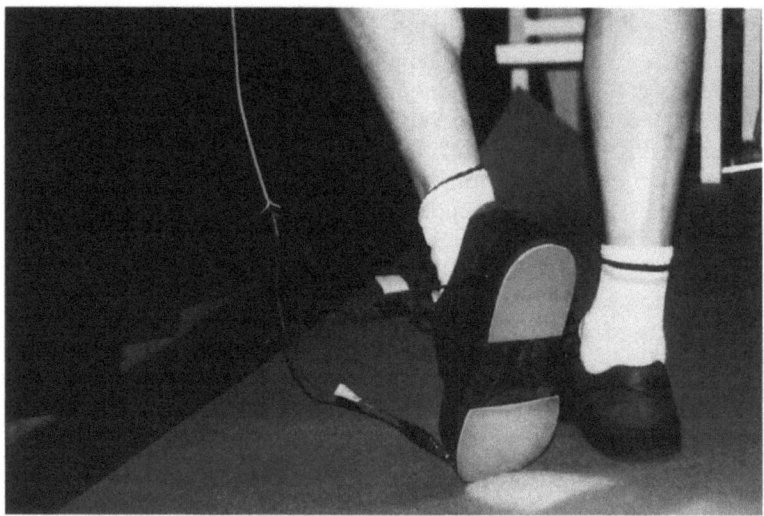

Abb. 3.6. Vorfuß- und Fersenkontakte

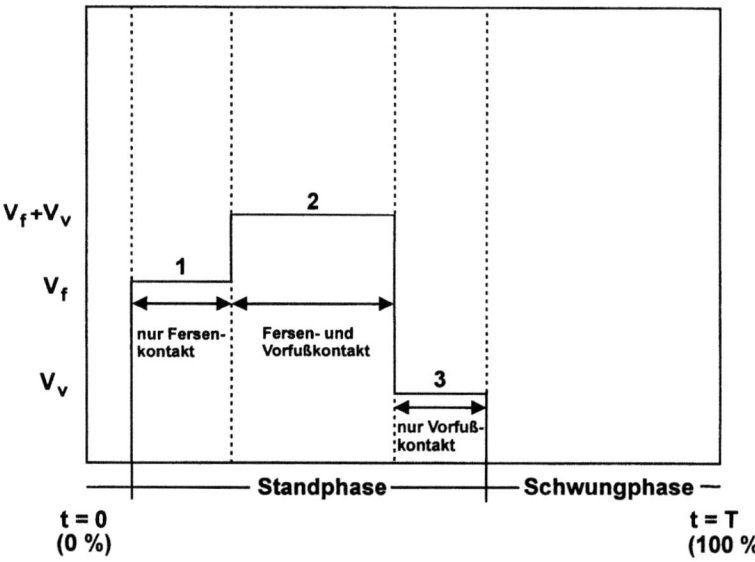

Abb. 3.7. Spannungssignal der Fußkontaktmessung im Verlauf eines Doppelschrittzyklus

wird durch die in Abb. 3.9 dargestellte Statistik über alle 50 Doppelschritte dieses Experiments bestätigt.

Beim Vergleich der Unterschenkelwinkelkurve mit dem simultan gemessenen Verlauf der Standphase ergibt sich für diesen Probanden folgender Befund: Nach

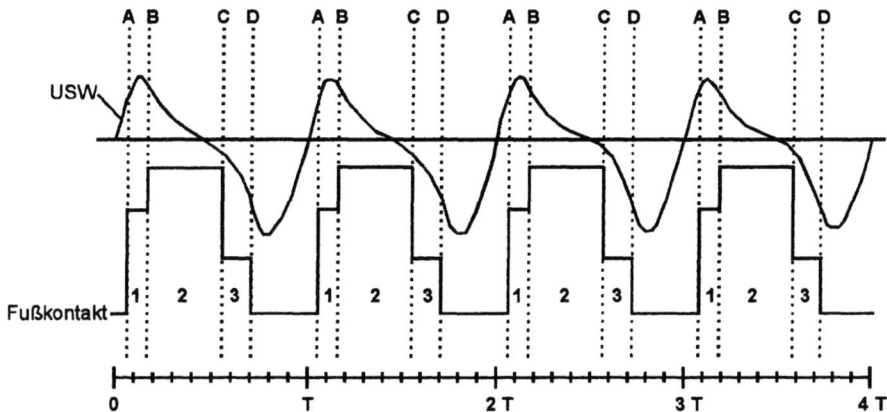

Abb. 3.8. Simultane Unterschenkelwinkel- (*USW*) und Fußkontaktschaltermessung. *1* Fersenkontakt, *2* Fersen- und Vorfußkontakt, *3* Vorfußkontakt; *Abszisse*: Doppelschrittzyklen; A, B, C, D: Schaltzeitpunkte der Fußkontakte (vgl. Abb. 3.7)

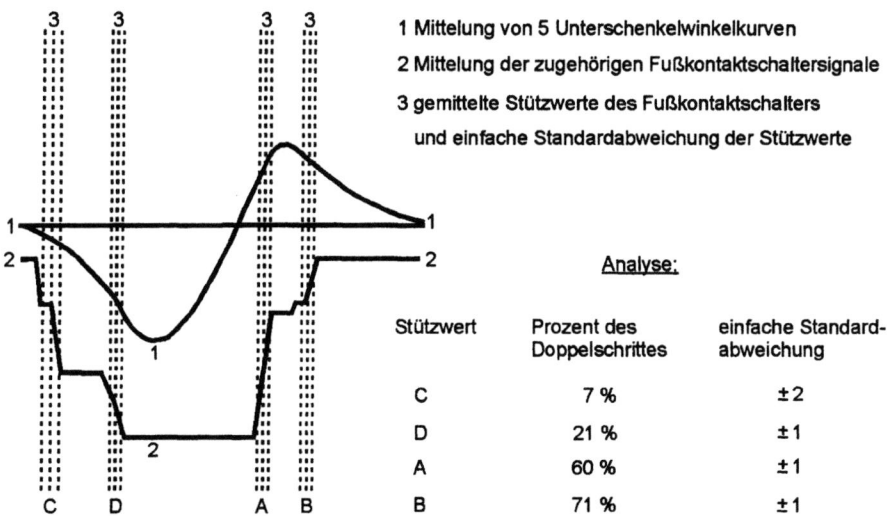

Abb. 3.9. Mittelwerte und Standardabweichung der Schaltzeitpunkte der Fußkontakte eines Probanden während einer Gangsequenz mit insgesamt 50 Doppelschritten (Angabe der Standardabweichung in %; vgl. Abb. 3.8)

dem Durchschwingen des Unterschenkels durch die Vertikalposition berührt der Fuß des Schwungbeines mit der Ferse den Boden, unmittelbar bevor der Unterschenkelwinkel seinen maximalen Wert erreicht. Die darauf folgende Standphase ist mit dem Abheben des Vorfußes vom Boden beendet, kurz danach erreicht der Unterschenkelwinkel sein Minimum.

Die Dauer der Standphase beträgt somit bei diesem Probanden im Mittel 66%, die der Schwungphase 34% des gesamten Doppelschrittes. Hierbei kommt es zu einer zeitlichen Überlappung der rechten und linken Standphase von 32%. In einem Zeitbereich der Standphase trägt das Standbein allein das gesamte Körpergewicht, diese Phase wird im folgenden als Einbeinstand bezeichnet. Sie ist zeitgleich mit der Schwungphase des kontralateralen Beines und hat, Gangsymmetrie vorausgesetzt, somit eine Länge von 34% des Doppelschrittzyklus. Sie beginnt nach dem Unterschenkelwinkelmaximum und endet nach dem Nulldurchgang der Unterschenkelwinkelkurve.

Nach dem Gesamtbefund unserer Vergleiche von gemessenen Winkelkurven einerseits mit Videoaufzeichnungen bzw. mit elektrischen Fußkontakten bestimmten Standphasenverläufen andererseits, kann, von pathologisch extrem veränderten Gangmustern abgesehen, die ungefähre Lage der Standphasenabschnitte im Doppelschrittzyklus auch aus dem Verlauf der gemessenen Unterschenkelwinkelkurve abgeschätzt werden. Danach liegt regelmäßig der Beginn der Standphase in der Nähe des Unterschenkelwinkelmaximums, das Ende in der Nähe ihres Minimums. Die Einbeinstandphase, in der das Standbein kurzzeitig allein das gesamte Körpergewicht trägt, beginnt nach dem Unterschenkelwinkelmaximum und endet ungefähr beim Nulldurchgang der Unterschenkelwinkelkurve.

Eine qualitative Interpretation von stand- bzw. schwungphasenspezifischen Muskelaktivierungseffekten wird mit dieser approximativen Korrelation mit einer für viele praktische Belange ausreichenden Genauigkeit ermöglicht. Exaktere Betrachtungen bedürfen jedoch einer genauen Messung des zeitlichen Verlaufs der Bodenreaktionskraft während der Standphase, wie sie nur mit in die Laufstrecke eingebauten Kraftmessplattformen, oder, bei Beschränkung auf die Vertikalkomponente der Bodenreaktionskraft, mit in den Schuh eingebrachten Kraftmesssohlen möglich ist.

3.2
Messdatenverarbeitung

Das für die Messdatenaufzeichnung und -auswertung verwendete Computersystem besteht aus einem PC mit einer 16-Kanal-A/D-Wandlerkarte zur Messdatenerfassung und einem Farbdrucker zur Ergebnisdarstellung. Die Messsignale werden von einem Programm zunächst in den Arbeitsspeicher geladen und anschließend als Datei auf die Festplatte abgelegt. Dieses Programm wird von den Lichtschrankensignalen der Gehstrecke, die dem PC ebenfalls zugeführt werden, für die Messdatenaufnahme automatisch gestartet und beendet.

Ein wesentliches Ziel der vorliegenden Arbeit war eine Untersuchung der Möglichkeiten und Grenzen, aus dem aufgezeichneten Rohelektromyogramm einer längeren Gangsequenz Informationen über die Aktivierung der beteiligten Skelettmuskeln herauszuarbeiten, die für den Zustand des Probanden und die experimentellen Bedingungen charakteristisch und reproduzierbar sind. Die Existenz einer solchen Art von Informationen ist Voraussetzung für den Einsatz der Elektromyographie etwa zur klinischen Bewertung des muskulären Gangbildes eines Patienten im interindividuellen Vergleich zu gesunden Versuchspersonen bzw. von intraindividuellen Veränderungen als Folge operativer oder konservativer Therapiemaßnahmen. Da das Rohelektromyogramm selbst bei absolut gleichartigen mechanischen Muskelaktivierungsmustern aufgrund seines physiologischen Entstehungsmechanismus erheblichen Schwankungen unterworfen ist, kann seine direkte visuelle Einschätzung nur im Falle extremer Aktivierungsveränderungen eines Muskels diagnostische Hinweise geben.

Eine gleichmäßige, längere Gangsequenz stellt eine Folge von zyklisch wiederholten, biomechanisch weitgehend gleichartigen Körperbewegungen mit ebenfalls weitgehend gleichartigem zeitlichem Muskelaktivierungsmuster dar. Man verfügt deshalb in diesem Fall für jeden abgeleiteten Muskel über ein Ensemble von Elektromyogrammen, aus dem durch geeignete Mittelungsverfahren der bewegungstypische, reproduzierbare Informationsgehalt ermittelt werden kann [17, 19, 21, 95].

In einer Reihe von experimentellen Studien wurde in unserem Labor in der Vergangenheit für den quantitativen intraindividuellen und den qualitativen interindividuellen Vergleich der während eines Probeganges abgeleiteten elektromyographischen Aktivitätsmuster das im Folgenden beschriebene Verfahren eingeführt.

Die digital gespeicherten EMG-Signale werden vom Datenanalyseprogramm zunächst einer digitalen Hochpassfilterung (Grenzfrequenz 10 Hz) unterworfen, um im Signal nach der analogen Filterung vor der Digitalisierung evtl. noch verbliebene langsame Bewegungsartefakte weiter zu unterdrücken. Darauf folgen eine Doppelweggleichrichtung, d. h. alle negativen Amplitudenwerte werden mit positivem Vorzeichen versehen. Zusätzlich erfolgt eine Glättung des so erhaltenen Signals durch eine Mittelung der Amplitudenwerte über ein laufendes Zeitintervall mit einer Breite von 100 ms (vgl. Abschnitt 4.1).

Alle Winkel- und EMG-Signale werden dann nach den Bewegungszyklen der Gangsequenz, d. h. den Doppelschritten, separiert. Beginn und Ende eines Doppelschrittes werden als Durchgang der Unterschenkellängsachse durch die Vertikalposition beim Vorwärtsschwingen definiert und vom Datenanalyseprogramm aus der aufgezeichneten Kurve der Unterschenkelwinkelbewegung identifiziert. Man erhält so die den einzelnen Doppelschrittzyklen der Gangsequenz zugeordneten Signale. Da die einzelnen Doppelschritte in ihrer zeitlichen Dauer meist geringfügig variieren, werden diese Signale auf die Dauer T des kürzesten Schrittes der gemessenen Gangsequenz normiert.

Die so gewonnenen Winkel- und EMG-Kurven werden schließlich einer Ensemblemittelung unterzogen, d. h. die Kurven aller Doppelschrittzyklen eines Probanden bzw. Patienten werden über den normierten Doppelschrittverlauf Punkt für Punkt linear gemittelt. Aus den gemittelten Winkelkurven des Ober- und Unterschenkels wird vom Datenauswertungsprogramm durch Subtraktion der Kniewinkelverlauf ermittelt. Durch numerische Differentiation können aus den Winkelverläufen auch die Verläufe der zugehörigen Winkelgeschwindigkeiten und Winkelbeschleunigungen berechnet werden.

Bei einer Mittelung der Ensemblemittelwertskurven der Probanden bzw. Patienten einer Gruppe wird eine vorherige Normierung aller Kurven auf eine einheitliche Länge T durchgeführt. Um einen einfachen Vergleich der zeitlichen Charakteristik von Winkel- und EMG-Aktivitätsverläufen zu ermöglichen, erfolgt bei allen graphischen Ergebnisdarstellungen eine Skalierung der horizontalen Zeitachse (Abszisse) in Prozentwerten von T (der Prozentwert ergibt sich aus dem Term (t/T)100: t=0 entspricht dann 0%; t=T entspricht 100% des Doppelschrittverlaufs).

In den Abbildungen dieser Arbeit ist für die EMG-Mittelwertskurven in den Bildlegenden eine Spannungseichung in µV angegeben. Diese Eichung wurde durch die Einspeisung eines konstanten, von einem Signalgenerator erzeugten, sinusförmigen Testsignal in die EMG-Elektroden durchgeführt. Ein in der Abbildung dargestellter Aktivitätsmittelwert ergibt sich mit dem von uns verwendeten Signalverarbeitungsmodus, wenn die einfache Amplitudenhöhe dieses Testsignals gleich dem dieser Aktivität zugeordneten Spannungswert ist.

Abbildung 3.10 zeigt die aus unserem Mess- und Datenverarbeitungsverfahren resultierenden Winkel- und EMG-Kurven eines Doppelschrittzyklus am Beispiel eines Probanden. Der Schritt beginnt mit der Bewegung des Unterschenkels aus der Nullstellung (Vertikalposition) nach vorne (t=0) und endet wieder in derselben Position (t=T).

Der Ensemblemittelung von EMG-Signalen einer zyklisch wiederholten Bewegung liegt folgender Gedanke zugrunde: Obwohl ein Muskel in seiner Kraftentwicklung während eines gleichmäßigen Ganges im Verlaufe aller Doppelschrittzyklen ein annähernd gleichartiges zeitliches Muster aufweist, können die beobachteten elektromyographischen Amplitudenverläufe sehr unterschiedlich sein. Ein Grund hierfür ist die Tatsache, dass eine elektromyographische Ableitung nur ein relativ kleines Volumen eines Muskels erfasst und somit zu einem einzelnen Zeitpunkt nicht für das Geschehen im gesamten Muskel repräsentativ sein kann. Die Mittelung über ein Ensemble aus einer größeren Anzahl solcher Kurven lässt jedoch einen stabilen Mittelwert entstehen, der sich bei einer Versuchsperson unter gleichen experimentellen Bedingungen, d. h. gleichbleibendem zeitlichem Muster der Muskelkraftentwicklung, innerhalb enger Grenzen reproduziert.

Formal kann dies so betrachtet werden, dass jedes einzelne zur Mittelung herangezogene EMG eine gleichbleibende Grundinformation über den zeitlichen Aktivitätsverlauf des Muskels enthält, welche jedoch von starken Fluktuationen maskiert wird. Die Überlagerung vieler solcher Aktivitätsverläufe mit gleichbleibender Information und statistisch fluktuierender Maskierung folgt dann dem Prinzip des in der Nachrichtentechnik und auch in der physiologischen Forschung wohlbekannten „signal-averaging": Die Amplitude des gleichbleibenden Informationsanteils des Signals wird proportional zur Anzahl n der aufsummierten Einzelsignale erhöht, während die mittlere Amplitude des fluktuierenden Signalanteils nur mit der Quadratwurzel aus n ansteigt [75]. Mit steigender Zahl der gemittelten Einzelsignale tritt somit ein deterministischer, den gleichbleibenden zeitlichen Verlauf der Muskelaktivierung beschreibender Anteil der EMG-Kurve immer deutlicher hervor. Regelmäßige Charakteristika des Signalverlaufes werden so hervorgehoben, zufällige Unregelmäßigkeiten unterdrückt.

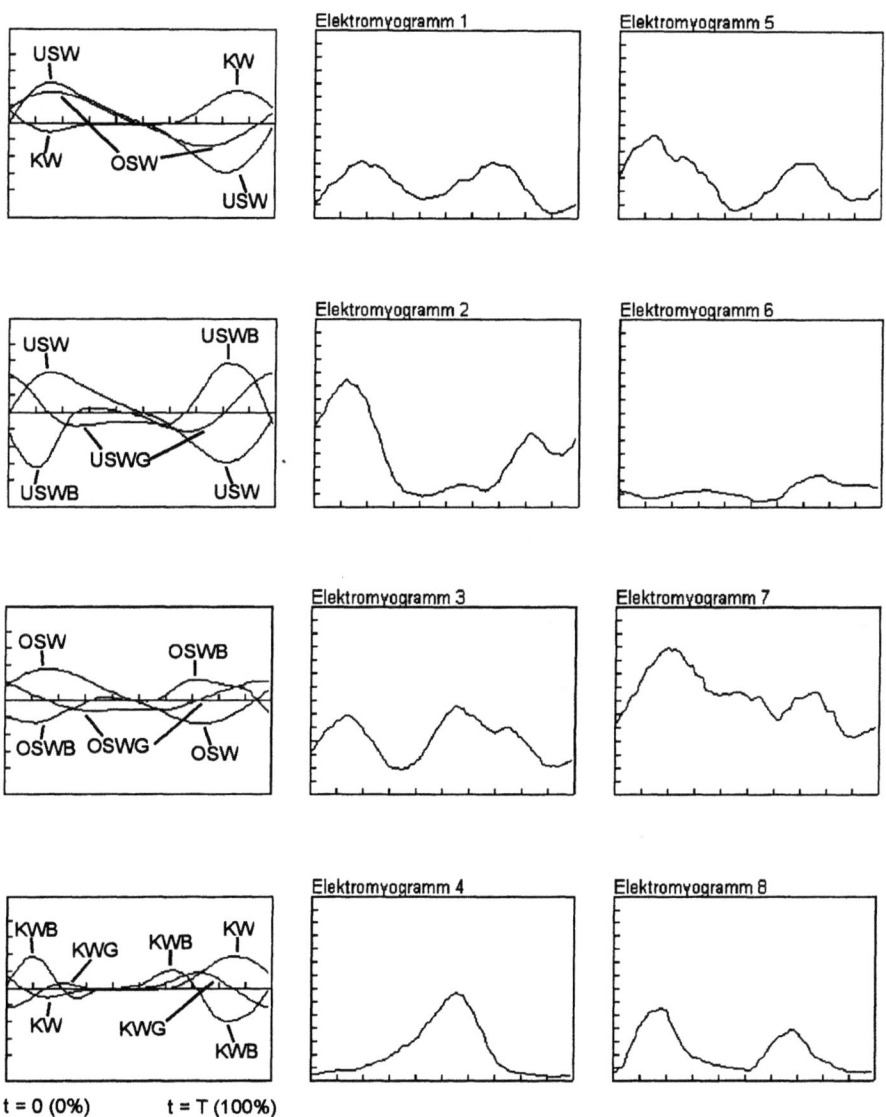

Abb. 3.10. EMG- und Winkelkurven der linken Körperhälfte eines jungen, gesunden Probanden. Mittelung über 25 Doppelschritte. *Abszisse*: Zeitlicher Ablauf des Bewegungszyklus von 0 bis 100% des Doppelschrittes. *Ordinaten*: Eine Skaleneinheit entspricht 10° (Winkelkurven W), 20°/s (Winkelgeschwindigkeitskurven WG) bzw. 20°/s2 (Winkelbeschleunigungskurven WB). Die elektromyographischen Aktivitäten sind in willkürlichen, in allen Diagrammen der Figur gleichen Einheiten angegeben (1 Teilstrich entspricht 33 µV). EMG-Kanäle: *1* M. rectus femoris, *2* M. tibialis anterior, *3* M. peronaeus longus, *4* M. gastrocnemius, *5* M. biceps femoris, *6* M. rectus abdominis, *7* M. glutaeus medius, *8* M. erector spinae

Die speziellen Aspekte dieses Verfahrens, die EMG-Signale des menschlichen Ganges betreffend, werden in Kap. 4 eingehender diskutiert. In Abbildung 3.12 a-d ist in mehreren Beispielen dargestellt, in welchem Ausmaß sich mit dieser EMG-Signalverarbeitungsmethodik bei einem Probanden in 2 zeitlich aufeinanderfolgenden, unabhängigen Garanguntersuchungen mit gleichen experimentellen Bedingungen die elektromyographischen Aktivierungsmuster von 8 Muskeln der unteren Extremität quantitativ reproduzieren lassen (s. unten).

Eine Vorstufe des beschriebenen Verfahrens wurde in der Vergangenheit in einzelnen abgeschlossenen Studien erfolgreich zur grundsätzlichen Bewertung von Muskelaktivitätsverläufen und -veränderungen insbesondere beim menschlichen Gang eingesetzt [13, 14, 68, 113, 114]. Damit wurde die Voraussetzung geschaffen, die zugrundeliegende Methode im Sinne der Bereitstellung eines routinemäßig einsetzbaren klinischen Diagnoseinstrumentes weiterzuentwickeln und systematisch auf ihre Leistungsfähigkeit im Detail zu untersuchen. Dies ist um so interessanter, als die seit den genannten Studien stattgefundene und weiterhin stattfindende Entwicklung der Mikrocomputertechnik einer im Klinikalltag regelmäßig durchführbaren, umfassenden digitalen Aufzeichnung von Elektromyogrammen mit vollständiger signaltheoretischer Analyse in der Zukunft kaum noch Grenzen setzt.

Im klinischen Einsatz muss bei Untersuchungen dieser Art stets dem physischen Zustand des Patienten Rechnung getragen werden. Da die Gehfähigkeit der untersuchten Arthrosepatienten schmerzbedingt meist erheblich reduziert ist, halten wir hier nach unseren Beobachtungen die Durchführung von Testgängen mit insgesamt 25 Doppelschritten in den meisten Fällen für eine praktische obere Grenze. Bei der bei Patienten aufgrund von Bewegungsstatusveränderungen durch operative und konservative Therapie zu beobachtenden Größenordnung der Veränderungen im Muskelaktivitätsbild, betrachten wir das aus der Mittelung über 25 Doppelschritte gewonnene Ergebnis für klinische Vergleiche als hinreichend genau. Bei experimentellen Untersuchungen mit gesunden Probanden kann sich die Mittelung über mehr als 25 Schrittzyklen je nach Fragestellung im Einzelfall als sinnvoll erweisen.

Viele der in der Literatur vorliegenden Studien geben überraschender Weise nicht näher an, über wie viele Schritte gemittelt wurde [24, 48, 87, 100, 128]. Kadaba berichtet über einen Versuch zur Reproduzierbarkeit elektromyographischer Daten, gewonnen aus jeweils „3 oder mehr" Schrittzyklen auf einer 6 m langen Laufstrecke und fand eine größere Variabilität der EMG-Aktivität als anderer gemessener Parameter [77, 78]. Insbesondere die Reproduzierbarkeit an verschiedenen Tagen sowie die des M. adductor longus war deutlich niedriger als in anderen Studien. Carlson benutzte für seine Betrachtungen zur Aktivität der Rückenmuskulatur beim Gehen Daten aus 6–8 Doppelschritten, Arsenault überprüfte die Bilateralität von EMG-Daten durch Mittelung über 10 Doppelschritte, Isacson verwendete 20 Schrittzyklen [5, 31, 73]. Die im Vergleich zum Teil variierenden Muster der Muskelaktivität, mit unterschiedlicher Lage der Maxima und Minima sowie differierender Aktivitätsdauer, sind u. E. Folge der geringen Zahl von Doppelschritten, die für die Ensemblemittelung oder lineare Umhüllung herangezogen wurden [46].

3.3
Auswahl der elektromyographisch untersuchten Muskulatur

3.3.1
Allgemeines

Der menschliche Gang beruht auf der koordinierten Aktion von 28 Hauptmuskeln, die den gelenkigen Rumpf und die Beine kontrollieren und die Kraft entwickeln, die erforderlich ist, den Körper vorwärts zu bewegen [23]. Die Muskeln agieren in Gruppen und viele haben mehrfache Funktionen. Aufgrund der beschränkten Anzahl der zur Verfügung stehenden Signalmesskanäle wurde jeweils, in Abhängigkeit von der jeweiligen Fragestellung, ein repräsentativer Muskel einer Gruppe erfasst. Die Funktion der einzelnen Muskeln beim Gehen wird im Folgenden zunächst entsprechend der funktionell-anatomischen Lehrmeinung dargestellt [81, 127].

3.3.2
Rumpfmuskulatur

Nach Perry kann man den Körper beim Gehen in 2 funktionelle Einheiten unterteilen. Kopf, Hals, Arme und Rumpf, bezeichnet als „Passagier", tragen durch ihre Muskelaktion nicht direkt zur Gehbewegung bei. Eine wesentliche Funktion ist aber dabei die Erhaltung eines neutralen Wirbelsäulenalignements mit minimalen Änderungen beim Gehen [102]. Der M. rectus abdominis bildet paarige, seitlich der Mittellinie gelegene Muskelstränge an der Vorderseite des Abdomens. Die Bauchmuskeln sind effektvolle Ventralflektoren des Rumpfes. Sie befinden sich ventral der Wirbelsäulenachse, sodass sie die gesamte präsakrale Wirbelsäule flektieren. Nach Kapandji ist der Wirkungsgrad ihrer Aktion hoch, da sie über lange Hebelarme agieren, wobei der M. rectus abdominis ein besonders kräftiger Flektor ist [81].

Die autochtone Rückenmuskulatur (M. erector spinae) zieht in 2 großen Strängen beidseits der Wirbeldornfortsätze vom Hinterhaupt zum Kreuzbein. Die oberflächlichen Schichten bilden hierbei das Longitudinalsystem mit funktioneller Längskomponente, da eine Segmentation im Wesentlichen fehlt. Bei beidseitiger Kontraktion wird die Wirbelsäule aufgerichtet. Die tiefen Schichten mit deutlicherer segmentaler Gliederung bilden das Transversospinalsystem und haben eine deutliche Rotationswirkung. Mayet und Kapandji vergleichen die Wirbelsäule mit dem Mast eines Schiffes, der im Becken verankert ist und sich bis zum Kopf emporhebt, mit dem Schultergürtel als quere Rahe. Die auf verschiedenen Ebenen vorhandenen Bänder und Muskelzüge fungieren als Haltetaue, im beidseitigen Stand sind ihre Spannkräfte ausgeglichen, der „Mast" steht vertikal und ist gestreckt. Bei Bewegung erfolgt die aktive Anpassung durch unwillkürliche fortwährende Tonusänderung [81, 127].

3.3.3
Muskulatur des Beckens und der Beine

Gehen ist eine Sequenz von sich zyklisch wiederholenden Beinbewegungen, die den Körper bei gleichzeitiger Erhaltung einer Standstabilität vorwärts bewegen. Beine und Becken bilden den „Lokomotor", eine funktionelle Einheit, die den vorausgehend definierten „Passagier" trägt und fortbewegt. Das Bein stellt in den Standphasen eine mobile Stütze dar, in den Schwungphasen bewegt es sich zur nächsten Stützstelle [102]. Die Beckenrotation mit dem Schwungbein trägt geringfügig zur Schrittlänge bei. Beim idealisierten symmetrischen Gang findet in beiden Beinen der gleiche, jedoch um eine halbe Bewegungszyklusdauer (Doppelschrittdauer) zeitlich phasenverschobene biomechanische Funktionsablauf statt.

Der menschliche Körper stellt ein komplexes mechanisches System mit vielen gelenkigen Verbindungen und einer daraus resultierenden Vielzahl von Freiheitsgraden der Bewegung dar. Die einzelnen Körpersegmente bewegen sich in diesen Freiheitsgraden nach den Gesetzen der Mechanik unter der Einwirkung von äußeren Kräften (Schwerkraft, Bodenreaktionskraft), Muskelkräften und den Führungskräften der Gelenkstrukturen. Eine bestimmte Bewegungsform wie das Gehen wird durch genau aufeinander abgestimmte zeitliche Kraftentwicklungsmuster aller einzelnen Muskeln bewirkt.

3.3.3.1
Muskulatur des Beckens und des Hüftgelenkes

Das Hüftgelenk besitzt als Kugelgelenk 3 Freiheitsgrade und ermöglicht damit Bewegungen in allen Ebenen des Raumes. Alle für die Bewegung bzw. Stabilisierung dieses Gelenkes wirksamen Muskeln haben ihren Ursprung im Becken (bzw. an der lumbalen Wirbelsäule, M. psoas). Die Hüftmuskeln haben ihren Ansatz am oberen Femurende. Die Oberschenkelmuskeln setzen entweder am Femur an oder ziehen über das Kniegelenk zur proximalen Tibia. Die Hüftbeugemuskeln liegen vor der die Drehzentren der Hüftgelenke schneidenden Frontalebene.

Der M. rectus femoris ist ein kräftiger Hüftbeuger, dessen Wirkung jedoch abhängt von seiner Vorstreckung durch die Kniebeugung. Je größer die Kniebeugung, desto höher ist sein Kraftentwicklungsvermögen für die Hüftbeugung. Er ist wesentlich beteiligt an der für das Schwungbein charakteristischen Bewegungskomposition aus Hüftbeugung und Kniestreckung, aber auch an der Kniestreckung bzw. Kniestabilisierung des Standbeins. Der M. tensor fasciae latae hat neben einer in der Standphase das Becken stabilisierenden und in der Schwungphase abduktorischen Wirkung ebenfalls eine Bedeutung für die Hüftbeugung. Erwähnt werden müssen hier ebenfalls die vorderen Faserbündel des M. glutaeus medius, die beugen, abduzieren und innenrotieren.

Die Hüftstrecker liegen hinter der die Drehzentren der Hüftgelenke schneidenden Frontalebene und werden in 2 große Gruppen unterteilt. Zur ersten Gruppe zählen die hinteren Partien des M. glutaeus medius, die den M. glutaeus maximus unterstützen und gleichzeitig eine Außenrotation und Abduktion des Oberschenkels bewirken. Zur zweiten Gruppe gehören die ischiokruralen Muskeln M. biceps femoris, M. semitendinosus und M. semimembranosus, deren Kraftentwicklungsvermögen für eine Hüftgelenkstreckung bei einer Vordehnung durch Kniestreckung erhöht wird und die gleichzeitig den Oberschenkel adduzieren können. Eine reine Hüftstreckung, ohne An- oder Abspreizbewegung des Oberschenkels, kann nur durch gleichzeitigen synergistisch-antagonistischen Einsatz beider Muskelgruppen bewirkt werden.

Wesentlicher Abduktor des Hüftgelenkes ist der M. glutaeus medius, mit großem physiologischen Querschnitt und entsprechend großem Kraftentwicklungsvermögen und einem für die Körpergelenke vergleichsweise großen effektiven Hebelarm. Er stabilisiert vor allem in der Standphase das Becken in der Transversalebene. Auch der M. tensor fasciae latae hat bei gestreckter Hüfte eine deutlich abduktorische Wirkung.

Die Hüftadduktoren sind zahlreich und bilden einen über die ganze Länge des Femurs aufgespannten Fächer. Auch die von uns elektromyographisch untersuchten ischiokruralen Muskeln haben neben ihrer Hauptfunktion als Hüftstrecker und Kniebeuger eine wesentliche adduktorische Wirkung. Die Stabilisation des Beckens in der Transversalebene erfolgt im Zweibeinstand über eine gleichzeitige Aktion von Ab- und Adduktoren. Im Einbeinstand hingegen wird das Becken allein durch die Abduktoren des Standbeines gehalten.

Die Außenrotation des Oberschenkels im Hüftgelenk wird vom Caput longum des M. biceps femoris, von den Mm. semimembranosus und semitendinosus, die Innenrotation vom M. tensor fasciae latae und vom M. glutaeus medius bewirkt.

3.3.3.2
Muskulatur des Kniegelenkes

Der augenfälligste Freiheitsgrad des Kniegelenkes ist die Beugung/Streckung in der Sagittalebene. Ein zusätzlicher 2. Freiheitsgrad entsteht im Verlauf der Kniebeugung, da dann sukzessive eine Rotation um die tibiale Längsachse freigegeben wird. Wesentliche mechanische Anforderungen an das Kniegelenk ergeben sich zum einen für die Herstellung einer ausreichenden Stabilität in der Standphase. Zum anderen ist in der Schwungphase neben der Flexion/Extension ab einer bestimmten Beugestellung auch die axiale Tibiarotation erforderlich, um dem Fuß für das bevorstehende Aufsetzen eine optimale Stellung zu geben.

Die Strecker des Kniegelenkes sind im M. quadriceps femoris vereint, der die Beugergesamtkraft ungefähr um ein 3-faches überwiegt. Bei Überstreckung des Kniegelenkes wird der Muskel zur Standstabilisierung nicht gebraucht, bei der geringsten Beugung muss er jedoch aktiv werden. Neben seiner hüftbeugenden Wirkung hat der M. rectus femoris ebenfalls Streckwirkung auf das Kniegelenk, sein Anteil an der Gesamtkraft des M. quadriceps beträgt jedoch nur ca. 20%. Schwingt das Bein beim Gehen nach vorne, kontrahiert der M. rectus femoris und hat dabei gleichzeitig kniestreckende und hüftbeugende Wirkung.

Die Beuger des Kniegelenkes sind im Wesentlichen die ischiokruralen Muskeln, die gleichzeitig eine hüftstreckende Wirkung haben. Durch Hüftbeugung erhalten diese Muskeln eine Vordehnung, die ihre Beugeeffizienz im Kniegelenk erhöht. Bei gestreckter Hüfte können sie hingegen für die Kniebeugung weniger Kraft entwikkeln. Die Kniegelenksbeuger sind gleichzeitig auch Rotatoren im Kniegelenk. M. biceps femoris und M. tensor fasciae latae sind dabei Außenrotatoren, wobei letzterer sein Rotationsmoment bei Kniestreckung verliert und das Knie in Streckung seinen Rotationsfreiheitsgrad „verriegelt". Innenrotatoren sind die Mm. semimembranosus und semitendinosus.

3.3.3.3
Muskulatur der Sprunggelenke

Das obere Sprunggelenk ist ein Scharniergelenk mit einem Freiheitsgrad und erlaubt die Bewegung des Fußes gegenüber dem Unterschenkel in der Sagittalebene. Die Gesamtheit der Gelenke der Fußwurzel hat, in Kombination mit der Drehbewegung im Kniegelenk, den Charakter eines 3-achsigen Gelenkes, das dem Fuß erlaubt, sich in allen Ebenen des Raumes einzustellen.

Drei Hauptachsen des Fußwurzelgelenkkomplexes schneiden sich in etwa im Tarsus und verlaufen bei Neutral-Null-Stellung des Fußes rechtwinklig zueinander. Die transversale Achse geht durch die beiden Knöchel und bestimmt die Beuge- und Streckbewegung des Fußes in der sagittalen Ebene. Das Heben der Fußspitze wird im klinischen Sprachgebrauch vereinbarungsgemäß als Dorsalextension, das Senken als Plantarflexion bezeichnet. Da eine Beugung grundsätzlich eine Gliedmaße an den Körper heranführt und eine Streckung diese vom Körper entfernt, sind diese Bezeichnungen im Sinne der anatomischen Systematik eigentlich nicht zutreffend, sollen aber im Folgenden entsprechend der klinischen Konvention angewandt werden.

Das untere Sprunggelenk besteht aus mehreren Gelenkflächen zwischen Talus, Kalkaneus und Os naviculare und ermöglicht weitere Bewegungen des Fußes um die vertikale Unterschenkelachse sowie die Fußlängsachse. Die hierdurch definierten Bewegungen der Ab-, Adduktion, Pronation und Supination treten jedoch nicht isoliert auf, sondern sind begleitet von akzessorischen Bewegungen in anderen Ebenen. So beschreibt Kapandji die hintere Fußwurzel als „heterokinetisches Kardangelenk", dessen Achsen schräg zueinander angeordnet sind (Abb. 3.11; [81]).

Alle vor der oberen Sprunggelenksachse liegenden Muskeln sind Dorsalextensoren, medial der unteren Sprunggelenksachse liegende sind Adduktoren und Supinatoren, hierbei insbesondere der M. tibialis anterior. Lateral der unteren Sprunggelenksachse liegende Muskeln fungieren als Abduktoren und Pronatoren. Hinter der oberen Sprunggelenksachse verlaufende Muskeln dienen der Plantarflexion, insbesondere der M. triceps surae. Er setzt sich aus 3 Köpfen zusammen, die alle mit der gemeinsamen Achillessehne am Tuber calcanei ansetzen. Die Wirksamkeit des 2-gelenkigen M. gastrocnemius hängt wesentlich von der Kniegelenksbeugung ab. Bei gestrecktem Knie wird er passiv vorgedehnt und somit besonders effektiv, bei Kniebeugung hingegen verliert er an Wirkung. Der M. triceps surae entwickelt seine größte Kraft bei der Plantarflexion, wenn das Knie gestreckt und der Fuß dorsalextendiert ist. Ebenfalls beugende Wirkung haben die

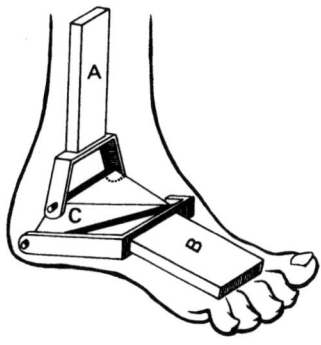

Abb. 3.11. Mechanisches Modell des „heterokinetischen Kardangelenkes". (Nach [81])

Mm. peronaei, die aufgrund der laterodorsalen Lage gleichzeitig Abduktoren und Pronatoren sind.

3.4 Elektrodenpositionierung

Eine der grundsätzlichen methodischen Fragen bei der kinesiologischen Elektromyographie ist die Positionierung der Elektroden. Zum einen müssen die hierfür ausgewählten Punkte auf der Hautoberfläche eindeutig definiert werden, damit sie bei Wiederholung einer Messung zu einem späteren Zeitpunkt für die bestmögliche Wiederherstellung der messtechnischen Versuchsbedingungen so genau wie möglich wiedergefunden werden. Zum anderen hängen die Signalparameter des aufgenommenen Rohelektromyogramms von der räumlichen Anordnung der Elektrodenpunkte innerhalb des dem Muskel überlagerten Hautareals ab. Der Grund hierfür ist offensichtlich: Die zwischen den Elektrodenableitungspunkten auf der Hautoberfläche abfallende myoelektrische Spannung ist eine Superposition der myoelektrischen Spannungen aller gleichzeitig erregten Muskelfasern.

Der von jeder Muskelfaser generierte Spannungsanteil hängt in seiner Höhe und in seinem zeitlichen Verlauf von ihrer geometrischen Anordnung bezüglich der Elektrodenableitungspunkte ab. Eine räumliche Veränderung der Elektroden verändert somit den von ihnen erfassten myoelektrischen Spannungsanteil jeder einzelnen Muskelfaser und damit das gesamte Elektromyogramm.

Bei größeren Verschiebungen der Elektrodenableitungspunkte stellt sich ein weiterer Effekt ein: Die von einer Muskelfaser zwischen 2 Elektrodenableitungspunkten generierte myoelektrische Spannung fällt mit zunehmender Entfernung schnell ab. Nur die den Elektroden räumlich benachbarten Fasern liefern relevante Anteile zu einem Elektromyogramm. Ein Elektromyogramm kann somit stets nur die elektrische Aktivität eines Teilvolumens des Muskels repräsentieren. Ein einzelnes Elektromyogramm könnte deshalb nur dann für die Beschreibung der Aktivität des gesamten Muskels dienen, wenn zu jedem Zeitpunkt die aktivierten Muskelfasern über das gesamte Muskelvolumen und damit auch in jedem Muskelteilvolumen gleichmäßig verteilt wären. Dies ist jedoch nicht der Fall.

Bildet man jedoch bei zyklisch gleichartig wiederholten Bewegungen in der vorausgehend beschriebenen Weise an einem Ableitungsort eines Muskels den Ensemblemittelwert aus der lokalen elektromyographischen Aktivität, so erhält man bei Mittelung über genügend viele Bewegungszyklen eine stabile, weitgehend reproduzierbare Aktivitätskurve. Bei Veränderung der Elektrodenpositionierung ergeben sich zwar Unterschiede im Detail, in der grundsätzlichen Kurvenform bleibt der Verlauf aber ähnlich (s. Abb. 3.13). Bei der Wahl der Elektrodenplatzierung ist unter dieser Voraussetzung im Wesentlichen darauf zu achten, dass der Ableitungsort sicher innerhalb des dem Zielmuskel überlagerten Hautareals liegt, sodass ein myoelektrisches Übersprechen („cross talk") von benachbarten Muskeln weitgehend ausgeschlossen werden kann.

Die Elektrodenplatzierung auf dem entsprechenden Zielmuskel wird auch heute noch kontrovers diskutiert. Konsens herrscht darüber, die Elektrodenabstandslinie parallel zur Ausrichtung der Muskelfasern anzuordnen. Uneinigkeit herrscht jedoch nach wie vor darüber, wo auf dem Muskel die Elektroden platziert werden sollen.

Über einen langen Zeitraum war es üblich, die Elektroden in unmittelbarer Nachbarschaft oder auf dem Innervationspunkt (d. h. der oberflächlichen Projektion des anatomischen Zentrums der Innervationszone des Muskels) zu platzieren. Die Wahl gründet sich vermutlich darauf, dass es ein elektrisch und anatomisch recht gut definierbarer Punkt ist und die grundsätzliche Überlegung die war, dass dies die Stelle ist, an der eine äußerlich applizierte elektrische Reizung die maximale Erregung des Muskels produzieren kann und somit die größte Signalamplitude liefert. Dies erwies sich jedoch als falsch.

Gerbino, Gilmore und DeLuca stimulierten in einem Experiment den Tibialisnerven von Kaninchen supramaximal, wodurch ein Elektromyogramm gleichmäßiger Amplitude und Form im M. gastrocnemius hervorgerufen wurde. Die Oberflächenelektroden wurden an 4 verschiedenen Positionen im Faserverlauf des Muskels lokalisiert, gleichzeitig wurde für jede Ableitungsposition die Stellung des Knöchels in 0°, 45° und 90° fixiert. Die Auswertung der Ergebnisse zeigte, dass die schlechteste Reproduzierbarkeit bei der Ableitung jeweils in unmittelbarer Nähe der Innervationszone resultierte [7]. Basmajian hält deshalb die Lokalisierung der Elektroden auf halber Strecke zwischen Innervationszone und Sehne für die geeignete [7]. Auch DeLuca hält die Innervationszone für die ungünstigste Stelle zur Elektrodenlokalisation und verweist darauf, dass ein Muskel durchaus mehrere Innervationszonen haben kann. Er empfiehlt deshalb die Positionierung zwischen

---

Abb. 3.12 a, b. Vergleich der EMG- und Winkelkurven der linken Körperhälfte verschiedener Probanden aus 2 zeitlich aufeinanderfolgenden, unabhängigen Untersuchungen mit gleichen experimentellen Bedingungen. *Ordinate*: willkürliche, in allen Abbildungen gleiche Einheiten der EMG-Aktivität (gesamte Ordinatenhöhe entspricht 462 µV). *Abszisse*: Doppelschrittzyklus (0–100%). a Proband Nr. 16. b Proband Nr. 11

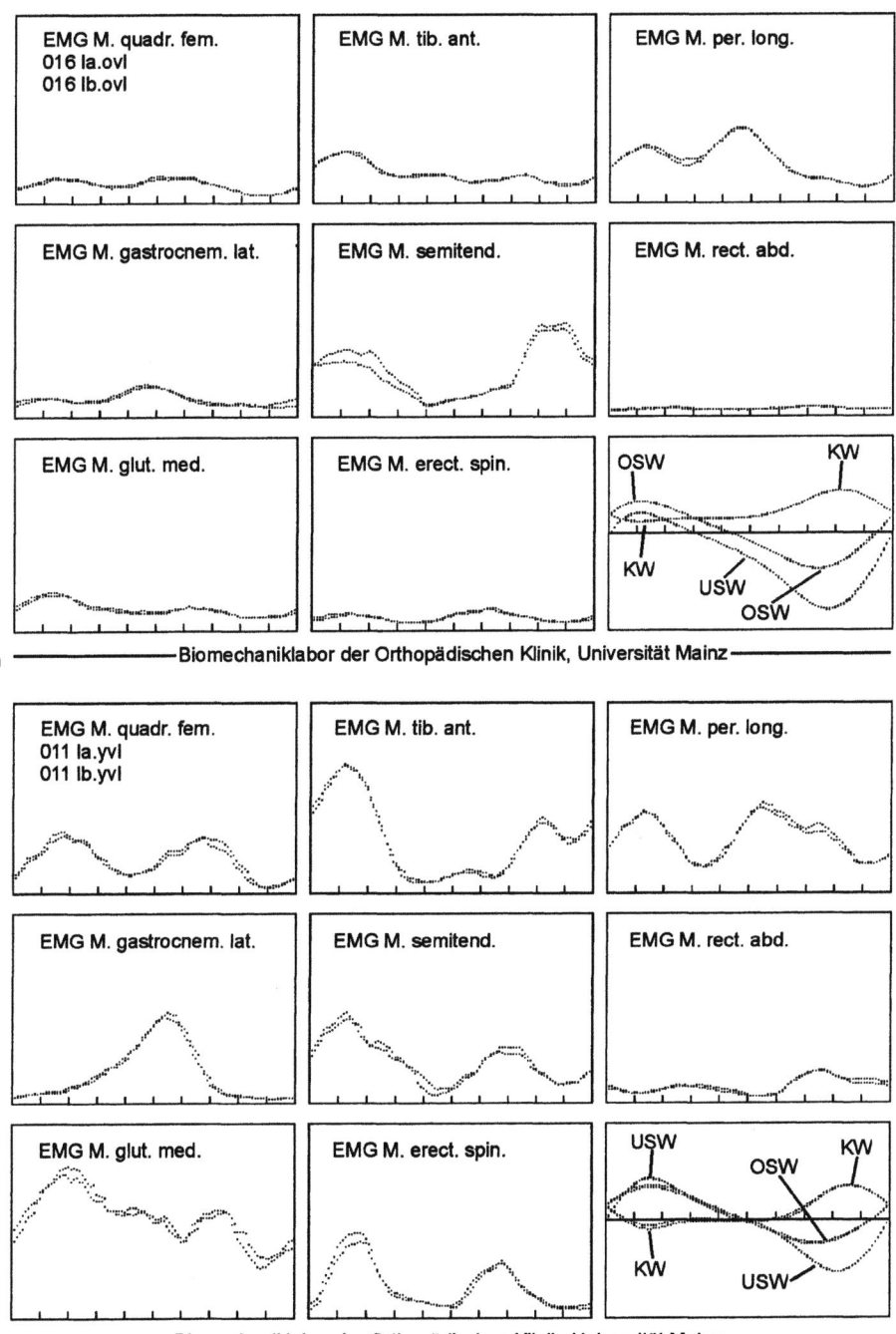

38 Messsystem und Messmethodik

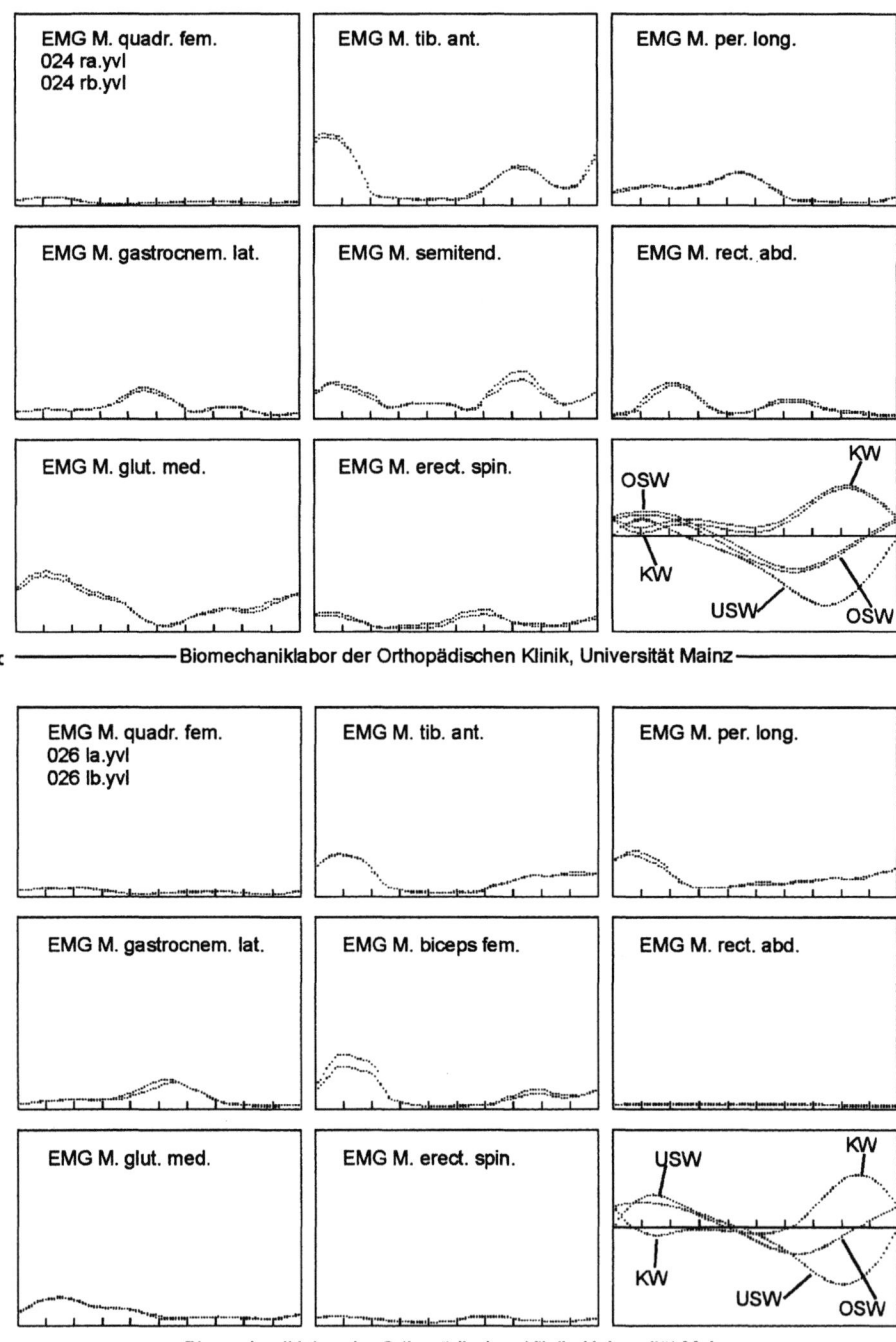

Innervationszone und Sehne, zwischen 2 Innervationszonen oder in der Mitte zwischen Ansatz und Ursprung [40].

Wir wählten aus praktischen Gründen (leichte Auffindbarkeit, größter Abstand zu benachbarten Muskeln, kein Übersprechen) bei den von uns untersuchten Muskeln jeweils die Muskelbauchmitte. Die EMG-Signale hatten dort Amplituden brauchbarer Höhe, die Ensemblemittelung von Elektromyogrammen nach unserer Methode lieferte regelmäßig reproduzierbare Ergebnisse.

In Abbildung 3.12 a-d ist dargestellt, in welchem Ausmaß sich bei unveränderter Platzierung der Elektroden ungefähr in der Mitte des Muskelbauches die EMG-Mittelwertskurven von 8 Muskeln der unteren Extremität mit diesem Verfahren (Ensemblemittelung über 25 Doppelschritte) reproduzieren lassen.

In einer Versuchsreihe mit 4 jungen, bewegungsgesunden Probanden wurden jeweils zeitlich nacheinander 2 Serien von je 5 Probeläufen mit jeweils insgesamt 25 Doppelschritten durchgeführt. Bei allen Probanden entstehen für die beiden Serien bei fast allen Muskeln nahezu deckungsgleiche Aktivitätskurven. Die etwas größeren Abweichungen beim M. semitendinosus und M. biceps femoris führen wir auf einen biomechanisch leicht unterschiedlichen Einsatz dieser beiden Muskeln bei der Ausführung der Doppelschritte in den beiden Probegangserien zurück.

Geringfügige Veränderungen der Elektrodenplatzierung bei ansonsten gleichen Versuchsbedingungen sind mit geringfügigen Veränderungen der EMG-Mittelwertskurven verbunden. Dies ist exemplarisch für die Ableitung des M. rectus femoris in Abb. 3.13 dargestellt.

Bei diesem Experiment führte ein junger, bewegungsgesunder Proband zeitlich nacheinander 3-mal eine Serie von jeweils 10 Probeläufen mit jeweils insgesamt 50 Doppelschritten durch. In der 1. Serie befanden sich die Elektroden an dem in unseren Untersuchungen verwendeten Standardableitungsort in der Mitte des Muskelbauches (Elektrodenabstand 22 mm, in Muskelfaserrichtung ausgerichtet, Testläufe 1-10). In der 2. bzw. 3. Serie (Testläufe 11-20 bzw. 21-30) wurden sie um jeweils 1 cm nach distal versetzt. Zur Kontrolle wurde der M. vastus lateralis mit in allen Probeläufen unveränderter Elektrodenpositionierung abgeleitet. Insgesamt zeigt sich, dass bei zunehmender Elektrodendislokation die grundsätzliche Charakteristik des Aktivitätsverlaufs (insbesondere Lage des Maximums und Minimums der Kurve) erhalten bleibt, sich aber deutliche Veränderungen der Amplitudenhöhe einstellen. Die Aktivitätskurve des M. vastus lateralis reproduziert sich dagegen erwartungsgemäß in jeder Versuchsserie weitgehend in allen Einzelheiten.

Auch die Form und Größe der Elektrodenflächen und deren Abstand nehmen grundsätzlich Einfluss auf die Signalparameter des Rohelektromyogramms. Dies bedeutet, dass bei gleicher zeitlicher Aktivierungscharakteristik der motorischen

---

Abb. 3.12 c, d. Vergleich der EMG- und Winkelkurven der linken Körperhälfte verschiedener Probanden aus 2 zeitlich aufeinanderfolgenden, unabhängigen Untersuchungen mit gleichen experimentellen Bedingungen. *Ordinate*: willkürliche, in allen Abbildungen gleiche Einheiten der EMG-Aktivität (gesamte Ordinatenhöhe entspricht 462 μV). *Abszisse*: Doppelschrittzyklus (0–100%). **c** Proband Nr. 24. **d** Proband Nr. 26

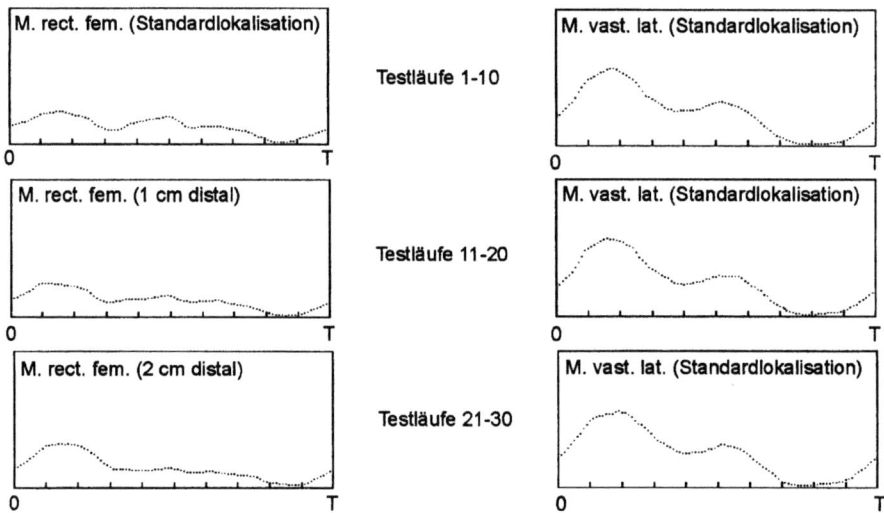

Abb. 3.13. EMG-Kurven des M. rectus femoris und M. vastus lateralis eines gesunden, jungen Probanden nach Versetzung der Elektroden um jeweils 1 cm nach distal (gesamte Ordinatenhöhe entspricht 462 µV)

Tabelle 1. Standardableitungsorte der untersuchten Muskulatur

Muskel	Elektrodenlokalisation
M. rectus femoris	Mitte der Strecke Spina iliaca anterior superior – Patellaoberrand
M. tibialis anterior	2 cm lateral der Tuberositas tibiae, oberes 1/3 der Strecke Patellaunterpol – Außenknöchelspitze
M. peronaeus longus	Oberes 1/3 der Strecke Caput fibulae – Außenknöchelspitze
M. gastrocnemius	Oberes 1/3 der Strecke lateraler Femurkondylus – Achillessehnenansatz
M. biceps femoris	Mitte der Strecke Hinterkante Crista iliaca – lateraler Femurkondylus
M. rectus abdominis	2 cm lateral der Mittellinie, 5 cm distal des Bauchnabels
M. glutaeus medius	Mitte der Strecke vorderes Beckenkammdrittel – Trochanter major
M. erector spinae	2 cm lateral des Dornfortsatzes LWK 4

Einheiten unterschiedliche Elektrodenflächen und/oder ein unterschiedlicher Elektrodenabstand entsprechende Veränderungen des simultan aufgezeichneten Elektromyogramms bewirken.

Insgesamt ist aus diesen Betrachtungen der Schluss zu ziehen, dass bei intra- und interindividuell vergleichenden elektromyographischen Untersuchungen unserer Art streng darauf zu achten ist, dass immer mit dem gleichen Elektrodentyp und dem gleichen Elektrodenabstand gearbeitet und die bei einem ersten Experiment bei einem Probanden gewählte Elektrodenpositionierung in Folgeexperimenten so präzise wie möglich reproduziert wird.

Die bei unseren Arbeiten verwendeten Elektroden haben eine kreisförmige aktive Oberfläche mit einem Durchmesser von 6 mm. Sie wurden stets im Abstand von 22 mm von Mittelpunkt zu Mittelpunkt gesetzt. Um im Rahmen unserer Untersuchungen bei Verlaufsbeobachtungen die Elektrodenlokalisationspunkte mit größtmöglicher Genauigkeit reproduzieren zu können, wurden die in Tabelle 1 aufgeführten, anatomisch leicht auffindbaren Elektrodenpositionen gewählt.

Betrachtungen zur Ensemblemittelung von ganganalytischen Elektromyogrammen

Die Oberflächenelektromyographie ist mit einer Reihe von methodischen Problemen verbunden, die bei ihrem Einsatz zur bewegungsanalytischen Muskelfunktionsdiagnostik für die jeweilige Aufgabenstellung gelöst werden müssen. Sowohl die Erfassung als auch die rechnerunterstützte Auswertung eines myoelektrischen Rohsignals beinhalten eine Vielfalt von methodischen Variationsmöglichkeiten. Die bei der Ableitung des Signals mit Oberflächenelektroden grundsätzlich zu beachtenden Gesichtspunkte sind bereits in Kap. 3 angesprochen worden. In diesem Kapitel soll die grundsätzliche Methodik der rechnerunterstützten Analyse der aufgezeichneten Rohelektromyogramme dargestellt werden.

4.1
Ensemblemittelung der Elektromygramme von zyklisch wiederholten Bewegungen

Die biomechanisch wirksame Aktion einer Muskelaktivierung ist die resultierende Zugkraft seiner Sehne. Das Oberflächenelektromyogramm ist zwar eine kausale Begleiterscheinung der Sehnenzugkraft, steht aber mit ihr nicht in einem streng proportionalen oder auch nur eindeutig quantitativen Zusammenhang. Der Hauptgrund hierfür ist die Tatsache, dass zum einen die gleiche Sehnenzugkraft mit einer unendlichen Vielzahl von unterschiedlichen Aktivierungsmustern der Gesamtheit der motorischen Einheiten des Muskels hergestellt werden kann, zum anderen, dass eine elektromyographische Ableitung nur die elektrischen Phänomene eines Teilvolumens des Muskels erfasst. Gleichartige zeitliche Kraftverläufe in der Sehne können deshalb grundsätzlich mit sehr unterschiedlichen Rohelektromyogrammen verbunden sein. Dies limitiert deren Interpretation, da es schwierig ist, Amplitude und Kurvenverlauf zu interpretieren und unmöglich, die Variabilität von Schritt zu Schritt zu quantifizieren [23, 102].

Bei zyklisch wiederholten Bewegungen, die durch einen gleichartigen zeitlichen Kraftverlauf der beteiligten Muskeln hervorgerufen werden, erhält man jedoch bei in geeigneter Weise durchgeführter Ensemblemittelung der aufgezeichneten Rohelektromyogramme charakteristische und reproduzierbare Mittelwerte verschiedener Signalparameter [17, 19]. Aufgrund zahlreicher Voruntersuchungen mit dem Bewegungsanalysesystem unseres Labors erscheint für die bewegungsanalytische Muskelfunktionsdiagnostik ausgewählter Patienten in erster Linie der zeitliche Amplitudenverlauf des doppelweggleichgerichteten Rohelektromyogramms als ein solcher Signalparameter geeignet. Die grundsätzliche Vorgehensweise ist in Abb. 4.1 dargestellt.

Die Funktion $f_r(t)$ beschreibt den zeitlichen Verlauf des gemessenen Rohelektromyogramms eines Muskels in einer Sequenz von N zyklisch wiederholten, gleichartigen Bewegungsabläufen (in unserem Fall Doppelschritte) der Periodendauer T. Die Zeitachse wird in die einzelnen Bewegungszyklen unterteilt. Beginn und Ende eines Doppelschrittes werden aus dem simultan aufgezeichneten Verlauf der Unterschenkelwinkelkurve entnommen. Dieser Zeitpunkt ist bei unseren Untersuchungen gleichbleibend als das Durchschwingen des Unterschenkels durch die Vertikalposition in Fortbewegungsrichtung definiert. Aus dem Signalverlauf $f_r(t)$ entsteht durch Doppelweggleichrichtung das Signal $f_g(t)$. Der nächste Schritt beinhaltet eine Glättung durch eine Mittelung des Signals $f_g(t)$ über ein laufendes Zeitintervall mit einer Breite von 100 ms. Dieser Prozess entspricht einer digitalen Tiefpassfilterung des Signals $f_g(t)$ und ergibt das im Kurvenverlauf geglättete Signal $f_f(t)$.

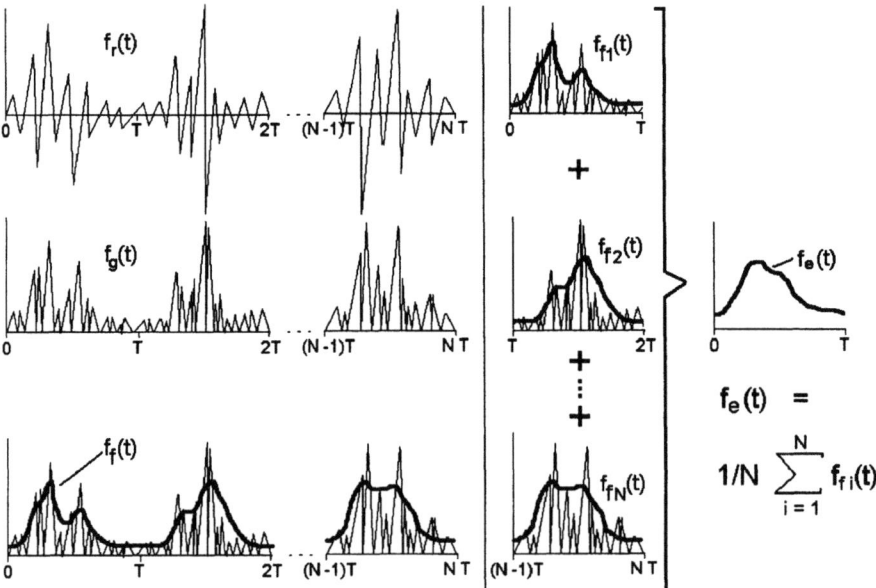

Abb. 4.1. Schematische Darstellung des Verfahrens zur Gewinnung von Mittelungskurven aus dem Rohelektromyogramm einer N-mal zyklisch wiederholten Körperbewegung

Aus dem Signal $f_f(t)$ kann nun ein Ensemble von N Signalen $f_{f1}(t), f_{f2}(t), \ldots, f_{fN}(t)$ entnommen werden. In der Praxis variiert die zeitliche Länge dieser Signale wegen der nicht vollständigen Gleichheit der einzelnen Doppelschritte geringfügig. An dieser Stelle erfolgt deshalb eine rechnerische Komprimierung aller Signale $f_{fi}(t)$ auf die Länge T des kürzesten Doppelschrittes des Ensembles. Jetzt kann durch eine lineare Ensemblemittelung der Funktionen $f_{fi}(t)$ die Funktion $f_e(t)$ berechnet werden, die vom Rechner als Feld von 100 über den zeitlich normierten Doppelschrittverlauf gleichabständig verteilten Funktionswerten $f_g(t_1)$, $f_g(t_2)$, ..., $f_g(t_{100})$ ($0 < t_i \leq T$) für die weiteren Auswertungen abgespeichert wird. Diese Funktion ist nach unseren empirischen Befunden bei Mittelung über eine ausreichend große Zahl N von Bewegungszyklen reproduzierbar und charakteristisch für den zeitlichen Verlauf der myoelektrischen Aktivität des Muskels im betrachteten Bewegungszyklus.

Zur Bildung von elektromyographischen Ensemblemittelwerten aus einer ausreichend großen Anzahl N von Doppelschritten muss in einem Untersuchungsablauf eine Reihe von biomechanisch gleichartigen Probegängen durchgeführt werden. Im Gegensatz zum bewegungsgesunden Probanden stößt man hierbei beim gehbehinderten Patienten schnell auf praktische Grenzen. In unserer Untersuchungspraxis konnten Patienten mit ausgeprägten Cox- oder Gonarthrosen höchstens 5 Probegänge mit jeweils 5 verwertbaren Doppelschritten zugemutet werden, d. h. es standen 25 Doppelschrittzyklen für die Bildung von elektromyographischen Ensemblemittelwerten zur Verfügung. Wie aus Abb. 3.12 (Abschnitt 3.4) zu ersehen, ergeben sich aber bei dieser Schrittzahl bereits weitgehend reproduzierbare Aktivitätskurven.

Eine Reihe von Normalisationsverfahren existieren, wobei wesentliche Anforderung sein muss, dass ein Zusammenhang mit der Biomechanik der Bewegung oder der Muskelkraft besteht. Soweit beim interindividuellen und beim Gruppenvergleich von elektromyographischen Aktivitäten nur das zeitliche Verlaufsmuster interessiert, können die Aktivitätskurven vor dem Vergleich bzw. vor der Mittelung rechnerisch auf eine einheitliche Maximalhöhe normiert werden. Hierbei geht jedoch jede Information über interindividuelle Unterschiede in der Höhe der Muskelrekrutierung verloren. Auch intraindividuelle Differenzen in der Aktivierungshöhe von korrespondierenden Muskeln der linken und der rechten Körperseite, wie sie bei unseren Untersuchungen häufig beobachtet wurden, werden auf diese Weise nicht dargestellt. Darüber hinaus würde durch die generelle Anwendung eines solchen Verfahrens eine sehr kleine, biomechanisch zu vernachlässigende Muskelkraftentwicklung während des Schrittzyklus mit entsprechend geringer elektromyographischer Aktivität gleich gewichtet werden, wie eine hohe, funktionell bedeutsame.

Ein in diesem Zusammenhang ebenfalls diskutierter Weg ist die intraindividuelle Normierung der in der Bewegung gemessenen Aktivität mit der im gleichen Individuum im gleichen Muskel gemessenen Aktivität bei willkürlicher maximaler isometrischer Kontraktion. Obwohl mit diesem Verfahren grundsätzlich Zusatzinformationen gewonnen werden können, ist seine praktische Durchführung mit einer Reihe von neuen Problemen verbunden.

An der maximalen willkürlichen Kraftentwicklung zur Beugung oder Streckung eines Körpergelenkes sind immer mehrere Muskeln gleichzeitig beteiligt und es ist unsicher, ob jeder einzelne dieser Muskeln bei einer bestimmten Kontraktionsübung tatsächlich immer eine maximale Kraftentwicklung aufweist. Weiterhin kann die bei einer maximalen isometrischen Kraft gemessene elektromyographische Aktivität nicht ohne Weiteres gleich gesetzt werden mit der bei einer maximalen konzentrischen oder exzentrischen Kraftentwicklung. Darüber hinaus kann der sog. myoelektrische Wirkungsgrad, d. h. das Verhältnis von Muskelkraft zu mittlerer EMG-Amplitude, auch bei sonst gleichen Bedingungen (gleiche Dicke der Haut und der subkutanen Fettschicht) interindividuell stark verschieden sein. Schließlich werden Patienten bei belastungsabhängigen Gelenkschmerzen bei einer Eichmessung sehr unterschiedliche maximale isometrische Kontraktionskräfte herbeiführen.

4.2
Reproduzierbarkeit elektromyographischer Aktivitäten bei Ermüdung

In zahlreichen Untersuchungen wurden im Verlauf länger anhaltender isometrischer Muskelkontraktion mit konstanter Kraft deutliche Veränderungen in der Amplituden- und Frequenzcharakteristik des gleichzeitig abgeleiteten Elektromyogramms beobachtet. Dabei findet insbesondere ein deutlicher Anstieg der Amplitude und eine Verschiebung der EMG-Spektralanteile zu niedrigeren Frequenzen statt [7]. Deshalb war für unsere Untersuchungen von Interesse, ob sich auch bei der Durchführung einer größeren Anzahl von Probegängen in unmittelbarer zeitlicher Abfolge die nach unserer Methode gewonnenen elektromyographischen Aktivitätskurven verändern.

Zu diesem Zweck führte ein gesunder junger Proband zeitlich unmittelbar hintereinander Probegänge mit einer Länge von insgesamt 6 km durch. Hierbei wurden die Mm. biceps femoris, rectus abdominis, glutaeus medius und erector spinae der linken und rechten Körperseite elektromyographisch abgeleitet.

In Abb. 4.2 sind die Ergebnisse gegenübergestellt, die aus der Mittelung von jeweils 25 Doppelschritten zu Beginn und am Ende dieses 6-km-Laufs gewonnen wurden. Nach diesem Befund sind selbst nach ca. 3000 Doppelschritten die mit unserer Methode gewonnenen elektromyographischen Aktivitätskurven weitgehend reproduzierbar.

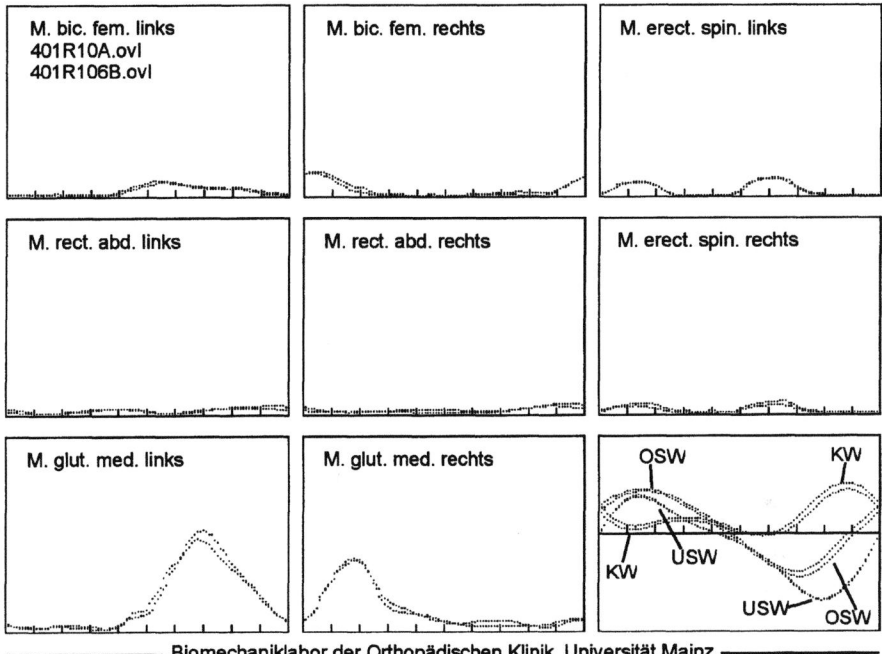

Abb. 4.2. Elektromyographische Aktivitätskurven verschiedener Muskeln eines jungen, gesunden Probanden zu Beginn und am Ende eines ununterbrochenen Probelaufs von ca. 6 km Länge. *Abszisse*: Doppelschrittverlauf des linken Beines (0–100%), *Ordinate*: EMG-Aktivität in willkürlichen, in allen Abbildungen gleichen Einheiten (gesamte Ordinatenhöhe entspricht 462 µV)

FAZIT Wir schließen daraus, dass bei zyklischen Bewegungsabläufen selbst bei sehr vielen Wiederholungen der Bewegung die elektromyographische Aktivität eines Muskels sich nicht oder nur sehr wenig ändert. Während der Probeläufe mit vergleichsweise wenigen Schritten, die ein Proband oder Patient in unseren Untersuchungen durchführt, sind deshalb keine durch Ermüdung bedingten Verfälschungen der Messergebnisse zu erwarten. Dieser Befund kann als Hinweis darauf gewertet werden, dass ein Mensch einen ökonomischen Laufstil wählt, der eine Ermüdung der Muskulatur so lange wie möglich verzögert. Des Weiteren scheint bei einer zyklischen Bewegung die regelmäßig wiederkehrende Inaktivitätsphase elektromyographische Ermüdungserscheinungen zu verhindern, wie man sie bei kontinuierlicher isometrischer Muskelaktivierung beobachtet.

4.3
Zur biomechanischen Interpretation der Ensemblemittel von Elektromyogrammen zyklisch wiederholter Bewegungen

Obwohl die elektrische Aktivität eines Skelettmuskels in engem Zusammenhang mit seiner Kraftentwicklung steht, ist es in den meisten Fällen schwer, einen quantitativen Zusammenhang zwischen der in die Sehne eingeleiteten Kraft und Signalparametern des dabei abgeleiteten Elektromyogramms herzustellen. Dies ist sowohl durch die physiologischen Mechanismen der elektromechanischen Kopplung als auch durch die Elektrodynamik der Entstehung eines elektromyographischen Oberflächenpotentials begründet.

Die Kraft, die ein Muskel aufbringt, kann einerseits gesteigert werden durch Rekrutierung von mehr motorischen Einheiten und andererseits durch eine erhöhte Rekrutierungsfrequenz der gleichen motorischen Einheiten. Je mehr und je öfter motorische Einheiten rekrutiert werden, desto dichter und höher werden die Spikes des EMG, d. h. die Amplitude steigt im zeitlichen Mittel an. Verschiedene Autoren haben in diesem Zusammenhang von Experimenten zur intraindividuellen Eichung des isometrischen oder isokinetischen Elektromyogramms einzelner Muskeln in einfachen, biomechanisch genau definierbaren Situationen berichtet. Nach Basmajian und De Luca besteht hierbei für kleine Muskeln, beispielsweise an der Hand, ein linearer, für größere Muskeln hingegen ein nicht-linearer Zusammenhang [7].

Die Amplitude eines EMG-Signals ist darüber hinaus jedoch, wie bereits an anderer Stelle diskutiert, auch abhängig von der Elektrodenlokalisation über dem Muskel, dem Abstand der Elektroden zueinander und von individuellen Gegebenheiten wie der Dicke des subkutanen Fettgewebes und anderen Parametern. Darüber hinaus ist die vom Muskel bei einer bestimmten elektrischen Erregung erzeugte Kraft auch abhängig vom bereits erreichten Kontraktionszustand seiner Fasern. Nur in Ausnahmefällen, wie etwa bei der isometrischen Kontraktion eines in seiner biomechanischen Wirkung gut differenzierbaren Muskels (z. B. M. soleus bei der Plantarflexion des Fußes), gelingt somit die Herstellung einer reproduzierbaren intraindividuellen Relation zwischen Muskelkraft und der über ein ausreichend langes Zeitintervall gemittelten Amplitude des gleichgerichteten Oberflächenelektromyogramms [26]. Dies ist dadurch erklärbar, dass sich in einem solchen Fall die Muskelfasern in einem gleichbleibenden Zustand der Vordehnung befinden, d. h. die physiologische Kraft-Vordehnungs-Beziehung konstant bleibt. Weiterhin ändert sich auch die Geometrie des Muskels und seiner Umgebung nicht, d. h. die elektrodynamischen Bedingungen für die Entstehung einer Stromverteilung im Gewebe und damit auch für die Entstehung der myoelektrischen Oberflächenpotentiale bleiben ebenfalls konstant.

Bei der Muskelkraftentwicklung im Verlauf einer Gliedmaßenbewegung ändern sich hingegen diese Bedingungen ständig. In den verschiedenen Bewegungsphasen ist der Muskel verschieden stark vorgedehnt, sodass eine von einem Aktionspotential ausgelöste Muskelfaserzuckung unterschiedlich viel Kraft in die Sehne einleitet. In den verschiedenen Kontraktionszuständen ist außerdem die Geometrie des

Muskels und seiner Umgebung verändert (ein kontrahierter Muskel ist kürzer und dicker), d. h. es herrschen unterschiedliche elektrodynamische Verhältnisse für die Entstehung der myoelektrischen Stromverteilung und damit der elektromyographischen Oberflächenpotentiale. Aus diesen Gründen kann der Verlauf der elektromyographischen Aktivitätskurve einer zyklischen Bewegung nur die Tendenz des zeitlichen Verlaufs der Muskelkraftentwicklung angeben, jedoch niemals streng muskelkraftproportional sein. Dies wird auch durch die Tatsache illustriert, dass an verschiedenen Orten des gleichen Muskels platzierte Elektroden im grundsätzlichen Verlauf zwar sehr ähnliche, aber nicht deckungsgleiche elektromyographische Aktivitätskurven ergeben (vgl. Abschnitt 3.4, Abb. 3.13).

Erhöht sich in einer bestimmten Bewegungsphase einer zyklischen Bewegung die Muskelkraft, so erhöht sich dort auch die elektromyographische Aktivität. Dies wird durch das im Folgenden beschriebene Experiment illustriert.

Ein junger gesunder Proband führte auf einem isokinetischen Fahrradergometer Übungen mit verschiedenen Tretleistungen (100, 150, 200, 250 Watt) mit einer Tretfrequenz von 60 Umdrehungen/min durch. Der isokinetische Betriebsmodus bedeutet, dass das Pedaldrehmoment und damit die aufgewendete Muskelkraft mit der Tretleistung proportional ansteigt.

In Abbildung 4.3 sind die aus 120 Tretzyklen gewonnenen elektromyographischen Aktivitätskurven der Mm. soleus, tibialis anterior, vastus lateralis und vastus medialis dargestellt. Diese Muskeln tragen mit ihrer Kraft unmittelbar zur Erzeugung des Pedaldrehmoments bei (bei diesem Experiment auch der M. tibialis anterior, da durch die Fixierung des Fußes am Pedal vom Probanden mit entspre-

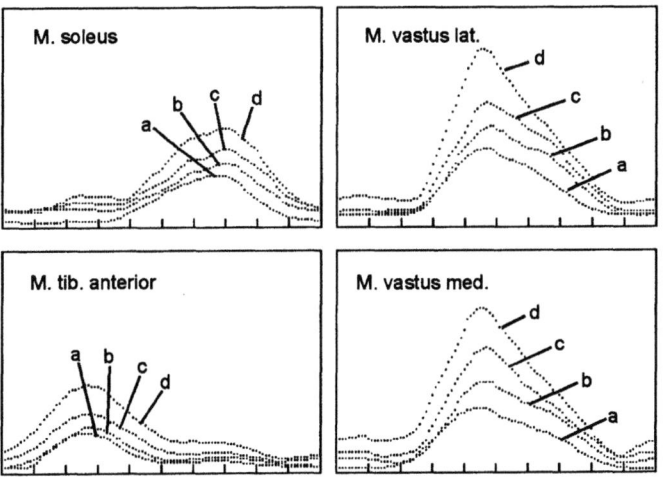

Abb. 4.3. Elektromyographische Aktivitätskurven verschiedener Muskeln eines jungen, gesunden Probanden bei Übungen mit verschiedener Tretleistung auf einem isokinetisch betriebenen Fahrradergometer. *Abszisse*: Pedalzyklus, *Ordinate*: EMG-Aktivität in willkürlichen, in allen Abbildungen gleichen Einheiten

chender Phasenversetzung bewusst auch Zugkraft ausgeübt wurde). Bei allen Muskeln zeigt sich in den biomechanisch bedeutsamen Kraftentwicklungsphasen ein monotoner Anstieg der elektromyographischen Aktivität mit der Tretleistung und damit mit der Muskelkraft.

> **FAZIT** Aus diesen Ergebnissen kann gefolgert werden, dass beim intraindividuellen Vergleich von elektromyographischen Aktivitätskurven gleichartiger Bewegungsabläufe Aktivitätsunterschiede in einer bestimmten Bewegungsphase auf gleichsinnige (aber nicht notwendigerweise proportionale) Muskelkraftunterschiede in dieser Bewegungsphase hinweisen.

4.4
Elektromyogramme zyklisch wiederholter Bewegungen bei konzentrischer und exzentrischer Muskelkontraktion

In der Literatur finden sich Hinweise auf eine starke Abhängigkeit der elektromyographischen Aktivität eines Muskels von seiner Kontraktionsrichtung. So wurde beim M. biceps beim langsamen Anheben eines Gewichts (quasi-isometrische konzentrische Muskelkontraktion) ein Mehrfaches der mittleren elektromyographischen Amplitudenhöhe beobachtet als beim langsamen Absenken des gleichen Gewichtes (quasi-isometrische exzentrische Muskelkontraktion; [54, 102, 119]). Für die biomechanische Interpretation der elektromyographischen Aktivitätskurven von zyklischen Bewegungen, bei denen Muskeln Phasen sowohl konzentrischer als auch exzentrischer Kontraktion durchlaufen, wäre ein solcher Befund von erheblicher Bedeutung. Um in diesem Zusammenhang einen grundsätzlichen Eindruck zu erhalten, führten wir die im Folgenden beschriebenen Experimente durch.

Zwei junge gesunde Probanden hoben und senkten bei vertikal hängendem Oberarm ein in der Hand gehaltenes Gewicht von 75 N durch zyklisch wiederholte Flexions-/Extensionsbewegungen des Unterarms mit einer Winkelamplitude von ca. ±20° bezüglich der 90°-Flexionsstellung. Die Elektromyogramme des Caput longum und des Caput breve des M. biceps brachii sowie die Winkelbewegung des Unterarms wurden mit unserem Messsystem aufgezeichnet.

Um eine grundsätzliche Vergleichbarkeit mit der Geschwindigkeit der Gehbewegung herzustellen, erfolgten die Unterarmbewegungen mit einer Wiederholfrequenz von 1 Hz. Die elektromyographischen Aktivitätskurven wurden durch Ensemblemittelung über 125 gleichartige Flexions-/Extensionsbewegungen gewonnen.

Beim Vergleich der elektromyographischen Aktivitäten ergaben sich bei jeweils gleicher Winkelstellung des Unterarms (und damit der gleichen, durch das Gewicht des Unterarms und der gehaltenen Last bewirkten Zugkraft der Bizepssehne) im exzentrischen Teil der Bizepskontraktion deutlich (maximal ca. 30%) kleinere Werte gegenüber der zugehörigen konzentrischen Kontraktionsphase.

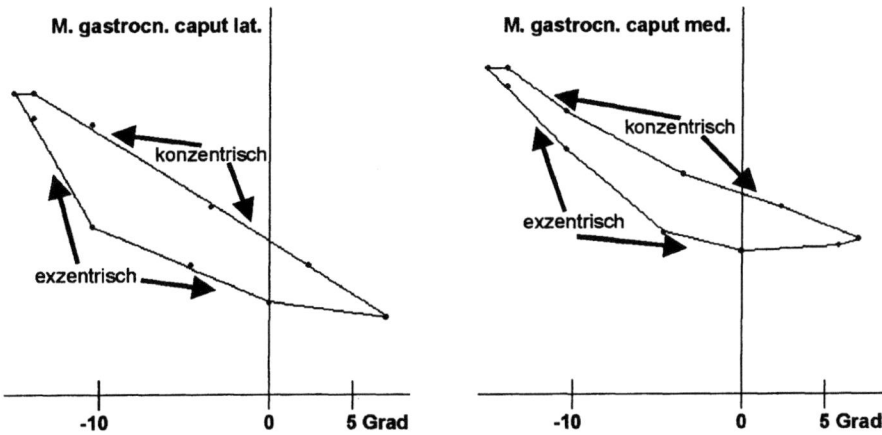

Abb. 4.4. Charakteristik des elektromyographischen Aktivitätsverlaufs des medialen und lateralen Gastroknemiuskopfes eines jungen gesunden Probanden in der konzentrischen und exzentrischen Kontraktionsphase einer zyklisch mit 1 Hz wiederholten Plantarflexions-/Dorsalextensionsbewegung. Negative Winkelwerte: Plantarflexion, positive Winkelwerte: Dorsalextension

Ein gleichartiger Befund ergab sich bei der elektromyographischen Untersuchung der Köpfe des M. gastrocnemius links an einem jungen gesunden Probanden. Mit dem Vorfuß auf einer Treppenstufe stehend, hob und senkte er durch zyklisch wiederholte Plantarflexions-/Dorsalextensionsbewegungen sein Körpergewicht im 1-Hz-Rhythmus. Auch hier war die elektromyographische Aktivität im exzentrischen Teil der Gastroknemiuskontraktion deutlich (maximal ca. 40%) kleiner als in der zugehörigen konzentrischen Kontraktionsphase. Exemplarisch sind die Aktivitätsverläufe des medialen und lateralen Gastroknemiuskopfes in Abb. 4.4 dargestellt.

FAZIT Aus den Ergebnissen dieser Experimente folgern wir, dass durchaus Amplitudendifferenzen eines Muskels in Abhängigkeit von seiner Kontraktionsrichtung bestehen. Die in der Literatur beschriebenen extrem großen elektromyographischen Aktivitätsdifferenzen zwischen konzentrischer und exzentrischer Kontraktion um ein Mehrfaches konnten mit unserer Untersuchungsmethodik jedoch nicht bestätigt werden. Dennoch muss bei der funktionellen Interpretation der Muskelaktivität die jeweilige Kontraktionsrichtung berücksichtigt werden.

Die Muskelfunktion im Gang gesunder Probanden verschiedener Altersklassen

Die menschliche Gehbewegung war in der Vergangenheit der Gegenstand einer Vielzahl von theoretischen und experimentellen Untersuchungen. Von seiner grundsätzlichen physikalischen Charakteristik ist der Gang die Bewegung eines mechanischen Systems, des menschlichen Körpers, aufgrund einer koordiniert wirkenden Vielfalt von körperinneren und auf den Körper von außen einwirkenden Kräften. Eine vollständige, geschlossene Beschreibung dieses Phänomens in allen seinen physikalischen und biologischen Aspekten ist wegen der Komplexität des menschlichen Bewegungsapparates praktisch nicht möglich. Je nach Ausgangspunkt der jeweiligen Fragestellung können deshalb jeweils nur einzelne, ausgewählte Aspekte des Ganges untersucht und dargestellt werden.

Schon die Definition eines normalen Gangbildes als Grundlage für die Beurteilung von krankhaften Abweichungen ist schwierig. Aufgrund der großen Anzahl an Freiheitsgraden der Gesamtheit der Gelenke der unteren Extremitäten und der Vielzahl der einzeln rekrutierbaren Muskelkräfte gibt es eine unendliche Vielfalt von grundsätzlich möglichen Gangmustern. Jeder Mensch entwickelt ein individuelles Normalgangbild, das er jedoch willkürlich in einem weiten Bereich variieren kann oder instinktiv an veränderte innere oder äußere Gehbedingungen anpasst.

Nach einer Reihe von exemplarischen, mit dem Bewegungsanalysesystem unseres Labors erhobenen Befunden scheint die im Alltag häufigste Art der Gehbewegung, nämlich die Vorwärtsbewegung auf ebener Gehstrecke, beim bewegungsgesunden Menschen trotz erheblicher interindividueller Variationen und bei einzelnen Individuen zum Teil deutlicher Differenzen zwischen der linken und der rechten Körperhälfte intraindividuell gut definiert zu sein. Systematische Untersuchungen hierzu, insbesondere in Hinblick auf die das Gangbild bestimmenden Muskelaktivitäten, sind bislang noch nicht bekannt geworden. Dies war der Ausgangspunkt für die im Folgenden dargestellten experimentellen Arbeiten. Ein wesentliches Ziel war dabei die Ermittlung der Variationsbreite des muskulären Aktivierungsmusters bei bewegungsgesunden Probanden und von Unterschieden zwischen verschiedenen Altersklassen.

Für unsere Untersuchungen standen 35 Probanden im Altersbereich von 18–28 Jahren, 21 Probanden im Altersbereich von 45–55 Jahren und 21 Probanden von 65–75 Jahren zur Verfügung. Die Merkmale dieser Probanden sind in Tabel-

Tabelle 5.1. Alters-, Größen- und Gewichtsverteilung der Probanden

	Altersgruppe I 18–28 Jahre	Altersgruppe II 45–55 Jahre	Altersgruppe III 65–75 Jahre
Durchschnittsalter [Jahre]	24,3	51,3	68,1
Körpergröße [cm]	153–194 (Ø175,9)	156–190 (Ø 170,5)	160–180 (Ø 172,2)
Körpergewicht [kg]	46–96 (Ø 69,3)	50–96 (Ø 72,7)	52–92 (Ø 73,3)
Anzahl n	35	21	21

Ø = Mittelwert

le 5.1 zusammengestellt. Vor der Messung erfolgte eine körperliche Untersuchung anhand eines standardisierten Untersuchungsbogens (Anhang A).

In die Untersuchung wurden nur Probanden aufgenommen, bei denen keine Erkrankungen vorlagen, die das Gehen über die normalen altersbedingten Veränderungen hinaus beeinträchtigten. Ausschlusskriterien waren insbesondere Totalendoprothesen der großen Gelenke, frühere Frakturen der langen Röhrenknochen, neurologische Erkrankungen, skoliotische Veränderungen, Bandscheibenvorfälle, spinale Stenosen, Morbus Bechterew, Arthrodesen oder Instabilitäten der Knie- und Sprunggelenke.

Die Untersuchungen wurden nach dem in Abschnitt 3.1 beschriebenen Muster durchgeführt. Abgeleitet wurden die EMG-Signale des M. rectus femoris, M. tibialis anterior, M. peronaeus longus, M. gastrocnemius (Caput laterale), M. rectus abdominis, M. glutaeus medius und M. erector spinae. Bei 15 Probanden der Altersgruppe I erfolgte zusätzlich die Ableitung des M. semitendinosus, bei den anderen 20 Probanden dieser Gruppe die des M. biceps femoris.

Die mit diesen Probanden in den verschiedenen Experimenten gewonnenen goniometrischen und elektromyographischen Daten wurden nach der Aufzeichnung zunächst graphisch dargestellt und auf Vollständigkeit und Artefaktfreiheit geprüft. Unvollständige oder offensichtlich artefaktbehaftete Datensätze wurden für die weitere Auswertung ausgeschlossen.

5.1
Ensemblemittelung der EMG-Signale und Winkelkurven der linken Körperhälfte der jungen gesunden Probanden

Um eine Datenbasis für die Charakterisierung des Gangbildes eines bewegungsgesunden Menschen zu erhalten, wurden in einer ersten Versuchsserie 35 Probanden im Alter von 18–28 Jahren mit unserem Bewegungsanalysesystem untersucht. Jeder Proband führte dabei 5 Probegänge mit jeweils 5 Doppelschritten auf der ebenen Gehstrecke aus. Die Probanden wurden dabei aufgefordert, den ihnen natürlich erscheinenden Gang zu wählen. Die elektromyographischen und goniometrischen Messdaten der insgesamt 25 Doppelschrittzyklen wurden in der in Kapitel 3 beschriebenen Weise zur Herstellung charakteristischer, intraindividuell reproduzierbarer Muskelaktivitäts- und Winkelverlaufskurven gemittelt. Die so gewonnenen probandenspezifischen Ergebnisse sind geeignet, einen Eindruck von den Gemeinsamkeiten und der interindividuellen Variationsbreite der goniometrischen und myoelektrischen Charakteristika des gesunden Ganges zu vermitteln.

Als Ausgangspunkt dieser Betrachtung soll ein aus einer linearen Ensemblemittelung über 31 der untersuchten 35 Probanden gewonnenes Gangbild dienen. Die Datensätze der anderen Probanden wurden in diese Mittelung nicht aufgenommen, da in einzelnen elektromyographischen Ableitungen Artefakte zu erkennen waren. Anhand der Gruppenmittelwertskurven soll zunächst das natürliche Gangbild in seinem funktionellen Ablauf beschrieben werden. Wir formulieren in diesem Zusammenhang als Arbeitshypothese, dass diese Kurven eine natürliche Norm darstellen, die das Gangbild des jungen, bewegungsgesunden Menschen beschreiben. Von dieser Norm kann das einzelne Individuum aus verschiedenen Gründen in bestimmten Grenzen abweichen.

Diese Betrachtungsweise wird durch unseren Befund erhärtet, dass bereits bei einer Mittelung über 2 verschiedene Teilgruppen von jeweils 15 Probanden sich für alle untersuchten Muskeln trotz der interindividuellen Variationen Gruppenmittelwertskurven ergeben, die in ihrer grundsätzlichen Charakteristik weitgehend übereinstimmen.

5.1.1
Einteilung der Gangphasen anhand der Winkelkurven

Die Aufteilung einer Gangsequenz in Doppelschrittzyklen sowie die Unterteilung des Doppelschrittzyklus selbst kann grundsätzlich, in Abhängigkeit von den messtechnisch erfassten Parametern, nach verschiedenen Gesichtspunkten erfolgen. Wir führten für unsere Betrachtungen eine Unterteilung mit bestimmten Kennwerten der gemessenen Winkelbewegungskurve des Unterschenkels durch. Hierfür wurden als markante Zeitpunkte die Nulldurchgänge, Minima und Maxima der Kurve gewählt. Als Beginn (t=0) und Ende (t=T) des Doppelschrittzyklus der zeitlichen Länge T wurde der Zeitpunkt des Durchschwingens des Unterschenkels durch die Vertikalposition nach vorne definiert. In unserer Definition des Unterschenkelwinkelverlaufs ist dies der Nulldurchgang der Kurve von negativen (Unterschenkel hinter der Raumsenkrechten) zu positiven (Unterschenkel vor der Raumsenkrechten) Winkelwerten. Abbildung 5.1 zeigt deskriptiv die approximative Zuordnung der Stand- und Schwungphasenaufteilung zu der Winkelbewegung des Unterschenkels.

Wie bereits in Abschnitt 3.1.4 ausgeführt, kann die ungefähre Lage der Standphasenabschnitte im Doppelschrittzyklus aus dem Verlauf der gemessenen Unterschenkelwinkelkurve abgeschätzt werden. Danach liegt der Beginn der Standphase

56 Die Muskelfunktion im Gang gesunder Probanden verschiedener Altersklassen

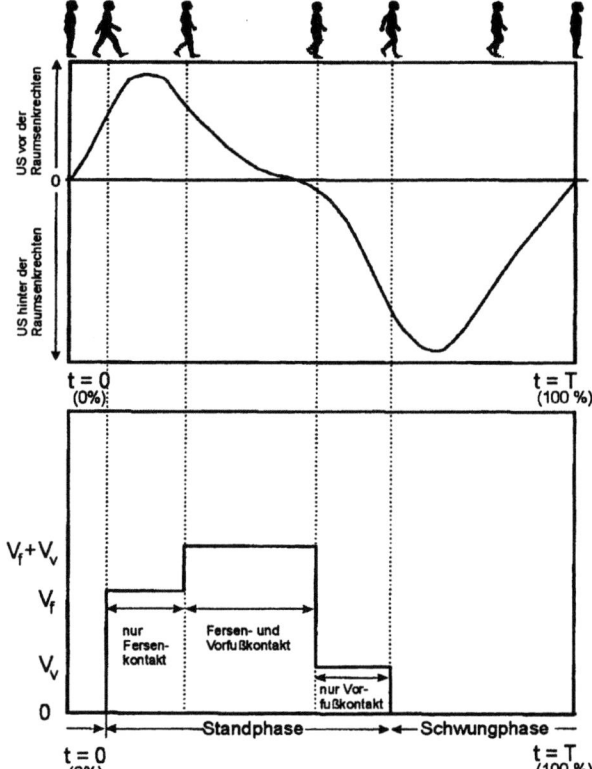

Abb. 5.1. Unterteilung eines Doppelschrittes nach dem Winkelverlauf des Unterschenkels (oben) und nach dem Verlauf von Schwung- und Standphase (unten; vgl. Abb. 3.7)

in der Nähe des Unterschenkelwinkelmaximums, das Ende in der Nähe des Unterschenkelwinkelminimums (vgl. Abb. 5.1). Die Einbeinstandphase, in der das Standbein kurzzeitig allein das gesamte Körpergewicht trägt, beginnt nach dem Unterschenkelwinkelmaximum und endet nach dem Nulldurchgang der Unterschenkelwinkelkurve. Eine qualitative Interpretation von stand- bzw. schwungphasenspezifischen Muskelaktivierungseffekten wird mit dieser approximativen Korrelation mit einer für die meisten praktischen Belange ausreichenden Genauigkeit ermöglicht.

An dieser Stelle soll zunächst der Ablauf des normalen ebenen Ganges anhand der bei einem gesunden Probanden gemessenen Winkelkurven beschrieben werden. In Abb. 5.2 ist die mit dem Polgon-Winkelmesssystem aufgezeichnete sagittale Bewegung des Oberschenkelwinkels (OSW) während eines Doppelschrittes dargestellt. Der Bewegungsumfang des Hüftgelenkes in der Sagittalebene umfasst nur einen ca. 40° großen Bogen, mit 10° Extension und ca. 30° Flexion.

Kurz nach dem Unterschenkelwinkelmaximum weist auch der Oberschenkelwinkel sein Maximum auf. In diesem Zeitbereich beginnt die Standphase mit dem

Abb. 5.2. Verlauf der Winkelkurven der linken Körperseite eines jungen, gesunden Probanden. *OSW*: Oberschenkelwinkel, *USW*: Unterschenkelwinkel, *KW*: Kniewinkel

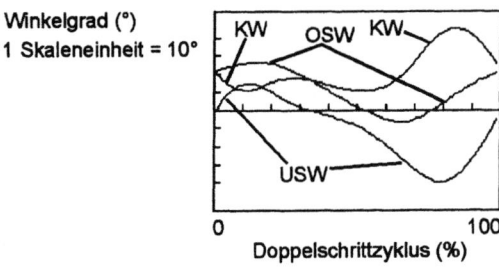

Fersenaufsetzen. Das Knie ist durch weitgehende Streckung stabilisiert. Das Bein hat die zu diesem Zeitpunkt für das Voranschreiten optimale Position.

Nach dem Fersenaufsetzen wird das Hüftgelenk zunehmend extendiert und erreicht in der mittleren Standphase die Neutralposition. Während sich der Körper vorwärts bewegt, erfährt das Hüftgelenk eine Überstreckung bis 10°, zu diesem Zeitpunkt erfolgt bereits der Gewichtstransfer auf das kontralaterale Bein. Am Ende der Standphase weist der Oberschenkel immer noch wenige Grade Extension auf, kurz vor dem Zehenabheben beginnt jedoch wieder die in der Schwungphase kontinuierlich fortschreitende Hüftbeugung, um das Bein für das erneute Aufsetzen zu positionieren.

Die in Abb. 5.2 mit USW bezeichnete Kurve zeigt die sagittale Bewegung des Unterschenkels während des Doppelschrittes. Weiterhin ist die aus den gemessenen Ober- und Unterschenkelwinkelverläufen berechnete Kniewinkelkurve (KW) dargestellt. Der Unterschenkel weist mit ca. 55° Winkelamplitude ein größeres Bewegungsausmaß auf als der Oberschenkel. Der Bodenkontakt durch die Ferse ist gekennzeichnet durch relativ große vertikale Bodenreaktionskräfte, da der Körperschwerpunkt eine Fallbewegung aus ca. 1 cm Höhe durchführt.

Zur Abdämpfung dieser plötzlichen Last dient eine Knieflexion von einigen 10 ms Dauer, die in der Kniewinkelkurve ersichtlich ist. Beim Vorwärtsrollen des Körpers über das Kniegelenk erfährt dieses zunächst eine erneute Extension, die bereits vor Abheben des Vorfußes wieder in eine Flexion übergeht, um während der Schwungphase den Fuß für den Vorwärtsschwung anzuheben. In der mittleren Schwungphase erfolgt erneut die zunehmende Streckung, um das Bein für das Aufsetzen zu positionieren.

Bei unserer Messmethodik wird der kinematische Ablauf der Gangsequenz durch den Verlauf der gemessenen Winkelkurven beschrieben. Wir werden deshalb in dieser Arbeit die wie folgt definierte Unterteilung des Doppelschrittes in die einzelnen Bewegungsphasen des Unterschenkels verwenden (Abb. 5.3):

- Rückdrehphase (2 und 3: Drehung des Unterschenkels (US) in der Sagittalebene nach hinten), bestehend aus
  - vorderer Rückdrehphase (2: Bewegungsbereich vom vorderen Umkehrpunkt bis zur Vertikalposition),
  - hinterer Rückdrehphase (3: Bewegungsbereich von der Vertikalposition bis zum hinteren Umkehrpunkt).

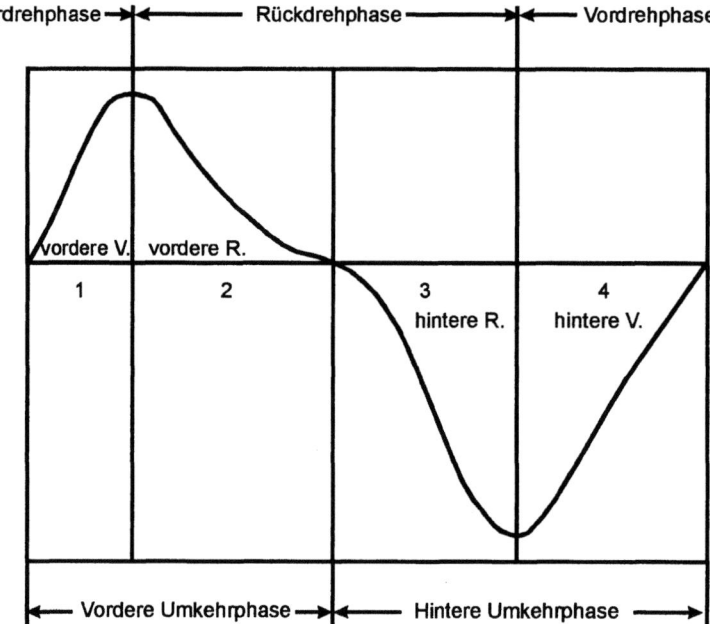

Abb. 5.3. Funktionelle Unterteilung des Doppelschrittes in die einzelnen Bewegungsphasen des Unterschenkels. *Abszisse*: Doppelschrittzyklus 0–100%

- Vordrehphase (1 und 4: Drehung des US in der Sagittalebene nach vorne), bestehend aus
  - vorderer Vordrehphase (1: Bewegungsbereich von der Vertikalposition bis zum vorderen Umkehrpunkt)
  - hinterer Vordrehphase (4: Bewegungsbereich vom hinteren Umkehrpunkt zur Vertikalposition).
- Vordere Umkehrphase (1 und 2: Winkelbewegungsbereich des US vor der Vertikalposition, setzt sich zusammen aus vorderer Vordrehphase und vorderer Rückdrehphase).
- Hintere Umkehrphase (3 und 4: Winkelbewegungsbereich des US hinter der Vertikalposition, setzt sich zusammen aus hinterer Rückdrehphase und hinterer Vordrehphase).

Die Standphase beginnt dabei kurz nach Beginn der vorderen Rückdrehphase und endet kurz vor dem Ende der hinteren Rückdrehphase. Die Mittstandphase liegt in einem Bereich beiderseits des Überganges von der vorderen zur hinteren Rückdrehphase.

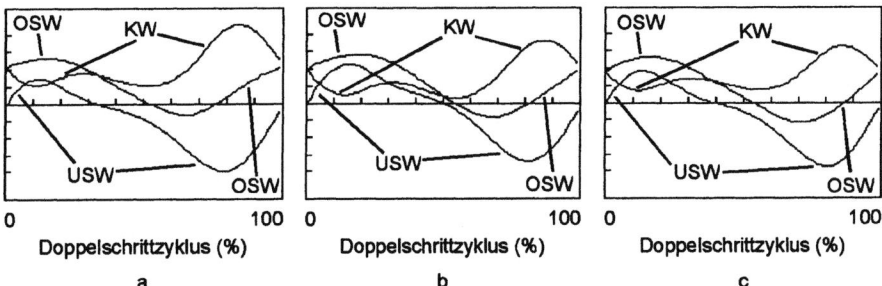

Abb. 5.4 a-c. Vergleich der Winkelkurven dreier junger, gesunder Probanden der linken Körperseite. Ein Teilstrich der Ordinate entspricht 10°. *OSW*: Oberschenkelwinkel, *USW*: Unterschenkelwinkel, *KW*: Kniewinkel

5.1.2
Vergleich der Winkelkurven dreier junger gesunder Probanden

Wie bereits oben ausgeführt, finden sich z. T. deutliche Unterschiede der Winkelkurven und EMG-Signale bei verschiedenen Probanden. Exemplarisch seien hier die Winkelkurven der linken Körperhälfte dreier junger gesunder Probanden im Vergleich dargestellt, um vor der allgemeinen funktionellen Interpretation einen Eindruck über die mögliche Variationsbreite einzelner Probanden zu geben.

Der Unterschenkelwinkel hat bei Proband 1 sein Maximum bei 12%, den Nulldurchgang bei 34% und sein Minimum bei 78%, der Oberschenkelwinkel bei 16%, 52% bzw. 66%. Die Rückdrehphase beträgt 66% des Doppelschrittzyklus (Abb. 5.4a). Bei Proband 2 liegt das Unterschenkelwinkelmaximum bei 16%, der Nulldurchgang bei 50% und das Minimum bei 82% (Abb. 5.4b), beim Oberschenkelwinkel liegen die entsprechenden Kurvenpunkte bei 20%, 52% (hier in Übereinstimmung mit Proband 1) und bei 70%. Die Rückdrehphase des Unterschenkelwinkels beträgt dennoch wieder 66% des Doppelschrittzyklus, jedoch mit relativer Verlängerung der vorderen Rückdrehphase.

Proband 3 zeigt die entsprechenden Kennpunkte des Unterschenkelwinkels bei 12%, 38% und 82%, die des Oberschenkelwinkels bei 16%, 52% und 72%. Die gesamte Rückdrehphase beträgt folglich 70% des Doppelschrittzyklus (Abb. 5.4c). Sowohl gegenüber Proband 1 als auch gegenüber Proband 2 finden wir hier erneut Veränderungen in der Unterteilung des Schrittzyklus.

5.1.3
Muskelfunktion im Gang

In der folgenden Darstellung soll der Versuch gemacht werden, die biomechanische Funktion der untersuchten Muskeln beim normalen Gehen auf ebener Strecke anhand der durch Mittelung über die Gruppe der jungen gesunden Probanden erhaltenen elektromyographischen Aktivitätsverläufe zu interpretieren. Ein solcher Ansatz wird wegen der Komplexität der Biomechanik des menschlichen Bewegungsapparates immer unvollständig bleiben. So können viele Details einer komplex strukturierten EMG-Aktivitätscharakteristik in ihrer funktionellen Bedeutung letztlich nicht sicher gedeutet werden. Andererseits stimmen die wesentlichen Charakteristika einer mit unserer Methodik bestimmten EMG-Aktivitätskurve gut mit der in einer bestimmten Doppelschrittphase erwarteten biomechanischen Muskelaktivität überein. Manche elektromyographischen Befunde können dabei auf Muskelfunktionen hinweisen, die in einer einfachen anschaulichen Analyse der Biomechanik des Ganges zunächst nicht erwartet worden wären.

5.1.3.1
M. rectus femoris

Dieser 2-gelenkige Anteil des M. quadriceps femoris hat seinen Ursprung an der Spina iliaca anterior superior (Caput rectum) sowie am kranialen Rand des Acetabulum (Caput acetabuli) und inseriert gemeinsam mit den anderen Teilen des M. quadriceps sehnig am proximalen sowie an den seitlichen Rändern der Patella und mit dem Ligamentum patellae an der Tuberositas tibiae. Bei der Kontraktion streckt er den Unterschenkel im Kniegelenk. Er kann aufgrund seines Querschnittanteils jedoch nur ungefähr 1/5 der Gesamtkraft des M. quadriceps femoris erzeugen.

Abhängig vom Ausmaß der Kniegelenksbeugung ist er ein kräftiger Beuger im Hüftgelenk, wobei seine Effektivität mit zunehmender Kniegelenksbeugung steigt, weil er dadurch eine Vordehnung erfährt. Bei der Beugung im Hüftgelenk während der vorderen Umkehrphase verkürzt sich die Strecke zwischen Spina iliaca anterior superior und Patellaoberrand, die Muskellänge wird relativ dazu größer und seine Effektivität als Kniestrecker nimmt ab, weil sich seine Verkürzungsmöglichkeit erschöpft. Es bedarf dann der Mithilfe der anderen Quadricepsköpfe, um gegen eine Kniebeugung durch Schwerkraft und Antagonisten zu wirken. Im Gegensatz hierzu wird der Muskel bei maximaler Hüftstreckung stark vorgedehnt, sodass er sich für die Kniestreckung stärker verkürzen kann. Zu den ischiocruralen Muskeln besteht ein antagonistisches Verhältnis. Durch das Herbeiführen einer Kniebeugung können diese aber eine nachfolgende Hüftbeugung durch die Vordehnung des M. rectus femoris unterstützen.

In dem in Abbildung 5.5 dargestellten Schrittzyklus zeigt der Muskel einen 2-gipfligen Verlauf mit Maxima bei 20% und 70% des Doppelschrittes, also zu Beginn und am Ende der Rückdrehphase, von annähernd gleicher Höhe. Noch während der vorderen Vordrehphase steigt die Amplitude an und erreicht das erste Maximum bei Beginn der Rückdrehphase, d. h. im Zeitbereich des Fersenaufsetzens. Dies zeigt die aktive Beteiligung des Muskels an der Hüftbeugung und Kniestreckung während der Bewegung des Beines vor die Körperlängsachse. Beim Fersenaufsetzen benötigt der Muskel höchste Aktivität, da er in einem ungünstigeren Vordehnungszustand das Kniegelenk gegen ein Einknicken durch die Lastaufnahme stabilisieren muss. Die während der vorderen Vordrehphase beobachtete

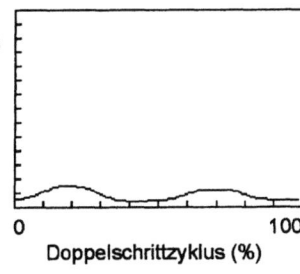

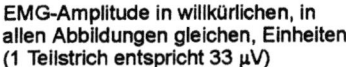

0   100
Doppelschrittzyklus (%)

Abb. 5.5. Aktivitätsverlauf des M. rectus femoris im Doppelschrittzyklus. *Abszisse*: Doppelschrittzyklus (0–100%), *Ordinate*: willkürliche, in allen Abbildungen gleiche Einheiten der EMG-Aktivität (1 Teilstrich entspricht 33 µV)

Aktivität der ischiocruralen Muskulatur kann als aktives Bremsen der Unterschenkelbewegung vor einem Anschlagen in der Kniestreckstellung gedeutet werden.

In der mittleren Rückdrehphase sinkt seine Aktivität erheblich, da er bei nahezu gestrecktem Kniegelenk in der Einbeinstandphase zur Kniestabilisierung nur wenig Kraft entwickeln muss. Am Ende des Gewichtstransfers auf das andere Bein, d. h. beim Abheben des Vorfußes in der hinteren Vordrehphase, liegt der zweite Aktivitätsgipfel. Hier kontrolliert der Muskel antagonistisch die Oberschenkelbewegung nach hinten. Zusätzlich muss das Kniegelenk, durch die vom M. gastrocnemius bewirkte Plantarflexion des Fußes wieder zu einer leichten Beugung gezwungen, durch Quadrizepskraft in Streckstellung gehalten werden.

Zu Beginn der hinteren Vordrehphase ist er an der initialen Hüftbeugung zur Oberschenkelbewegung nach vorne aktiv beteiligt. Im weiteren Verlauf der hinteren Vordrehphase zeigt der M. rectus femoris geringere Aktivität, obwohl hier der Oberschenkel durch Hüftbeugung weiter nach vorne geführt wird. Zwei wesentliche Interpretationsmöglichkeiten sind hier möglich. Entweder wird, für das Muskuloskelettalsystem ökonomisch, diese Bewegung im Wesentlichen durch die Schwerkraft bzw. den initialen Schwung des Beines hervorgerufen oder aber (bzw. zusätzlich) durch den in der Bewegung elektromyographisch praktisch nicht ableitbaren M. iliopsoas aktiv vermittelt. Die Stabilisierung des Oberschenkels in der Frontalebene während der Vordrehphase wird durch die Aktivierung des M. glutaeus medius bewirkt.

5.1.3.2
M. tibialis anterior

Der M. tibialis anterior entspringt von der Facies lateralis tibiae, der Membrana interossea und der Fascia cruris und setzt an der plantaren Fläche des Os cuneiforme mediale und des Os metatarsale I an. Durch seine Lage vor der Transversalachse ist er ein Dorsalextensor des Fußes. Außerdem supiniert und, in geringerem Umfang, adduziert er den Fuß durch seinen Verlauf medial der Henke-Achse. Funktionell ist er unmittelbarer Gegenspieler des M. peronaeus longus. Die Mus-

EMG-Amplitude in willkürlichen, in allen Abbildungen gleichen, Einheiten (1 Teilstrich entspricht 33 µV)

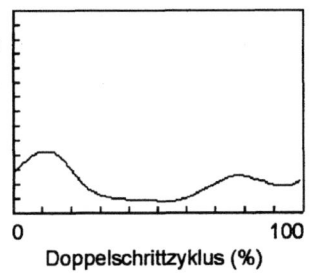

Abb. 5.6. Aktivitätsverlauf des M. tibialis anterior im Doppelschrittzyklus

kelwirkung ist eine direkte, d. h. eine Mithilfe anderer Muskeln ist nicht erforderlich.

Alle Supinatoren zusammen bringen eine deutlich höhere Kraft auf als die Pronatoren, daher nimmt der unbelastete, frei bewegliche Fuß spontan eine Supinationsstellung ein. Da der unter Last stehende Fuß eine Pronationstendenz aufweist, kann dies als Kompensation per se verstanden werden.

Im Doppelschritt zeigt der Muskel eine 2-gipflige Kurve, mit einem ersten Maximum bei 12%, also am Ende der vorderen Vordrehphase kurz vor dem Aufsetzen (Abb. 5.6). Hier stellt er den Fuß zusammen mit anderen Unterschenkelmuskeln in die hierfür optimale Position ein, d. h. in Dorsalextension, um nach dem Fersenaufsetzen den Vorfuß gedämpft abzusenken und damit ein abruptes Aufsetzen des Vorfußes mit Erschütterung der unteren Körpergelenke (auch als „hammering on the joints" bezeichnet) zu verhindern, bzw. um eventuelle Unebenheiten des Bodens aufzufangen. In der mittleren Rückdrehphase sinkt seine Aktivität, bleibt jedoch auf niedrigem Niveau bestehen, sodass hier, im Zusammenspiel mit dem M. gastrocnemius, die Annahme einer stabilisierenden Funktion des oberen Sprunggelenkes im Sinne einer „Zeltverspannung" zum dosierten Abrollen des Fußes nahe liegt [102, 127]. Als dorsalextendierender Muskel übt er, bei fixiertem Fuß, eine Zugwirkung auf den Unterschenkel nach vorne und bei genügender Stabilisation von Knie- und Hüftgelenk auch auf den ganzen Körper aus, wodurch der Körperschwerpunkt nach vorne verlagert wird.

Seinen zweiten Aktivitätsgipfel hat der M. tibialis anterior am Ende der Rückdrehphase, noch während des Gewichtstransfers, um rechtzeitig die Fußspitze für den Vorwärtsschwung anzuheben. Dieser Effekt bleibt durchgehend während der Vordrehphase erhalten, um beim Vorwärtsschwung des Beines eine Bodenberührung zu vermeiden.

5.1.3.3
M. peronaeus longus

Der M. peronaeus longus entspringt von der Kapsel der Articulatio tibiofibularis, vom Caput fibulae und der proximalen Fibula und setzt an der Tuberositas ossis metatarsale V und dem Os cuneiforme laterale an. Gemeinsam mit dem M. peronaeus brevis hebt er den lateralen Fußrand, wenn der Fuß keinen Bodenkontakt

Abb. 5.7. Aktivitätsverlauf des M. peronaeus longus im Doppelschrittzyklus

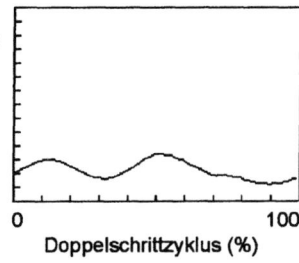

EMG-Amplitude in willkürlichen, in allen Abbildungen gleichen, Einheiten (1 Teilstrich entspricht 33 µV)

Doppelschrittzyklus (%)

hat. Er unterstützt ferner die Plantarflexion des Fußes, da er hinter der Transversalachse liegt. Zudem abduziert er den Fuß.

Die Plantarflexion erfolgt sowohl direkt als auch indirekt. Direkt senkt er den Kopf des 5. Metatarsale, die indirekte Plantarflexion bewirkt er durch Zug des Metatarsale nach lateral, was die medialen und lateralen Metatarsalia verklammert. So hilft er, die Wirkung des M. triceps surae, der direkt nur auf die lateralen Metatarsalia wirkt, auf alle auszudehnen. Mit dem Trizeps surae wirkt er synergistisch-antagonistisch, nur beide zusammen üben die isolierte Plantarflexion aus, sie sind jedoch Antagonisten für Pro- und Supination.

Der in Abbildung 5.7 dargestellte Aktivitätsverlauf zeigt einen 2-gipfligen Verlauf, mit einem ersten Maximum bei 15%, also nahe dem Zeitpunkt des Fersenaufsetzens. Er antagonisiert hier den M. tibialis anterior, um den Fuß in der Horizontalen zu stabilisieren. Das zweite, höhere Maximum zeigt der Muskel bei 50%, also im mittleren Bereich der Rückdrehphase, zum Zeitpunkt der völligen Lastaufnahme durch das Standbein. Er stabilisiert hierbei das obere Sprunggelenk in der Einbeinstandphase, um dem Standbein beim Vorwärtsrollen des Körpergewichtes über den Fuß sicheren Halt zu gewährleisten. Gleichzeitig verspannt er hierzu das Fußgewölbe. Nachfolgend sinkt die Aktivität kontinuierlich ab bis zum Ende der Rückdrehphase, bleibt aber auf deutlichem Niveau bestehen. Dies spricht für eine Stabilisierung des Fußes beim Abheben und somit für eine unterstützende Aktivität für den M. gastrocnemius in der Abdruckphase. In der Vordrehphase steigt die Aktivität erneut kontinuierlich an, hier wird der Fuß wiederum antagonistisch zum M. tibialis anterior stabilisiert.

5.1.3.4
M. gastrocnemius (Caput laterale)

Der laterale Kopf des M. gastrocnemius entspringt am lateralen Kondylus des Femurs, vereinigt sich mit der Sehne des medialen Kopfes und des M. soleus und setzt am Tuber calcanei an. Bei Ganguntersuchungen zeigt er in seiner wesentlichen Charakteristik den gleichen zeitlichen Aktivitätsverlauf wie der mediale Kopf. Aufgrund der Lage hinter der Transversalachse plantarflektiert er den Fuß im oberen Sprunggelenk mit den anderen Köpfen des M. triceps surae und supiniert den Fuß im unteren Sprunggelenk (Lage medial der Henke-Achse). Durch seine fast axiale Lage bzgl. des unteren Sprunggelenkes ist er in der Hauptsache Plantarflektor. Seine Bedeutung für die Kniegelenksbeugung ist gering.

Da der Muskel 2-gelenkig ist, hängt seine Wirksamkeit als Beuger im oberen Sprunggelenk jedoch wesentlich von der Stellung des Kniegelenkes ab. Bei gestrecktem Knie verlängert sich die Strecke zwischen den Femurkondylen und dem Tuber calcanei, der Muskel wird passiv vorgedehnt und dadurch besonders effektiv. Bei extremer Kniebeugung kann die damit bewirkte relative Muskelverkürzung größer werden als durch eine Kontraktion maximal erreichbar. Seine biomechanische Wirksamkeit wird dann sehr gering. In der Abdruckphase aus der Plantarflexion, bei starker Dorsalextension von oberem Sprunggelenk und gestrecktem Knie, entwickelt er seine größte Kraft. Bei stärkerer Kontraktion kommen zur Plantarflexion Adduktions- und Supinationsmomente hinzu, da der M. triceps surae über die Articulatio subtalaris auf das obere Sprunggelenk wirkt. Zunächst kommt es im talokruralen Gelenk zu einer Plantarflexion von 30°, dann wird der Kalkaneus um die Henke-Achse gekippt, wodurch eine Supination und Adduktion resultieren [81].

In dem in Abbildung 5.8 dargestellten Schrittzyklus imponiert die Aktivitätskurve des Caput laterale des M. gastrocnemius als flache Kurve, die sich bei 15% nur mäßig, bei 51% deutlich über das sonst vorherrschende Aktivitätsniveau erhebt. Das erste Maximum entspricht dem in der Winkelkurve ersichtlichen Unterschenkelwinkelmaximum, liegt also nahe dem Fersenaufsetzen, und ist zeitgleich mit dem Maximum des M. peronaeus. Beide steuern synergistisch die Stabilisation des Fußes vor seinem Aufsetzen und plötzlicher Lastaufnahme.

Das zweite und größere Maximum liegt in der Mitte der Rückdrehphase, kurz nach dem Nulldurchgang (Vertikalposition) des Unterschenkelwinkels, und erneut zeitgleich mit dem Maximum des M. peronaeus. Hier beginnt die Phase des raschen Transfers des Körpergewichtes auf das kontralaterale Bein, wobei die maximale Aktion des Gastroknemius das Anheben der Ferse unterstützt. Die Aktivität sinkt jedoch sehr schnell wieder ab. Da der Muskel sich hier jedoch in einem Bereich günstiger Vordehnung befindet, kann er, trotz kleinerer Amplitudenhöhe, dennoch gleich große Kraft entwickeln. So hebt er den Körper an und stabilisiert gleichzeitig Fuß und Tibia beim Vorwärtsrollen des Körpers und Verlagerung des Körpergewichtes auf das kontralaterale Bein. Er verhindert so eine Dorsalextension im oberen Sprunggelenks (Vorfallen des Unterschenkels) durch das Körpergewicht.

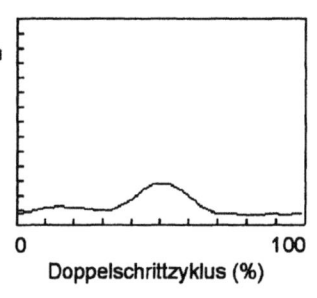

EMG-Amplitude in willkürlichen, in allen Abbildungen gleichen, Einheiten (1 Teilstrich entspricht 33 µV)

Abb. 5.8. Aktivitätsverlauf des M. gastrocnemius im Doppelschrittzyklus

Die niedrige, aber konstante Aktion des Muskels beim Abheben des Fußes genügt, um die Vorwärtsbewegung des entlasteten Beines zu unterstützen.

5.1.3.5
M. semitendinosus

Der Muskel entspringt am Tuber ischiadicum und setzt langsehnig am medialen Rand der Tuberositas tibiae im Pes anserinus an. Als 2-gelenkiger Muskel hat er eine Streckwirkung im Hüftgelenk und Beugewirkung im Kniegelenk, wobei seine Effizienz im Kniegelenk von der Stellung der Hüfte abhängt. Je mehr das Hüftgelenk gebeugt ist, desto mehr wird der Muskel passiv gedehnt und seine Beugewirkung im Knie erhöht. Eine Hüftbeugung >90° macht es aufgrund der passiven Spannung der Beugemuskeln schwierig, das Knie gestreckt zu halten. Andererseits wird bei gestrecktem Knie ihre Extensionswirkung im Hüftgelenk erhöht. Zusätzlich besteht gemeinsam mit den übrigen ischiocruralen Muskeln eine rotatorische Komponente, wobei die medial inserierenden Muskeln Innenrotatoren sind, bzw. gegen die Außenrotation im gebeugten Kniegelenk wirken und somit den Kapselbandapparat schützen.

Die in Abbildung 5.9 dargestellte Aktivitätskurve des M. semitendinosus zeigt einen 2-gipfligen Verlauf, mit einem ersten Maximum bei 9%, also kurz vor Ende der vorderen Vordrehphase, und einem zweiten Maximum bei 72% am Ende der Rückdrehphase.

Das Aktivitätsmaximum kurz vor dem Aufsetzen des Fußes, d. h. vor Erreichen des maximalen Hüftbeugewinkels und der größten Kniestreckung in dieser Phase, zeigt eine kompensatorische Aktivität des Muskels zur Stabilisierung des Knie- und Hüftgelenkes an, um ein bei der plötzlichen Lastaufnahme wirksam werdendes Vorwärtsmoment des Rumpfes zu bremsen. Diese Extensorenstabilisierung des Rumpfes trägt bei zur Beinstabilität, indem sie das Femur an das Becken bindet. Das Sistieren der Aktivität in der mittleren Rückdrehphase erklärt sich durch den Wechsel der kritischen Stelle der dynamischen Stabilisation zum oberen Sprunggelenk beim Vorwärtsrollen des Beines über den Fuß. Die Hüfte reduziert kontinuierlich ihre Flexion, dies geschieht passiv ohne erforderliche große Muskelaktion. Der zweite Aktivitätsgipfel während des Abdrückens zeigt die Funktion des Muskels als Kniebeuger, die er während der Vordrehphase beibehält.

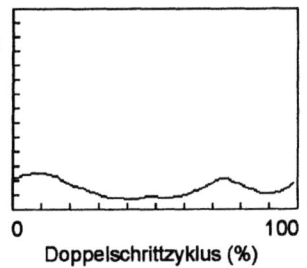

Abb. 5.9. Aktivitätsverlauf des M. semitendinosus im Doppelschrittzyklus

EMG-Amplitude in willkürlichen, in allen Abbildungen gleichen, Einheiten (1 Teilstrich entspricht 33 µV)

0   100
Doppelschrittzyklus (%)

EMG-Amplitude in willkürlichen, in allen Abbildungen gleichen, Einheiten (1 Teilstrich entspricht 33 µV)

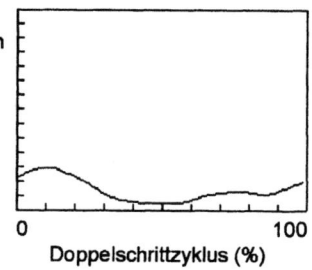

Abb. 5.10. Aktivitätsverlauf des M. biceps femoris im Doppelschrittzyklus

Doppelschrittzyklus (%)

5.1.3.6
M. biceps femoris (Caput longum)

Das Caput longum des M. biceps femoris entspringt am Tuber ischiadicum und setzt mit dem Caput breve am Caput fibulae an. Ähnlich dem M. semitendinosus streckt er als 2-gelenkiger Muskel in der Hüfte und beugt im Kniegelenk. Die Kniestreckung macht die Streckwirkung in der Hüfte effektiver. Durch seinen lateralen Ansatz ist er zudem Außenrotator am Kniegelenk. Der Aktivitätsverlauf im Schrittzyklus, in Abb. 5.10 dargestellt, zeigt einen fast identischen Verlauf zum M. semitendinosus, mit einer nur gering erniedrigten Amplitude des ersten und einer gering erhöhten Amplitude des zweiten Maximums.

Das erste Maximum findet sich zu Beginn der Rückdrehphase bei gestrecktem Knie und gebeugter Hüfte. Gemeinsam mit dem M. rectus femoris hält er das Kniegelenk antagonistisch in Position. Durch die extensorische Wirkung auf die Hüfte stabilisiert er den Rumpf durch Zug am Becken und bremst die Vorwärtsbewegung des Oberschenkels. Sein Aktivitätsniveau sinkt zu Beginn der Rückdrehphase ab und steigt erst wieder in der Mitte dieser Phase an. Hier wird das Kniegelenk gebeugt, die Muskelaktivität steigt mit dem Kniewinkel an und erreicht ein zweites Maximum zum Zeitpunkt des Abhebens der Ferse. Hier hat der Muskel seine Funktion als Kniebeuger, die auch während der Vordrehphase persistiert. Sobald das Schwungbein vor das Standbein kommt, beginnt er, die Vorwärtsbewegung des Oberschenkels zu bremsen.

5.1.3.7
M. rectus abdominis

Der M. rectus abdominis entspringt vom 5.–7. Rippenknorpel, dem Processus xiphoideus sowie an den Ligamenta zwischen diesem und den Rippen und zieht bis zur Crista pubica. Gemeinsam mit den anderen Bauchmuskeln führt er die Bauchpresse aus. Zudem zieht er den Thorax gegen das Becken, beugt also den Rumpf nach vorn. Er befindet sich ventral der Wirbelsäulenachse und kann somit die gesamte Wirbelsäule nach vorne bringen.

Das im Schrittzyklus auftretende Aktivitätsmuster, in Abb. 5.11 dargestellt, ist flach und 2-gipflig. Ein erstes Maximum liegt bei 20%, also beim Fersenaufsetzen,

Abb. 5.11. Aktivitätsverlauf des M. rectus abdominis im Doppelschrittzyklus

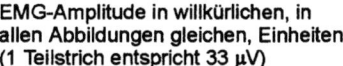
EMG-Amplitude in willkürlichen, in allen Abbildungen gleichen, Einheiten (1 Teilstrich entspricht 33 μV)

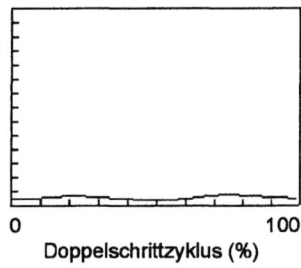

ein zweites Maximum liegt bei 75% zum Zeitpunkt des Fersenaufsetzens des kontralateralen Beines.

Dem Muskel kommt vor allem Bedeutung für die Stabilisation des Rumpfes in der Frontalebene zu. Beim Aufsetzen des Fußes kommt es durch Bremsung der Vorwärtsbewegung zu einem Vorwärtsmoment auf den Rumpf. Die simultane Aktion von Rücken- und Bauchmuskulatur stabilisiert den Rumpf in der Sagittalebene. Darüber hinaus scheint eine Mitwirkung bei der Rumpfstabilisation in der Frontalebene wahrscheinlich, da es beim Lastwechsel zu einem leichten seitlichen Rumpfüberhang kommt. Das Maximum bei kontralateralem Fersenaufsatz spricht für eine Reaktion auf die Beckensenkung, das ipsilaterale für eine Rumpfbremsung.

5.1.3.8
M. erector spinae

Unter dem Begriff „erector spinae" versteht man alle Muskeln, die von den Rami dorsales der Spinalnerven innerviert werden. Man unterscheidet den lateralen oberflächlichen und medialen tiefen Trakt. Die Muskeln spielen vor allem eine Rolle für die Extension der Wirbelsäule, darüber hinaus wird durch ihre Kontraktion die Lendenlordose akzentuiert. Bei beidseitiger Kontraktion bringen sie, die Lordose verstärkend, die Lendenwirbelsäule nach dorsal. Einseitige Kontraktion neigt den Rumpf zur kontrahierten Seite hin.

Der in Abbildung 5.12 dargestellte Aktivitätsverlauf zeigt 2 Maxima, ein erstes bei 14%, beim Fersenaufsetzen, ein zweites, höheres, bei 66%, entsprechend dem Lasttransfer auf das kontralaterale Bein beim kontralateralen Fersenaufsetzen. Wie bereits unter 5.1.3.7 ausgeführt, wirkt er hierbei synergistisch mit dem M. rectus abdominis zur Stabilisation des Rumpfes gegen Vorwärtsverlagerung bei Bremsung durch das Fersenaufsetzen. Gleichzeitig bewirkt er beim Gewichtstransfer auf das eine Bein die Rumpfstabilisation in der Frontalebene.

5.1.3.9
M. glutaeus medius

Als dorsaler Hüftmuskel entspringt er von der Facies glutaea der Ala ossis ilii und setzt kappenförmig am Trochanter major an. Er ist der wichtigste Abduktor des

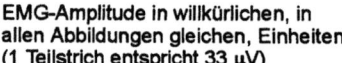

EMG-Amplitude in willkürlichen, in allen Abbildungen gleichen, Einheiten (1 Teilstrich entspricht 33 µV)

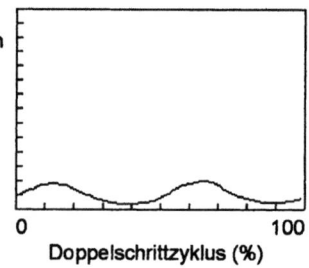

Abb. 5.12. Aktivitätsverlauf des M. erector spinae im Doppelschrittzyklus

Doppelschrittzyklus (%)

Hüftgelenkes mit großem physiologischen Querschnitt und langen Muskelfasern. Durch seinen relativ langen effektiven Hebelarm entwickelt er im Hüftgelenk ein beträchtliches Drehmoment. Sein lateraler bzw. ventraler Anteil rotiert das Bein nach innen, sein dorsaler bzw. medialer Anteil nach außen. Die vorderen Partien unterstützen zudem die Hüftbeugung, die hinteren die Hüftstreckung.

Im Zweibeinstand wird die Stabilisation des Beckens in der Frontalebene erreicht durch ein Gleichgewicht der Ab- und Adduktoren. Im Einbeinstand wird es dagegen allein durch die Abduktoren des Standbeins gegen die Schwerkraft stabilisiert, die Drehachse des Systems liegt hierbei im Hüftgelenk des Standbeins. Auf der medialen Lastarmseite wirkt das Teilkörpergewicht (Körpergewicht minus Standbeingewicht) mit (bei Normalgang) relativ großem Hebelarm. Das daraus resultierende Drehmoment muss auf der lateralen Kraftarmseite vom M. glutaeus medius mit deutlich kleinerem Hebelarm kompensiert werden (biomechanisches Hüftmodell nach Pauwels). Hierbei wird er kräftig unterstützt von M. glutaeus minimus und M. tensor fasciae latae. Diese Stabilisation ist Voraussetzung für ein normales Gehen, damit die Beckenlinie in den Phasen des Einbeinstandes horizontal bleibt.

Im Schrittzyklus in Abb. 5.13 sieht man 2 Maxima des Muskels. Das erste Maximum erreicht die Aktivität kurz nach dem Aufsetzen der Ferse und der Entlastung des kontralateralen Beines. Hier übt er seine Hauptfunktion der Stabilisation des Beckens in der Frontalebene aus. Durch die Entlastung der Gegenseite resultiert ein starkes Adduktionsmoment auf der Standbeinseite, dem er, wie oben erläutert, aktiv entgegenwirkt. Hierauf folgt ein Nachlassen der Aktivität bis zur vollen Lastaufnahme in der mittleren Rückdrehphase. Der zweite Anstieg der Aktivität beginnt am Ende der Vordrehphase, wo der Muskel das Bein in der Vorwärtsbewegung leicht abduziert und außenrotiert, um eine Bodenberührung zu vermeiden. Hieraus ergibt sich die zu beobachtende Zirkumduktion des Spielbeines.

5.1.3.10
Muskelpartitur

Zum besseren Verständnis sind in Abb. 5.14 noch einmal alle Muskelaktivitätsverläufe aus den Mittelungen der EMG-Aktivitätskurven der linken Körperhälfte von

Abb. 5.13. Aktivitätsverlauf des M. glutaeus medius im Doppelschrittzyklus

EMG-Amplitude in willkürlichen, in allen Abbildungen gleichen, Einheiten (1 Teilstrich entspricht 33 µV)

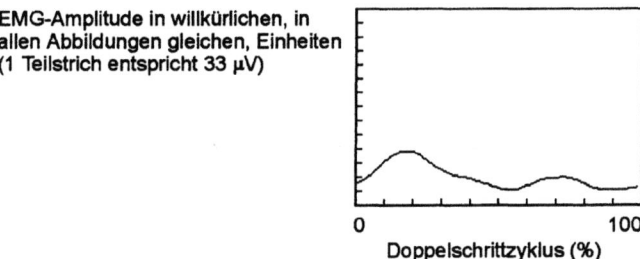

Abb. 5.14. Muskelpartitur der Mittelungskurven aller jungen, gesunden Probanden (linke Körperseite) in einem Doppelschrittzyklus

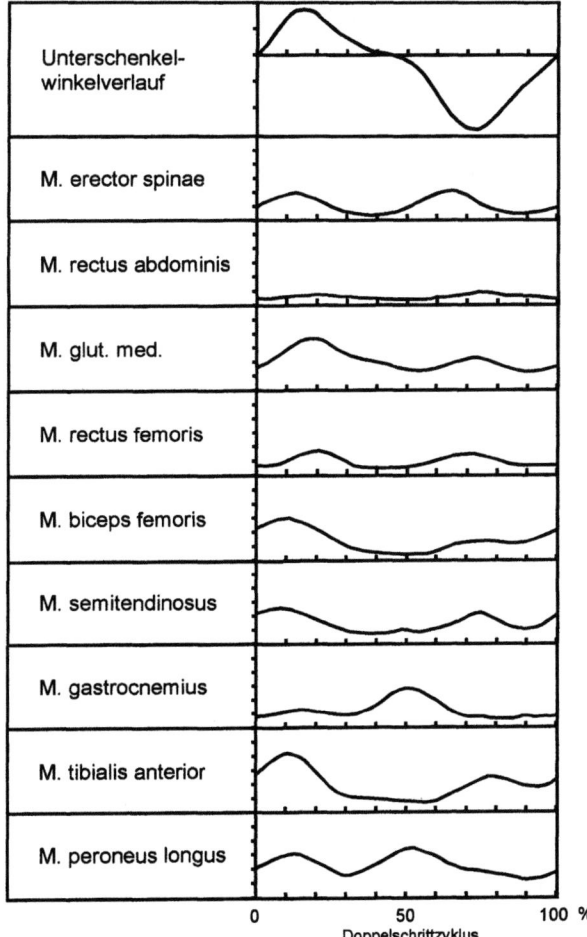

31 jungen gesunden Probanden während eines Doppelschrittes von proximal nach distal synoptisch zusammengestellt.

Zum Zeitpunkt des Fersenaufsetzens sind, als optimale Position für die erforderliche Kniestabilisation bei Fortschreiten des Körpers, die Hüfte flektiert, das Knie gestreckt und der Fuß dorsalflektiert. Alle Muskeln sind aktiv. Der M. rectus femoris streckt das Knie und hält das Hüftgelenk in Beugestellung, die Mm. biceps femoris und semitendinosus bremsen die Oberschenkelbeschleunigung nach vorn, um das Bein dosiert aufsetzen zu können.

Der M. tibialis anterior hebt den Vorfuß, um das Aufsetzen mit der Ferse mit nachfolgendem dosiertem Absenken des Vorfußes zu ermöglichen. Die Mm. peronaeus und gastrocnemius stabilisieren den Fuß in der Horizontalen. Der M. gluteus medius stabilisiert das Becken in der Horizontalen bei Lastaufnahme durch das Standbein. Bauch- und Rückenmuskulatur unterstützen dies bei gleichzeitiger Stabilisation des Rumpfes in der Frontalebene.

In der mittleren Standphase rollt das Bein über den Fuß vorwärts, somit wechselt die kritische Stelle der dynamischen Stabilisation zum oberen Sprunggelenk. Der M. peronaeus stabilisiert den Fuß in dieser Einbeinstandphase, um sicheren Stand zu gewährleisten. Der M. gastrocnemius unterstützt dies bei gleichzeitiger Vorbereitung des Fußabhebens. Gleichzeitig steuert er das Vorwärtsrollen der Tibia. Der M. gluteus medius stabilisiert das Becken auf der Standbeinseite beim Durchschwingen des kontralateralen Beines.

Bei zunehmender Extension des Hüftgelenkes aktiviert der M. rectus femoris, um das Knie in Streckung zu halten und die Rückwärtsbewegung des Oberschenkels zu bremsen. M. tibialis anterior und M. peronaeus stabilisieren den Fuß vor dem Abheben. Der M. rectus femoris beginnt, den Oberschenkel im Hüftgelenk zu beugen, die ischiokrurale Muskulatur beugt das Kniegelenk und der M. tibialis anterior hebt den Fuß, um ein Durchschwingen des Beines ohne Bodenkontakt zu ermöglichen. Dies wird unterstützt durch die vom M. gluteus medius durchgeführte leichte Abduktion und Außenrotation. Kommt das Schwungbein vor das Standbein, erfährt der Oberschenkel eine Bremsung durch die ischiocrurale Muskulatur, der M. rectus femoris vervollständigt die Kniestreckung, um das Bein für die neue Standphase optimal zu positionieren.

In Abbildung 5.15 sind zur Demonstration der interindividuellen Variation von abgeleiteten elektromyographischen Aktivitäten die Ergebnisse von 9 jungen gesunden Probanden zusammengestellt. Die teilweise beobachtbaren deutlichen interindividuellen Amplitudenunterschiede können, neben einer tatsächlich unterschiedlichen Muskelaktivierung, grundsätzlich auch durch eine möglicherweise interindividuell unterschiedliche Dicke der Haut und des subkutanen Fettgewebes hervorgerufen werden. Die ebenfalls sichtbaren Unterschiede der zeitlichen Verlaufscharakteristik und Kurvenform können mit einem solchen Effekt jedoch nicht erklärt werden und sind tatsächlich Ausdruck eines interindividuell unterschiedlichen zeitlichen Aktivierungsmusters des Muskels selbst.

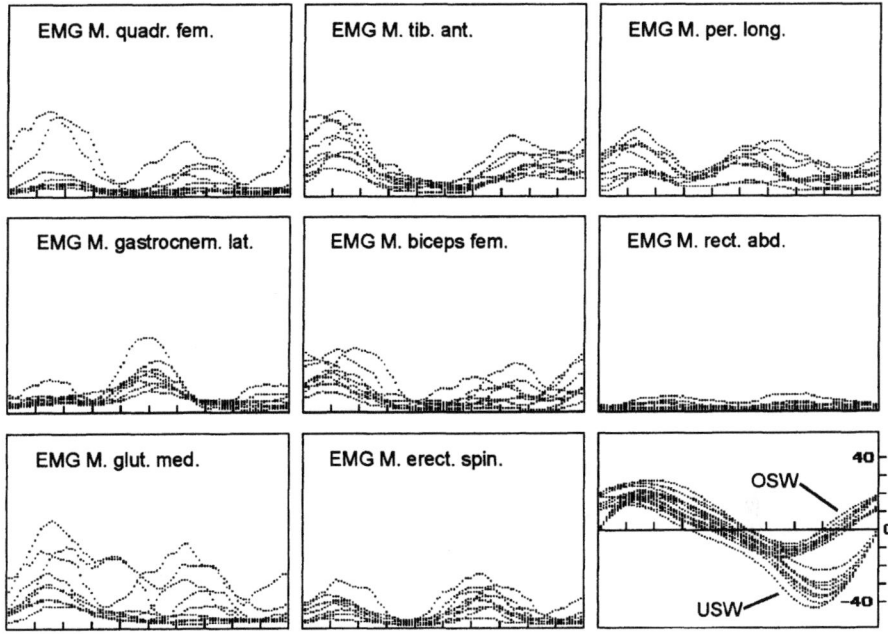

Abb. 5.15. Superposition der elektromyographischen Muskelaktivitätskurven und der Winkelkurven der linken Körperseite von 9 jungen gesunden Probanden beim Gehen auf ebener Laufstrecke. *OSW*: Oberschenkelwinkel, *USW*: Unterschenkelwinkel, *KW*: Kniewinkel

5.2
Links-Rechts-Vergleich der goniometrischen und elektromyographischen Kurven junger gesunder Probanden

Eine wesentliche Voraussetzung für die Beurteilung von Seitendifferenzen der Muskelaktivität und der Winkelkurven bei Patienten ist die Beantwortung der Frage, ob beim Gesunden die rechte und linke Körperseite grundsätzlich symmetrische Aktivierung zeigen. Zu diesem Zweck wurden die ganganalytischen Messungen bei allen gesunden Probanden in der gleichen experimentellen Sitzung unter gleichen experimentellen Bedingungen sowohl auf der rechten als auch auf der linken Körperseite durchgeführt, wobei insbesondere auf eine beidseits gleiche Lokalisation der EMG-Elektroden geachtet wurde.

5.2.1
Links-Rechts-Vergleich dreier junger gesunder Probanden

Wie bereits im Abschnitt 5.1.1 ausgeführt, finden sich zum Teil erhebliche interindividuelle Unterschiede in der Charakteristik der abgeleiteten Muskelaktivitäten und der Winkelkurven. Aber auch zwischen den beiden Körperseiten des gleichen Individuums können Unterschiede bestehen. Um einen grundsätzlichen Eindruck vom möglichen Ausmaß solcher Seitendifferenzen zu vermitteln, sind im Folgenden exemplarisch die Messergebnisse von 3 jungen gesunden Probanden dargestellt.

Die Abbildungen 5.16a und 5.16b zeigen die Verläufe des Ober-(OSW), Unterschenkel-(USW) und Kniewinkels (KW) der rechten und linken Körperseite des Probanden Nr. 1. Die ersten Maxima liegen zeitgleich auf beiden Körperseiten bei 12% bzw. 16% des Doppelschrittes. Die Nulldurchgänge der Ober- bzw. Unterschenkelwinkelkurven erfolgen jedoch rechts bereits bei 30% und 42% gegenüber 34% und 52% auf der linken Seite. Die Minima liegen dagegen wieder auf beiden Seiten zeitgleich bei 78% bzw. 66%. Dies bedeutet, dass die Standphasendauer beidseits gleich, die vordere Umkehrphase des rechten Beines jedoch relativ kürzer als links ist.

Die Asymmetrie zeigt sich ebenso in dem in Abb. 5.17 dargestellten Vergleich der EMG-Aktivitätskurven beider Körperseiten. Der M. rectus femoris zeigt im ersten Maximum rechts eine zwar ungefähr gleiche Höhe der Signalamplitude, hat jedoch eine deutlich längere Dauer hoher Aktivität. Das zweite Aktivitätsmaximum ist dem gegenüber rechts von niedrigerer Amplitude. Deutliche Seitendifferenzen zeigen sich auch beim M. gastrocnemius und M. biceps femoris, die rechts länger und mit höherer Amplitude aktivieren.

Proband Nr. 2 zeigt ein ähnliches Bild, bei deutlich verkürzter vorderer Umkehrphase des rechten Beines (Abb. 5.18a und 5.18b). Auch hier zeigen insbesondere der M. rectus femoris und der M. gastrocnemius rechts erhöhte Aktivitäten, erklär-

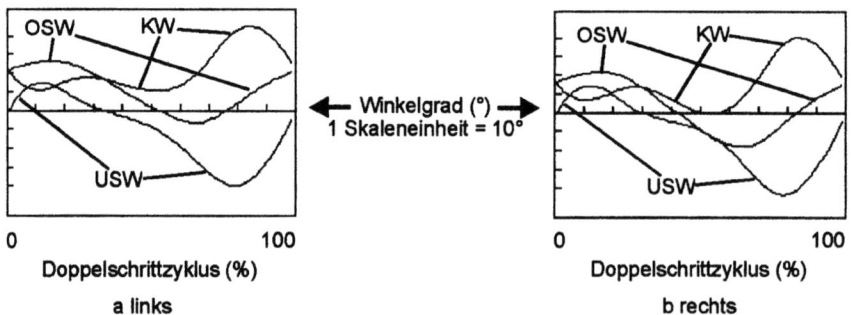

Abb. 5.16 a, b. Winkelverlauf der linken (a) und rechten (b) Körperseite des Probanden Nr. 1. *OSW*: Oberschenkelwinkel, *USW*: Unterschenkelwinkel, *KW*: Kniewinkel

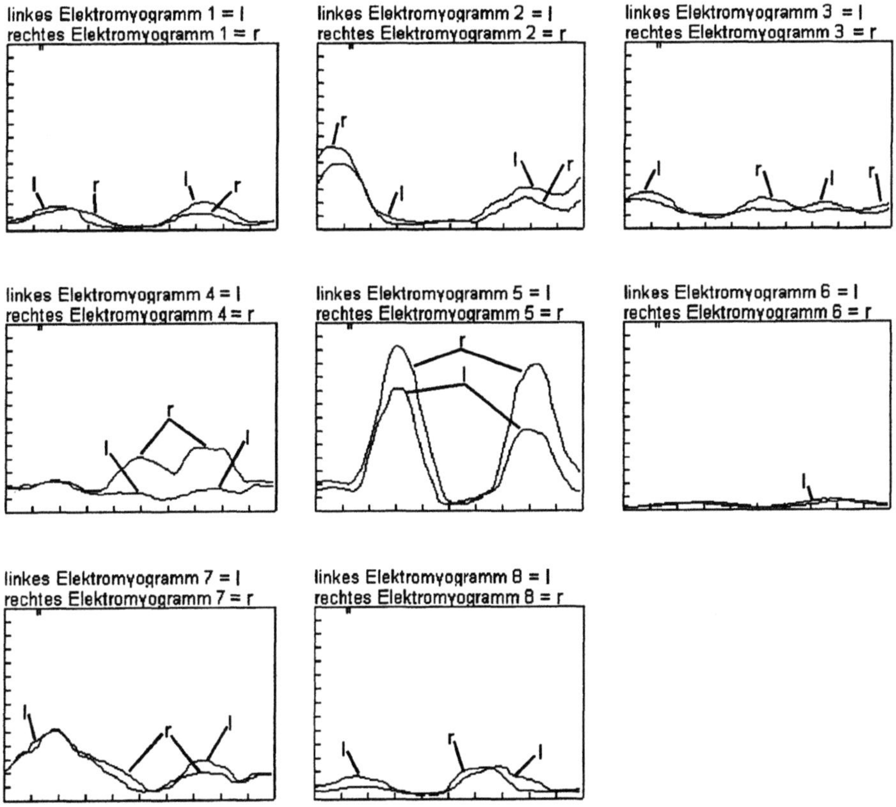

Links-Rechts-Vergleich der goniometrischen und elektromyographischen Kurven 73

Abb. 5.17. Überlagerung der EMG-Kurven der rechten (r) und linken (l) Körperseite des Probanden Nr. 1. *EMG 1:* M. rectus femoris, *EMG 2:* M. tibialis anterior, *EMG 3:* M. peronaeus longus, *EMG 4:* M. gastrocnemius, *EMG 5:* M. biceps femoris, *EMG 6:* M. rectus abdominis, *EMG 7:* M. glutaeus medius, *EMG 8:* M. erector spinae

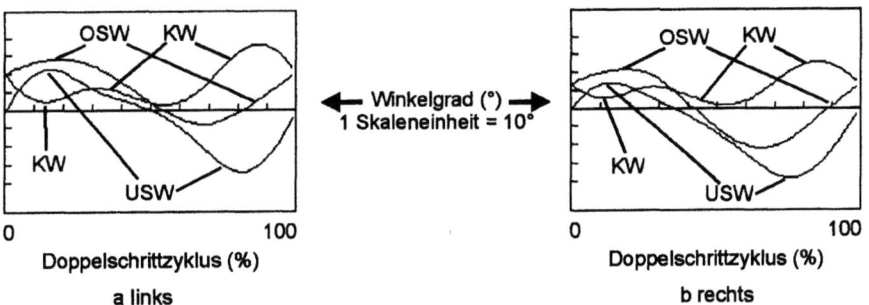

Abb. 5.18 a, b. Winkelverlauf der linken (a) und rechten (b) Körperseite des Probanden Nr. 2. *OSW*: Oberschenkelwinkel, *USW*: Unterschenkelwinkel, *KW*: Kniewinkel

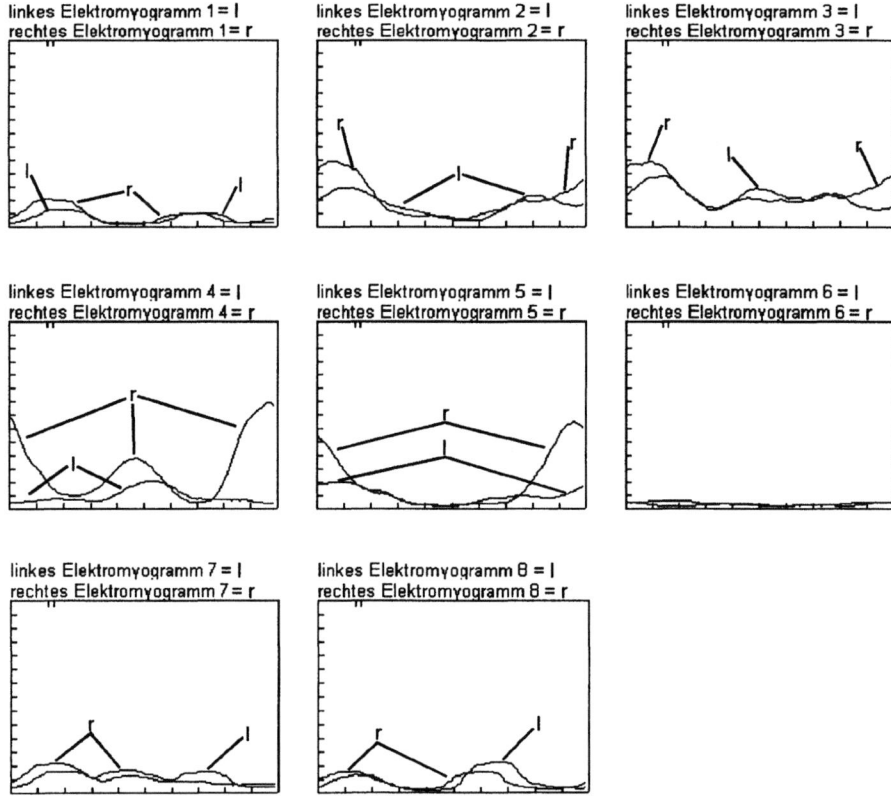

Abb. 5.19. Überlagerung der EMG-Kurven der rechten (*r*) und linken (*l*) Körperseite des Probanden Nr. 2. *EMG 1:* M. rectus femoris, *EMG 2:* M. tibialis anterior, *EMG 3:* M. peronaeus longus, *EMG 4:* M. gastrocnemius, *EMG 5:* M. biceps femoris, *EMG 6:* M. rectus abdominis, *EMG 7:* M. glutaeus medius, *EMG 8:* M. erector spinae

bar dadurch, dass der gleiche Bewegungsablauf in kürzerer Zeit mit entsprechend höherem Kraftaufwand durchgeführt wird (Abb. 5.19).

Beide Probanden weisen zudem ein höheres zweites Maximum des M. erector spinae in der Rückdrehphase des rechten Beines auf. Die größere Beschleunigung des Beines nach vorne bedingt offenbar auch eine größere Stabilisations- und Bremsungskraft des Rumpfes beim Fersenaufsetzen.

Proband Nr. 3 zeigt in den Winkelkurven ebenfalls wieder eine relative Verkürzung der vorderen Umkehrphase rechts (Abb. 5.20a und 5.20b). Unterschiede der EMG-Signale sind ebenfalls erkennbar (Abb. 5.21). Auffallend ist insbesondere die hohe und lange Aktivität des linken M. glutaeus medius in der ersten Hälfte der Vordrehphase des kontralateralen Beines. Bei diesem Probanden ist das schnellere

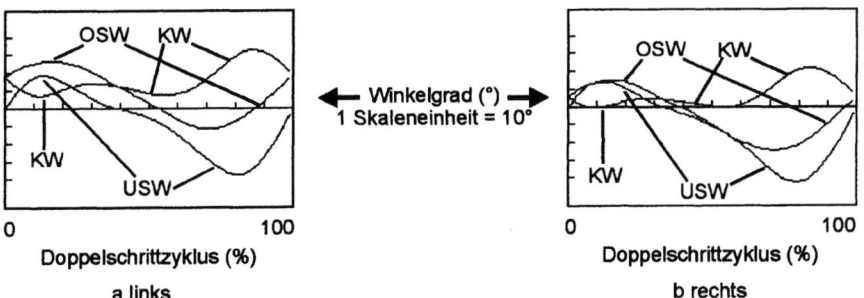

Abb. 5.20 a, b. Winkelverlauf der linken (a) und rechten (b) Körperseite des Probanden Nr. 3. *OSW*: Oberschenkelwinkel, *USW*: Unterschenkelwinkel, *KW*: Kniewinkel

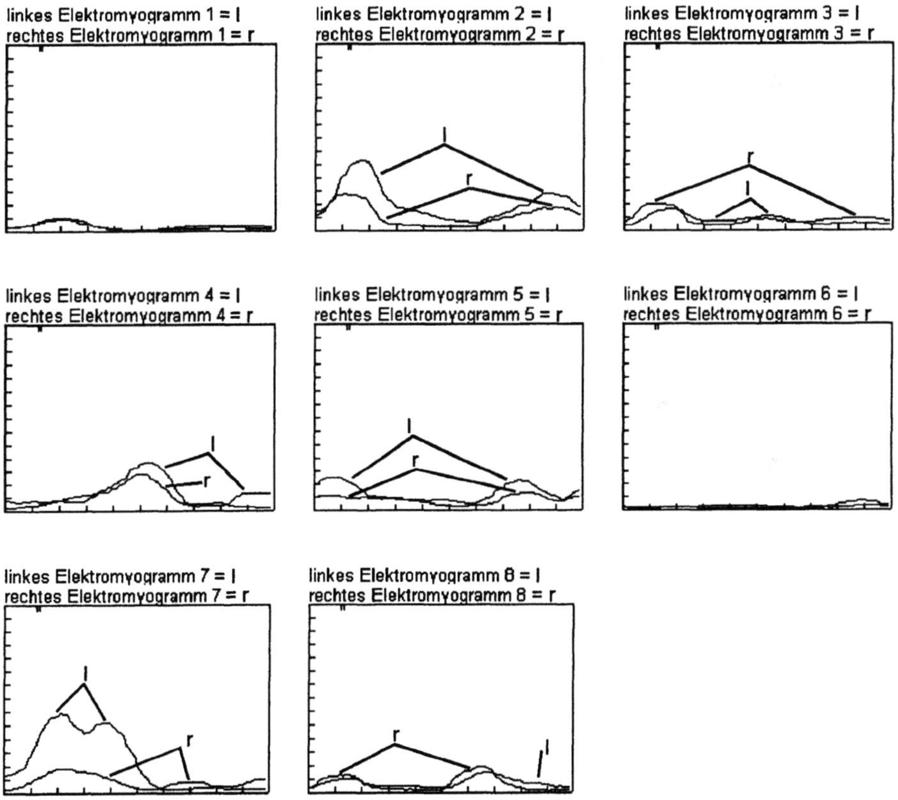

Abb. 5.21. Überlagerung der EMG-Kurven der rechten (*r*) und linken (*l*) Körperseite des Probanden Nr. 3. *EMG 1:* M. rectus femoris, *EMG 2:* M. tibialis anterior, *EMG 3:* M. peronaeus longus, *EMG 4:* M. gastrocnemius, *EMG 5:* M. biceps femoris, *EMG 6:* M. rectus abdominis, *EMG 7:* M. glutaeus medius, *EMG 8:* M. erector spinae

Vorschwingen des rechten Beines offenbar mit höheren kontralateralen Bekkenstabilisierungskräften verbunden.

Intraindividuelle Differenzen der dargestellten Art in den Winkelverläufen und in den EMG-Aktivitäten zeigen, dass selbst im gleichen, bewegungsgesunden Individuum eine auf beiden Körperseiten zwar grundsätzlich gleichartige Bewegung mit deutlichen Unterschieden im exakten kinematischen Verlauf und mit verschiedenen Mustern an Muskelaktivität durchgeführt werden kann. Seitendifferenzen im ganganalytischen Untersuchungsergebnis von Patienten müssen deshalb stets auch unter diesem Gesichtspunkt interpretiert werden.

5.2.2
Links-Rechts-Vergleich aller gesunden jungen Probanden

Um einen Eindruck zu gewinnen, ob eine grundsätzliche Tendenz zu Seitendifferenzen beim Gehen auch innerhalb einer größeren Gruppe bestehen kann, wurde eine Mittelung jeder Winkelkurve und jeder elektromyographischen Aktivitätskurve über eine Gruppe von 27 gesunden jungen Probanden durchgeführt. Die Ergebnisse der Winkelkurven sind in Abb. 5.22a und 5.22b, die der EMG-Kurven in Abb. 5.23 zusammengefasst. Die linke Körperseite ist jeweils mit l, die rechte mit r markiert.

Die statistische Analyse des Gruppenvergleichs erfolgte mit dem in Anhang C beschriebenen Wilcoxon-Paardifferenztest für verbundene Stichproben und anschließendem Bonferroni-Kriterium. Die Ergebnisse sind in Anhang D, Tabelle D.1, dargestellt.

Die Maxima und Minima der Unterschenkelwinkelkurven liegen zeitgleich bei 12% bzw. 78%. Links erfolgt der Nulldurchgang bei 40%, rechts hingegen bei 34%. Somit findet sich in unserer Probandengruppe auch im Gruppenmittel eine Verkürzung der vorderen Umkehrphase rechts. Die beim Gruppenvergleich sowohl der Ober- als auch der Unterschenkelwinkelkurven beobachteten Unterschiede zwi-

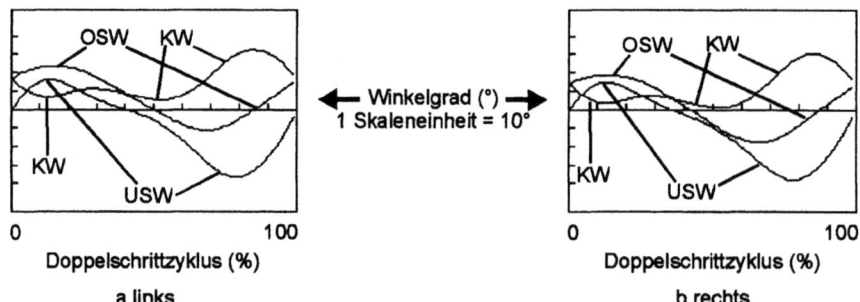

Abb. 5.22 a, b. Winkelverlauf der linken (a) und rechten (b) Körperseite bei Mittelung über alle jungen, gesunden Probanden (n=31). *OSW*: Oberschenkelwinkel, *USW*: Unterschenkelwinkel, *KW*: Kniewinkel

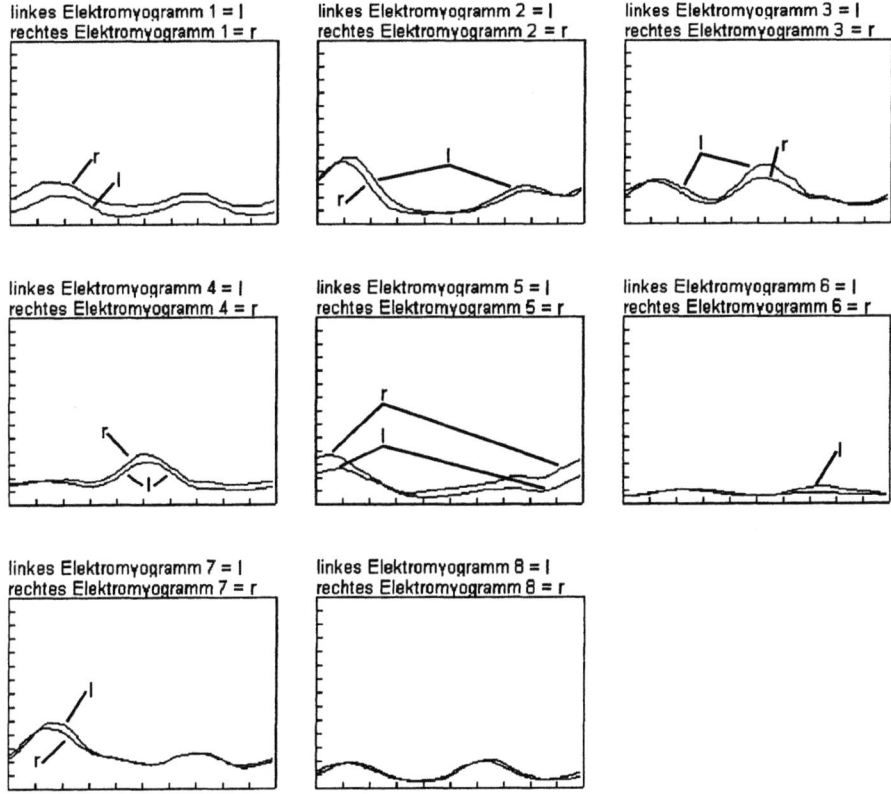

Abb. 5.23. Unterteilung eines Doppelschrittes nach dem Winkelverlauf des Unterschenkels (*oben*) und nach dem Verlauf von Schwung- und Standphase (*unten*, vgl. Abb. 5.12)

schen linker und rechter Körperseite erwiesen sich in weiten Teilbereichen des Doppelschrittzyklus bei den jungen, gesunden Probanden statistisch signifikant. In der mittleren und älteren Altersgruppe waren hingegen keine signifikanten Differenzen darstellbar (Anhang D, Tabelle D.1).

In Abbildung 5.23 sind die Gruppenmittelwerte der EMG-Kurven der linken und der rechten Körperseite junger, gesunder Probanden (n=27, beim M. biceps femoris n=14) dargestellt.

Für die Mm. rectus abdominis und erector spinae ergeben sich für beide Körperseiten weitgehend ähnliche Kurven. Die Mm. biceps femoris, glutaeus medius, tibialis anterior zeigen eine gleiche zeitliche Charakteristik bei etwas früher einsetzender Aktivität des rechten Beines am Ende der Schwungphase. Darüber hinaus finden sich Unterschiede der Amplitudenhöhe bei den Mm. gastrocnemius, rectus femoris, tibialis anterior, biceps femoris, peronaeus longus, gastrocnemius und glutaeus medius. Die statistische Analyse des Gruppenvergleichs der elektromyographischen Aktivität der linken mit der rechten Körperseite der jungen gesunden Probanden mit dem Wilcoxon-Test für verbundene Stichproben und Bonferroni-Kriterium ist in Anhang D, Tabelle D.1, dargestellt.

Danach sind die beobachteten Unterschiede bei den Mm. rectus femoris, tibialis anterior und biceps femoris in Teilbereichen statistisch signifikant. In den Probandengruppen mittleren und höheren Lebensalters konnten dagegen im Links-Rechts-Vergleich keine statistisch signifikanten Unterschiede gefunden werden. Hier ist nur der beim M. glutaeus medius beobachtete Aktivitätsunterschied bei den älteren Probanden an mehreren Stellen des Doppelschrittzyklus statistisch auffällig.

Arsenault wies 1986 darauf hin, dass in zahlreichen Studien nur Teilaspekte des Ganges untersucht wurden. So hätten sich die Studien insbesondere häufig auf das rechte Bein konzentriert. Die Ausstattung der Laboratorien ermögliche oft nur den Gang in eine Richtung. In einigen Studien werde überhaupt nicht spezifiziert, welche Extremität untersucht wurde und nur wenige Autoren spezifizierten, ob die Daten bilateral erhoben wurden [5].

Hirschberg und Nathanson untersuchten bilateral mit einer mehrkanaligen EMG-Anlage die Rohelektromyogramme gesunder Probanden und fanden identische elektrische Aktivität beider Beine [62]. Quanbury, Folley, Winter, Letts und Steinke geben Beispiele normaler Muskeln der rechten Extremität gesunder Probanden und empfehlen die Verwendung dieser Daten als Referenzwerte zum Vergleich pathologischer Resultate [5, 86, 105]. Bilateralität im Gang ist zwar von großem Interesse, insbesondere bei Untersuchungen krankheitsbedingter Veränderungen des Ganges, es scheint jedoch, dass meist generelle Symmetrie angenommen wurde. Auffällig ist weiterhin, dass der Terminus „normal" gerne verwendet wird, um pathologische Aktivitäten einzustufen, wobei die zugrunde liegenden Referenzwerte hierbei jedoch meist Daten nur einer Extremität gesunder Probanden sind [5, 90].

Arsenault untersuchte 8 gesunde Probanden mit einem Durchschnittsalter von 24,5 Jahren. Er leitete bilateral EMG-Signale des M. soleus und M. rectus femoris beim Gang ab, die Datenaufarbeitung wird als die Erstellung einer linearen Hüllkurve aus 10 Doppelschritten beschrieben. Er fand hohe Korrelationen der Phasencharakteristik zwischen beiden Extremitäten, jedoch z. T. deutliche Unterschiede der Signalamplituden, unabhängig auch von der Seitendominanz. Er folgerte, dass die Annahme der Symmetrie deshalb grundsätzlich richtig sei, obgleich die teilweise beobachteten Unterschiede bedeutsame biologische Information tragen könnten. In der von ihm durchgeführten statistischen Analyse wurde dem jedoch keine Rechnung getragen [5]. Harris und Ounpuu hingegen weisen darauf hin, dass eine Symmetrie der EMG-Aktivitäten beim Gehen keineswegs angenommen werden dürfe [60, 99].

Unsere Beobachtungen bestätigen die Annahme eines zwar bei jedem Menschen in der grundsätzlichen Charakteristik ähnlichen Grundmusters der Muskelaktivierung, zeigen aber auch die mögliche Vielfalt der individuellen Modifikation dieses Grundmusters durch Überlagerung persönlicher Eigenschaften. Beim Versuch, ein in der Muskelaktivierung normales Gangmuster zu definieren, muss diese interindividuelle Streubreite berücksichtigt und im Einzelfall funktionell interpretiert werden. Obgleich verschiedene gesunde Probanden im Detail sehr unterschiedliche Aktivitätskurven aufweisen können und intraindividuell auch deutlich körperseitendifferente Muster auftreten können, ist deren Gang dennoch als normal zu bewerten.

In der Medizin wird die Abgrenzung zwischen „pathologisch" und „normal" häufig durch an großen Kollektiven gewonnenen Referenzbereiche vorgenommen, mit denen der zu Untersuchende verglichen wird. Die Übernahme dieses Paradigmas in die dynamische Elektromyographie ist nach unseren Befunden nur sehr eingeschränkt möglich und bedarf einer sehr sorgfältigen Einzelfallprüfung. Die von Stüssi angegebene Überlegung, dass „normal" in diesem Zusammenhang nicht mehr als „wie die normalen anderen" definiert werden könne, ist aufgrund der großen Variationsbreite der von uns gefundenen Gangmuster u. E. der richtige Ansatz [120]. Der in der Rehabilitation teilweise vorgenommene Versuch der Angleichung der Muskelaktivitätspartituren der erkrankten Körperseite an diejenigen der gesunden Gegenseite ist unter diesen Aspekten mit Zurückhaltung zu bewerten, da die Muskelaktivitätssymmetrie im Grunde nur dann für den betroffenen Patienten als Normalzustand angenommen werden darf, wenn sie vor der Erkrankung tatsächlich bestanden hat [84]. Wie unsere Ergebnisse zeigen, ist diese Symmetrie beim gesunden Menschen aber durchaus nicht immer gegeben.

5.3
Vergleich der ganganalytischen Gruppenmittelwerte der linken Körperseite der jungen (18–28 Jahre), der mittleren (45–55 Jahre) und der älteren (65–75 Jahre) Altersgruppe

Für die Beurteilung von ganganalytischen Befunden bei Patienten ist ebenfalls von Bedeutung, inwieweit sich die Kinematik und die Muskelaktivität in verschiedenen Altersklassen unterscheiden. In der Literatur werden hierbei meist willkürlich gebildete Altersklassen verglichen. Zur Vergleichbarkeit unserer Ergebnisse mit Untersuchungen anderer Autoren wurden deshalb ähnliche Altersgruppen gebildet und die Gruppenmittel der EMG- und Winkelkurven der linken Körperhälfte der jeweiligen Probanden ermittelt. Der statistische Vergleich dieser Mittelungskurven erfolgte mit dem in Anhang C beschriebenen Wilcoxon-Test für unverbundene Stichproben mit Bonferroni- Kriterium. Die Ergebnisse der statistischen Analyse sind in Anhang D, Tabelle D.2, zusammengestellt.

5.3.1
Vergleich der Winkelkurven der linken Körperhälfte

Die Abbildungen 5.24a–c zeigen die Winkelkurven der 3 verschiedenen Altersgruppen. Bei Betrachtung der Gruppenmittelwerte des Unterschenkelwinkelverlaufs ergeben sich zwischen den 3 Altersgruppen weder in den Amplituden noch

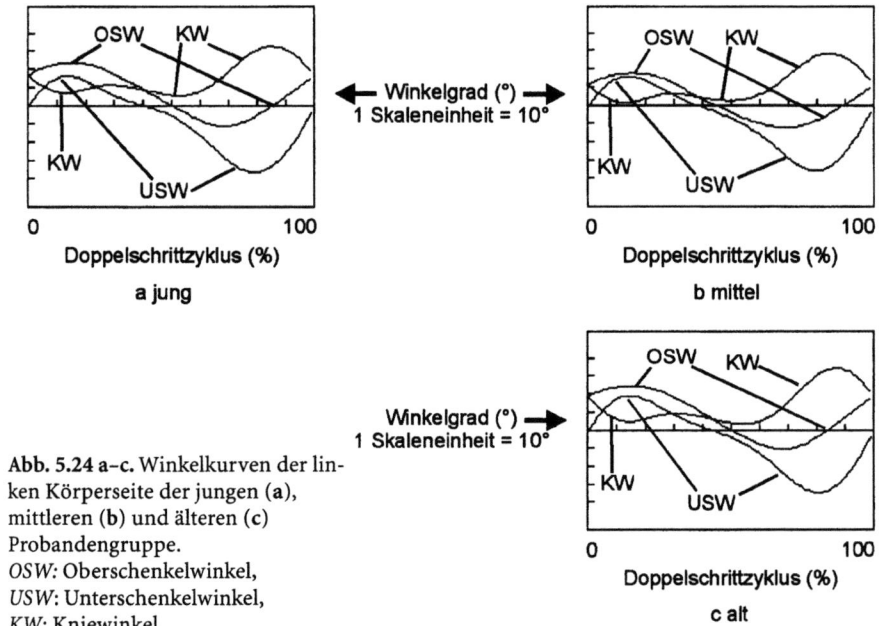

Abb. 5.24 a–c. Winkelkurven der linken Körperseite der jungen (a), mittleren (b) und älteren (c) Probandengruppe.
OSW: Oberschenkelwinkel,
USW: Unterschenkelwinkel,
KW: Kniewinkel

in der zeitlichen Charakteristik statistisch signifikante oder auch nur auffällige Unterschiede. Das Winkelmaximum liegt in allen Altersgruppen zeitgleich bei 12%, das Minimum bei 80%.

Auch die Oberschenkelwinkelkurven der jungen und der älteren Gruppe sind nahezu gleich, die kleine Differenz ist ohne statistische Signifikanz. Ein statistisch auffälliger, aber nicht signifikanter Unterschied findet sich lediglich beim Vergleich der Oberschenkelwinkelamplituden der jungen Probanden mit den Probanden mittleren Lebensalters im ersten 1/3 des Doppelschrittzyklus. Die im Vergleich der Probanden mittleren und höheren Lebensalters im Gruppenmittel für den Oberschenkelwinkelverlauf beobachteten Unterschiede sind statistisch weder signifikant noch auffällig. Insgesamt ergibt sich aus diesen Beobachtungen für alle 3 in unserer Studie untersuchten Altersgruppen ein in der grundsätzlichen Gangkinematik weitgehend gleichartiges Bild.

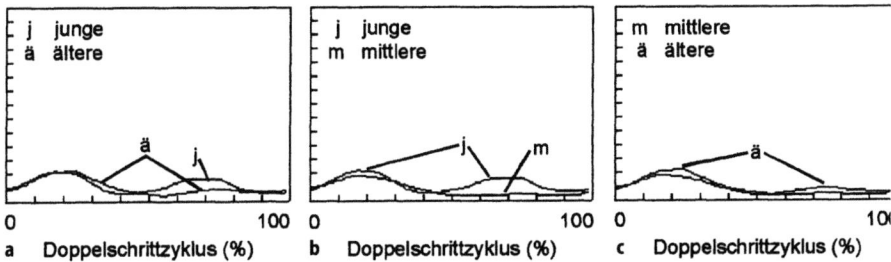

Abb. 5.25 a–c. Vergleichende Darstellung der EMG-Mittelwertskurven des M. rectus femoris links aller Altersgruppen

5.3.2
Vergleich der EMG-Signale der linken Körperhälfte

5.3.2.1
M. rectus femoris

In Abbildung 5.25a sind die elektromyographischen Mittelwertskurven der jungen und älteren, in Abb. 5.25b die der jungen und mittleren und in Abb. 5.25c die der älteren und mittleren Probandengruppe gegenübergestellt.

Der Aktivitätsverlauf bei den älteren Probanden zeigt bei ähnlicher Charakteristik ein vergleichbar hohes erstes Maximum, das zwar an der gleichen Stelle liegt, jedoch länger anhält. Der zweite Aktivitätsanstieg setzt später ein als bei den jungen Probanden, erreicht später ein wesentlich niedrigeres Maximum und nähert sich dann im weiteren Verlauf dem Aktivitätsniveau der jungen Probanden wieder an. Funktionell bedeutet dies, dass der M. rectus femoris sich in dieser Bewegungsphase in höherem Alter mit weniger Kraft an der Kniestabilisierung am Ende der Rückdrehphase und an der Hüftbeugung zu Beginn der Vordrehphase beteiligt. Auch in der mittleren Altersgruppe weist der M. rectus femoris eine Verbreiterung seines ersten Maximums auf, während das zweite Maximum fast völlig fehlt.

Die statistische Analyse ergab für die beobachteten Unterschiede im Bereich des zweiten Maximums sowohl zwischen den jungen und mittleren als auch zwischen den jungen und älteren Probanden eine statistische Signifikanz. Die mittlere und die ältere Gruppe unterschieden sich hingegen nicht signifikant (Anhang D, Tabelle D.2).

5.3.2.2
M. tibialis anterior

Die Aktivitätsverläufe der verschiedenen Altersgruppen sind in den Abb. 5.26a–c dargestellt. Die zeitliche Charakteristik ist bei diesem Muskel in allen Gruppen sehr ähnlich, die Maxima liegen annähernd an gleicher Stelle und die Amplitudenhöhen der mittleren und älteren Probandengruppe sind vergleichbar. Augenfällig

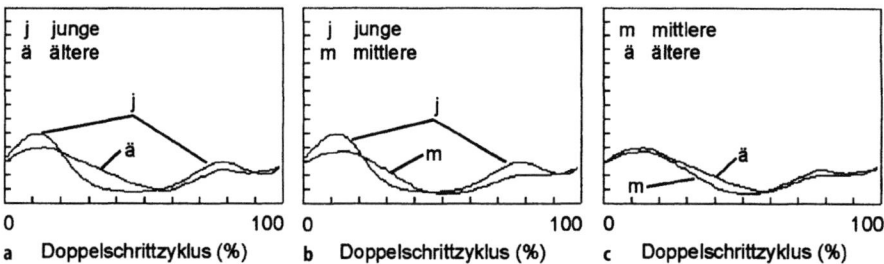

Abb. 5.26 a–c. Vergleichende Darstellung der EMG-Mittelwertskurven des M. tibialis anterior links aller Altersgruppen

(aber statistisch nicht signifikant) ist jedoch eine höhere Amplitude des ersten Maximums in der jungen Probandengruppe. Der Unterschied in der Breite des ersten Aktivitätsmaximums nach dem Fersenaufsetzen beim Vergleich der jungen mit den älteren Probanden erweist sich als statistisch signifikant (Anhang D, Tabelle D.2). Funktionell entspricht dies der Phase der Stabilisation des Fußes zu Beginn und im weiteren Verlauf des Fersenaufsetzens. Die verlängerte Aktivität wäre denkbares Resultat einer strengeren muskulären Führung der Fußabrollbewegung bei älteren im Vergleich zu jüngeren Menschen.

5.3.2.3
M. peronaeus longus

Die in den Abb. 5.27a–c dargestellten EMG-Kurven weisen deutliche Unterschiede in den verschiedenen Altersgruppen auf. Die Amplitudenhöhe der mittleren und älteren Probanden ist deutlich niedriger und weniger strukturiert. Die typische 2-Gipfligkeit der jungen Probanden ist einer eher dauerhaften, jedoch deutlich niedrigeren Aktivität gewichen, die erst in der frühen und mittleren Schwungphase abfällt. Da dem M. peronaeus erhebliche Bedeutung für die Stabilisation des Fußes beim Aufsetzen und in der Einbeinstandphase zukommt, kann dies, wie bereits beim M. tibialis anterior, als Ausdruck einer verlängerten, eher kontinuierlichen muskulären Stabilisierung des Fußes im Verlauf der Standphase interpretiert werden.

In der statistischen Analyse erweisen sich hier die zwischen der jungen und mittleren bzw. zwischen der jungen und älteren Probandengruppe im Bereich des ersten Maximums beobachteten Unterschiede als signifikant, im Bereich des zweiten Maximums als auffällig. Zwischen der älteren und der mittleren Probandengruppe ergibt sich hingegen kein signifikanter Unterschied (Anhang D, Tabelle D.2).

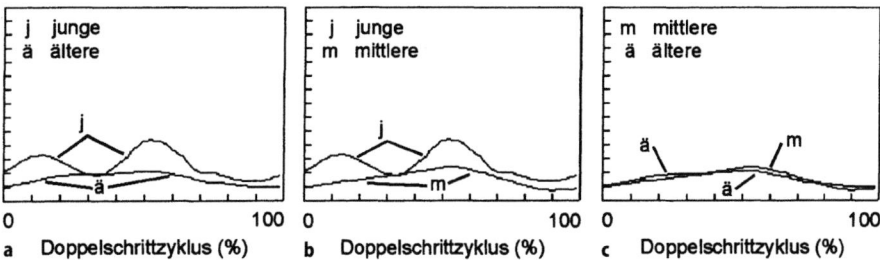

Abb. 5.27 a–c. Vergleichende Darstellung der EMG-Mittelwertskurven des M. peronaeus longus links aller Altersgruppen

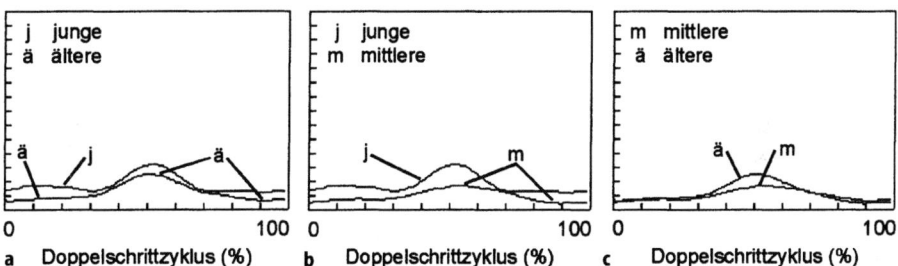

Abb. 5.28 a–c. Vergleichende Darstellung der EMG-Mittelwertskurven des M. gastrocnemius links aller Altersgruppen

5.3.2.4
M. gastrocnemius (Caput laterale)

Die EMG-Aktivitäten dieses Muskels sind für die verschiedenen Altersgruppen in den Abb. 5.28a–c dargestellt. Beim Vergleich der jungen mit den älteren Probanden sehen wir eine in der Charakteristik ähnliche Form des Kurvenverlaufs. Die Amplitude ist bei der älteren Probandengruppe insgesamt deutlich niedriger. In der statistischen Analyse erweist sich diese Erniedrigung im Bereich des ersten Drittels des Doppelschrittzyklus als signifikant, im letzten Drittel als auffällig, im Bereich des Hauptmaximums als nicht signifikant.

Die Gruppenmittelwertskurve der untersuchten Probanden mittleren Alters ist im Bereich des ersten und des letzten Drittels des Schrittzyklus ähnlich der Kurve der älteren Probanden, im Bereich des Hauptmaximums jedoch noch weiter erniedrigt. Hier ergibt die statistische Analyse für die Differenz zu den jungen Probanden auch im Bereich des Hauptmaximums und im letzten Drittel des Kurvenverlaufs eine statistische Signifikanz. Die beobachteten Unterschiede zwischen den Probandengruppen mittleren und höheren Lebensalters sind statistisch nicht signifikant (Anhang D, Tabelle D.2).

84   Die Muskelfunktion im Gang gesunder Probanden verschiedener Altersklassen

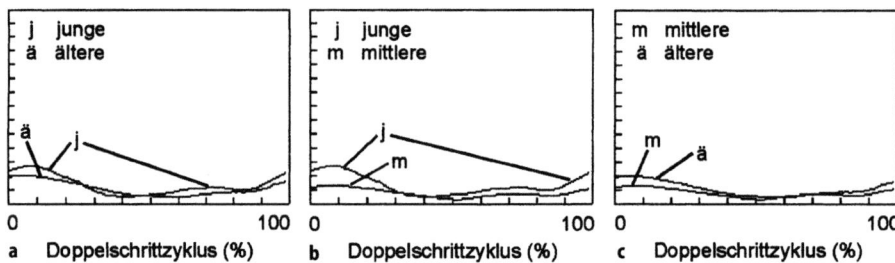

Abb. 5.29 a–c. Vergleichende Darstellung der EMG-Mittelwertkurven des M. biceps femoris links aller Altersgruppen

5.3.2.5
M. biceps femoris

Der Aktivitätsverlauf des M. biceps femoris (Abb. 5.29a–c) in der jungen und älteren Probandengruppe erscheint hier grundsätzlich ähnlich bei durchgehend niedrigerer Amplitude bei den älteren Probanden. Die im Bereich von ca. 60%–80% des Doppelschrittzyklus (späte Rechtsdrehphase) beobachtete mittlere Aktivitätsdifferenz erweist sich dabei als statistisch signifikant.

In der mittleren Altersgruppe ist die Muskelaktivität in der ersten Hälfte und im letzten Drittel des Kurvenverlaufs gegenüber den älteren Probanden noch weiter erniedrigt. Hier erweist sich der Aktivitätsunterschied zu den jungen Probanden auch im ersten Drittel des Doppelschrittzyklus als statistisch signifikant. Die Analyse der zwischen den Probanden mittleren und höheren Lebensalters beobachteten Unterschiede ergibt hingegen keine statistische Signifikanz (Anhang D, Tabelle D.2).

5.3.2.6
M. rectus abdominis

Während die Muskelaktivität des M. rectus abdominis (Abb. 5.30a–c) bei den jungen Probanden noch eine deutliche zeitliche Strukturierung in 2 Maxima zeigt, sehen wir bei den älteren und insbesondere bei den Probanden mittleren Lebensalters einen zeitlich wenig strukturierten Kurvenverlauf auf niedrigem Niveau. Zusammen mit dem (weiter unten dargestellten) ähnlichen Ergebnis beim M. erector spinae weist dies auf einen erheblich reduzierten Muskeleinsatz bei den Probanden mittleren und höheren Lebensalters bei der Stabilisierung des Rumpfes hin. Dabei kann allerdings nicht ausgeschlossen werden, dass die beobachtete elektromyographische Aktivitätsverminderung zumindest z. T. auch Ausdruck eines bei den Probanden mittleren und höheren Lebensalters im Rumpfbereich im Mittel deutlicher ausgebildeten subkutanen Fettgewebes zwischen Muskel und Elektroden ist, das zu einer Abschwächung der ableitbaren elektromyographischen Hautoberflächenpotentiale führt.

Die zwischen den jungen Probanden und den Probanden mittleren und höheren Lebensalters beobachteten Unterschiede erwiesen sich dabei im gesamten Verlauf des Doppelschrittzyklus als statistisch signifikant. Keine statistische Signifikanz ergibt sich bei Betrachtung der Aktivitätsunterschiede zwischen den Probanden mittleren und höheren Lebensalters (Anhang D, Tabelle D.2).

5.3.2.7
M. erector spinae

Die in den Abbildungen 5.31a-c dargestellten Aktivitätsverläufe zeigen bei allen Probandengruppen eine gleiche zeitliche Charakteristik mit 2-gipfligem Muster. Die Maxima befinden sich an gleicher Stelle, d. h. beim Fersenaufsetzen des jeweiligen Standbeins, die Amplitudenhöhe ist jedoch bei mittleren und älteren Probanden in nahezu gleicher Weise erheblich niedriger.

Eine Ursache hierfür kann wiederum das in diesen Probandengruppen im Rumpfbereich deutlicher ausgebildete subkutane Fettgewebe sein, das zu einer Signalabschwächung führt. Eine weitere Ursache liegt jedoch in dem vermutlich verringerten Schwung beim Gehen. Da das Fersenaufsetzen dann zu einem niedri-

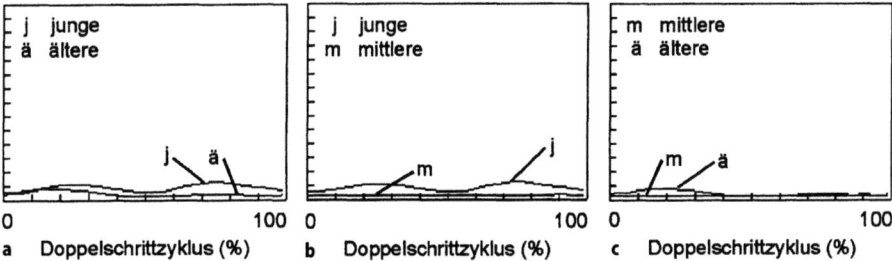

Abb. 5.30 a–c. Vergleichende Darstellung der EMG-Mittelwertskurven des M. rectus abdominis links aller Altersgruppen

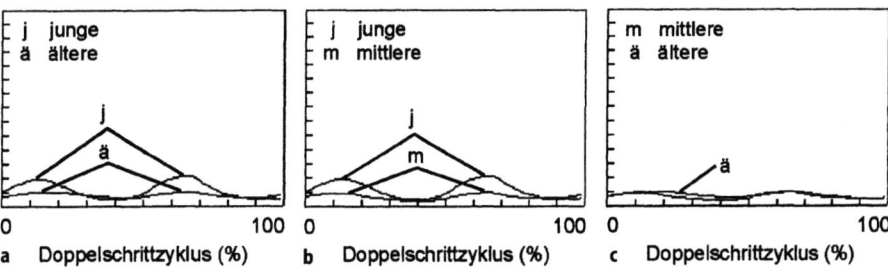

Abb. 5.31 a–c. Vergleichende Darstellung der EMG-Mittelwertskurven des M. erector trunci links aller Altersgruppen

geren Beugemoment des Rumpfes führt, muss entsprechend weniger muskulär stabilisiert werden.

Auch hier ergab sich für die im Bereich der Hauptmaxima im Gruppenmittel beobachteten Differenzen zwischen den jungen Probanden und den Probanden mittleren und höheren Lebensalters eine statistische Signifikanz. Die zwischen den Probanden mittleren und höheren Lebensalters beobachteten Unterschiede sind hingegen statistisch nicht signifikant (Anhang D, Tabelle D.2).

5.3.2.8
M. glutaeus medius

Der bei den jungen Probanden typische 2-gipflige Verlauf (Abb. 5.32a) zeigt bei den mittleren und älteren Probanden im Gruppenmittel eine gleichartige Veränderung (Abb. 5.32b und 5.32c). Das erste Maximum ist von deutlich niedrigerer Amplitude und bis hin zum Ende der Rückdrehphase deutlich verlängert. Das zweite Maximum fehlt hingegen. Denkbar ist, dass mit zunehmendem Alter, aufgrund eines insgesamt bedächtigeren Ganges mit vermindertem Schwung beim Voranschreiten, der Lastwechsel vom Stand- auf das Schwungbein nicht mehr so abrupt stattfindet wie beim sehr jungen Menschen und deshalb die entsprechenden dynamischen Kraftanteile reduziert sind.

Zudem wäre eine vermehrte Gewichtsverlagerung durch Bewegungen des Rumpfes in der Transversalebene in Richtung Standbein denkbar, die nach dem Pauwelschen Modell ebenfalls eine verminderte muskuläre Stabilisierung des Beckens durch den M. glutaeus medius erfordert. Auch hier ergibt die statistische Analyse signifikante Unterschiede zwischen der jungen und den übrigen Gruppen im Bereich der Hauptmaxima, wohingegen die Unterschiede zwischen der mittleren und der älteren Probandengruppe statistisch nicht signifikant sind (Anhang D, Tabelle D.2).

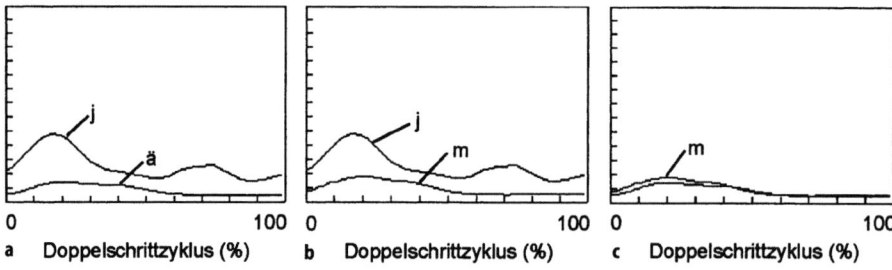

Abb. 5.32 a–c. Vergleichende Darstellung der EMG-Mittelwertskurven des M. glutaeus medius links aller Altersgruppen

5.3.2.9
Zusammenfassung

Anders als bei den Gruppenmittelwerten der Unter- und Oberschenkelwinkelkurven finden sich beim Vergleich der Gruppenmittelwerte der Muskelaktivitäten ausgeprägte und statistisch signifikante Unterschiede zwischen den jungen Probanden und den Probanden mittleren und höheren Lebensalters. Die beim M. tibialis anterior und beim M. peronaeus longus beobachtete Verlängerung der Muskelaktivierung kann auf eine muskuläre Kompensation einer verminderten passiven Standsicherheit hinweisen. Die Mm. rectus abdominis und erector spinae weisen bei den mittleren und älteren Probanden eine deutlich erniedrigte Amplitudenhöhe auf, möglicherweise erklärbar durch ein bedächtigeres Gangbild des älteren Menschen, das beim Fersenaufsetzen entsprechend geringere Muskelkräfte zur Stabilisierung des Rumpfes erforderlich macht.

Der M. glutaeus medius zeigt ebenfalls bei den Probandengruppen mittleren und höheren Lebensalters ausgeprägte Unterschiede gegenüber den jungen Probanden. Sein erstes Maximum ist niedriger und deutlich verlängert. Hierfür könnten Veränderungen in der Lastübertragung vom Stand- auf das Schwungbein durch Ausgleichsbewegungen in der Transversalebene eine Ursache sein. Diese Hypothese muss durch zusätzliche kinematische Untersuchungen jedoch noch bestätigt werden. Bei bedächtigerem Gehen ist zudem der Lastwechsel nicht so abrupt wie bei den jüngeren Probanden, wodurch eine geringere muskuläre Stabilisierung des Beckens gegen den dynamischen Anteil des von der entlasteten Körperseite im belasteten Hüftgelenk bewirkten Adduktionsmomentes erforderlich wird.

Die beobachteten Unterschiede der Gruppenmittelwerte der elektromyographischen Muskelaktivitäten erwiesen sich in allen wesentlichen Aspekten als statistisch signifikant beim Vergleich der jungen Probanden mit den Probanden mittleren und höheren Lebensalters, wohingegen sich beim Vergleich der mittleren mit der älteren Gruppe keine statistisch signifikanten Unterschiede ergaben. Dies macht deutlich, dass beim Vergleich von ganganalytischen elektromyographischen Befunden von Patienten mit denen von bewegungsgesunden Probanden das Lebensalter berücksichtigt werden muss.

Beim Vergleich der elektromyographischen Aktivitäten verschiedener Probanden bzw. der elektromyographischen Aktivitätsmittelwerte verschiedener Probandengruppen muss jedoch grundsätzlich auch an Effekte gedacht werden, die das abgeleitete Elektromyogramm verändern, ohne dass eine wesentlich verschiedene elektrische Aktivitätscharakteristik im Muskel selbst besteht. Ein solcher Faktor ist die Dicke der Haut und der subkutanen Fettschicht. Eine Variation dieses Parameters variiert bei gleicher myoelektrischer Aktivität des Muskels die Signalcharakteristik des abgeleiteten Oberflächenmyogramms. Bei dem von uns verwendeten elektromyographischen Signalverarbeitungsverfahren erniedrigt eine größere Schichtdicke im Wesentlichen die Höhe der berechneten Aktivitätskurven, nicht jedoch ihre grundsätzliche zeitliche Verlaufscharakteristik.

Bei der Darstellung der Aktivitätsdifferenzen zwischen der Gruppe der jungen Probanden und den Gruppen mittleren und höheren Lebensalters bei den Mm. rectus abdominis und erector trunci wurde auf die Möglichkeit differenter Fettschichtdicken in den verschiedenen Altersgruppen bereits hingewiesen. Darüber hinaus kann dieser Effekt auch zu den beobachteten großen Aktivitätsdifferenzen des M. glutaeus medius beitragen, nicht jedoch die gleichzeitig beobachteten großen Differenzen in der zeitlichen Verlaufscharakteristik bewirken. Auch die bei den anderen Muskeln beobachteten Differenzen des zeitlichen Verlaufs interpretieren wir nicht als Folge unterschiedlicher Fettschichtdicken in den verschiedenen Probandengruppen.

Kompensationsmechanismen und Veränderungen im Muskelaktivitätsbild beim Gang mit simulierter Beinlängendifferenz

Eine Beinlängendifferenz ist eine in der täglichen klinischen Routine häufig beobachtete Erscheinung. Ungefähr 80% aller Menschen haben, oft unbemerkt, in den unteren Extremitäten eine Längendifferenz von bis zu 1 cm. Zahlreiche Sekundärerkrankungen werden als Folge hiervon beschrieben, z. B. Spondylarthrosen, Coxa saltans sowie Coxarthrosen. Eine mögliche Beteiligung an der Genese einer Lumbalskoliose ist bis heute nicht endgültig ausgeschlossen [61]. Insbesondere weisen auch Patienten mit einer Coxarthrose aufgrund zerstörter Gelenkstrukturen eine Beinlängendifferenz auf. Bei der Gelenkersatzoperation gelingt der Ausgleich aus operationstechnischen Gründen nicht immer vollständig, sodass eine kleinere Beinlängendifferenz auch bei postoperativen Coxarthrosepatienten ein häufiger Befund ist.

Neben den biomechanischen Auswirkungen einer Beinlängendifferenz auf die Körperstatik beim aufrechten Stand sind insbesondere auch Auswirkungen auf die Dynamik der Gehbewegung mit entsprechenden Veränderungen im Aktivitätsverlauf der beteiligten Muskeln zu erwarten. Aus der Kenntnis solcher Veränderungen können Rückschlüsse auf veränderte Belastungsverhältnisse im Muskuloskelettalsystem gezogen werden.

Die Elektromyographie stellt auch in diesem Zusammenhang das einzige praktikable Instrument zum Nachweis von Muskelaktivitätsveränderungen in der Bewegung dar. Deshalb ist es von grundsätzlichem Interesse, ob mit unserer Methodik die Auswirkungen einer Beinlängendifferenz auf das Muskelaktivitätsbild beim Gehen auf ebener Strecke in gezielten Experimenten mit simulierter Beinlängendifferenz erfasst werden können. Darüber hinaus liefern die mit unserem Messsystem erfassbaren Veränderungen in den Winkelbewegungen der unteren Extremität Informationen über die bei einer Beinlängendifferenz veränderte Kinematik der Gehbewegung.

Nur einzelne systematische experimentelle Studien liegen hierüber vor. Vink u. Huson untersuchten 20 Probanden mit einer durch einseitige Schuhsohlenerhöhung simulierten Längendifferenz von 4 cm. Sie fanden eine Verlängerung der Schwung- und Verkürzung der Standphase beider Beine und berichten über nur geringe Änderungen der Aktivitätsdauer der lumbalen Muskulatur mit einem Anstieg der Aktivitätsdauer beim Fersenaufsetzen des längeren Beines [126].

Theoretisch kann, wie im Folgenden gezeigt, eine Person mit mehreren verschiedenen Mechanismen auf eine Beinlängendifferenz reagieren. Beim normalen aufrechten Zweibeinstand steht das Becken horizontal mit lotrechter Wirbelsäule (Abb. 6.1). Kinematische Studien haben gezeigt, dass beim bewegungsgesunden Menschen während des Gehens auf ebener Strecke Bewegungen des Beckens in der frontalen, transversalen und sagittalen Ebene begleitet von vertikalen und lateralen Bewegungen des Rumpfes erfolgen, diese jedoch nur geringen Ausmaßes sind [102].

Bei Verkürzung eines Beines sinkt in der Zweibeinstandphase das Becken zur kürzeren Seite ab. Daraufhin erfolgt eine kompensatorische Seitausbiegung der Lendenwirbelsäule, um den Rumpf in der aufrechten Position zu halten (Abb. 6.2).

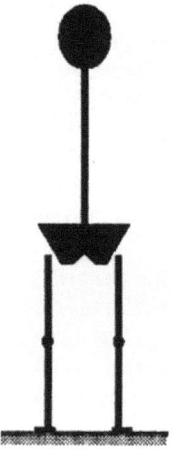

Abb. 6.1. Schematische Darstellung des Zweibeinstandes ohne Beinlängendifferenz

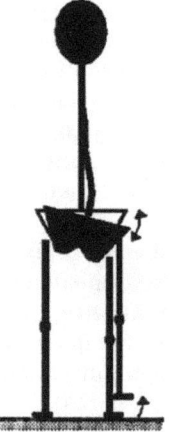

Abb. 6.2. Schematische Darstellung des Zweibeinstandes mit Beinlängendifferenz

In der Schwungphase des kürzeren Beines kann das Becken durch die kontralateralen Hüftmuskeln entweder in der geneigten Position gehalten oder durch zusätzliche Kontraktion bis zur Horizontalen angehoben werden (Abb. 6.3).

Ein weiterer Kompensationsmechanismus kann in einem Gang mit permanenter Spitzfußstellung des kürzeren Beines bzw. vermehrter Beugestellung des längeren Beines bestehen (Abb. 6.4). Vermutlich wählt der betroffene Mensch zur dynamischen Kompensation seiner Beinlängendifferenz beim Gehen im Laufe der Zeit eine geeignete Kombination aus diesen Grundmechanismen, die ihm subjektiv am wenigsten Beschwerden bereitet.

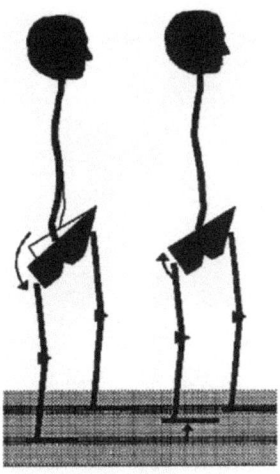

Abb. 6.3. Schematische Darstellung eines möglichen Kompensationsmechanismus beim Gehen mit Beinlängendifferenz

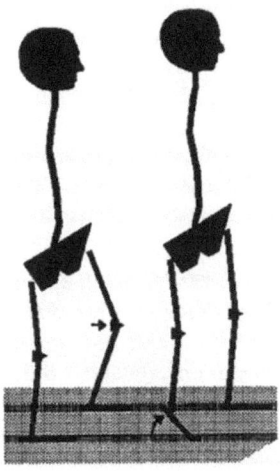

Abb. 6.4. Schematische Darstellung eines weiteren möglichen Kompensationsmechanismus beim Gehen mit Beinlängendifferenz

92 Kompensationsmechanismen und Veränderungen

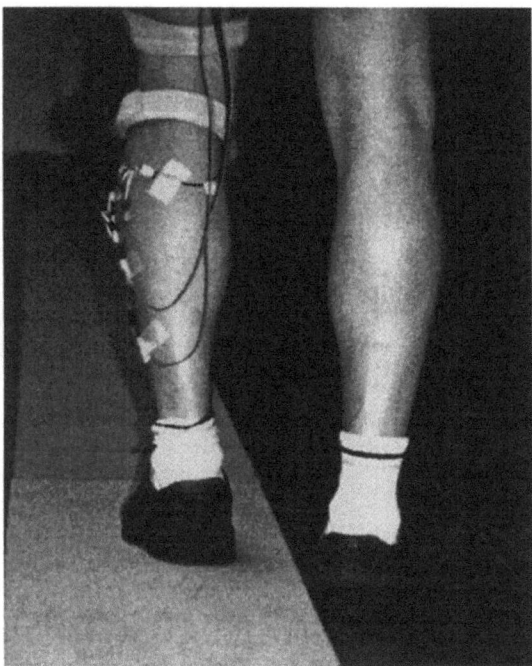

Abb. 6.5. Simulation der Beinlängendifferenz durch unilaterale Elevation der Laufstrecke mittels Spanplatten definierter Höhe

In unserem Experiment sollten einige grundsätzliche Aspekte des Gehens mit Beinlängendifferenz als methodische Grundlage für weiterführende Studien untersucht werden. Die Simulation der Beinlängendifferenz verschiedenen Ausmaßes erfolgte dabei durch eine unilaterale Elevation der Laufstrecke mit Hilfe von 40 cm breiten Spanplatten, die in verschieden hoher Schichtung auf einer Länge von 12 m bündig verlegt wurden (Abb. 6.5). Dabei wurde darauf geachtet, dass die Platten eine mit der Laufstrecke vergleichbare Oberflächenbeschaffenheit aufwiesen.

6.1
Auswirkungen einer simulierten Beinlängendifferenz unterschiedlicher Höhe auf die Muskelaktivitäten und die Knieflexion beim Gehen auf ebener Laufstrecke

Bei unveränderten experimentellen Bedingungen und gleicher Elektrodenplatzierung ergeben sich, wie unter 3.4 ausgeführt, bei Mittelung über ca. 25 Doppelschritte meist nur geringfügige Differenzen in den elektromyographischen Ensemblemittelwerten der untersuchten Muskeln. Deutliche Veränderungen in diesen Ensemblemittelwerten sind dagegen ein Hinweis auf eine veränderte biomechanische Muskelfunktion aufgrund einer veränderten experimentellen Situation. In unserem Falle ist dies die Simulation einer Beinlängendifferenz variabler Höhe durch die unilaterale Laufstreckenerhöhung. Dabei ist zu erwarten, dass eine zunehmende Vergrößerung der Beinlängendifferenz eine zunehmende Aktivitätsveränderung bei einigen Muskeln und eine zunehmende Veränderung der Winkelbewegung in der unteren Extremität bewirkt. Die Frage, ob und in welchem Umfang diese Effekte mit unserer Methodik dargestellt werden können, war Ausgangspunkt der folgenden Untersuchung.

6.1.1
Versuchsdurchführung

Für dieses Experiment wurde eine gesunde, 23-jährige Probandin mit einer Körpergröße von 156 cm und einem Körpergewicht von 49 kg ausgewählt. Die Probandin führte in ihrem frei gewählten Alltagsgang mit nahezu konstanter Schrittfrequenz bei jeder eingestellten Laufstreckenerhöhung 10 Probegänge durch. Dabei wurden jeweils 50 Doppelschritte aufgezeichnet und in der beschriebenen Weise gemittelt. Als Referenz wurde zunächst der Gang auf ebener Laufstrecke aufgezeichnet, danach erfolgte die systematische unilaterale Elevation der linksseitigen Laufstrecke um 1 cm, 3 cm, 5 cm und 7 cm. Auf beiden Körperseiten wurden die folgenden elektromyographischen Ableitungen gewählt:

- M. erector spinae in Höhe BWK 6/7 und LWK 4/5,
- M. glutaeus medius,
- M. tensor fasciae latae,
- M. biceps femoris,
- M. gastrocnemius (Caput laterale),
- M. tibialis anterior,
- M. vastus medialis.

Die Probandin wurde bei jeder Laufstreckenerhöhung vor der Messung dazu angehalten, einige Bahnen zu durchlaufen, um sich an die neue Versuchsbedingung zu gewöhnen. An dem relativ „verlängerten" linken Bein erfolgte die Winkelmessung.

6.1.2
Ergebnisse der Probandin

Die Abbildung 6.6 zeigt in Überlagerung die EMG-Kurven der abgeleiteten Muskulatur beim Gehen auf der ebenen Laufstrecke (0) sowie mit 1 cm (1), 3 cm (3), 5 cm (5) und 7 cm (7) Erhöhung der Laufstrecke unter dem linken Bein. Zusätzlich dargestellt ist der jeweilige Verlauf des (aus Ober- und Unterschenkelwinkel errechneten) Kniewinkels mit gleicher Markierung. Ein erster auffälliger Aspekt ist der monotone Anstieg der Kniewinkelverlaufskurve mit zunehmender Laufstreckenerhöhung auf der gleichen Körperseite. Dies weist in diesem Falle auf eine

94 Kompensationsmechanismen und Veränderungen

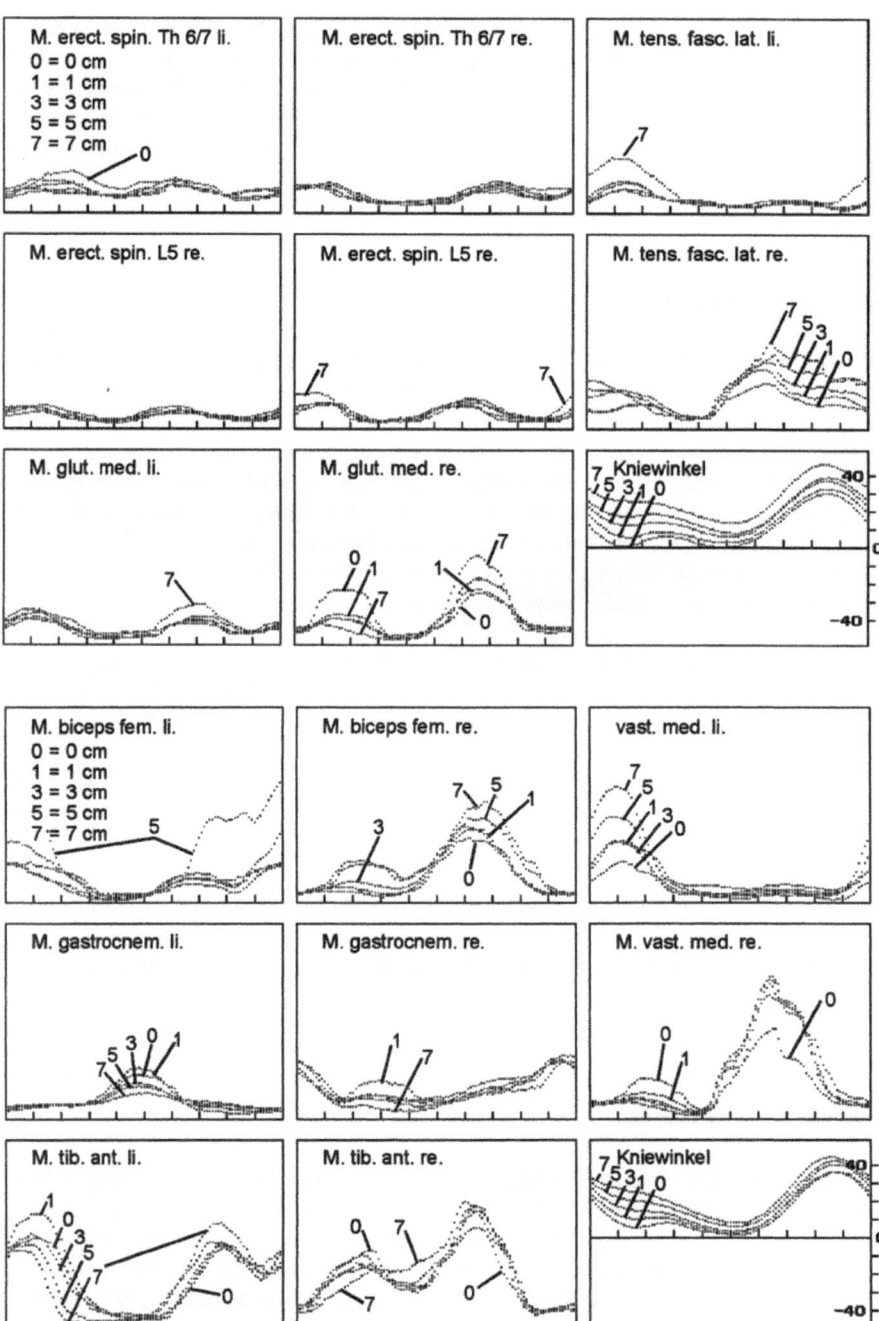

Kompensation der Längendifferenz durch vermehrte Knieflexion des längeren Beines hin.

Die Betrachtung der EMG-Aktivitäten beider Körperseiten zeigt, dass die Probandin bei einigen Muskeln bereits bei unveränderter Laufstrecke (d = 0 cm) deutliche Asymmetrien aufweist, insbesondere in den Mm. glutaeus medius und tensor fasciae latae (man beachte bei der Betrachtung der Kurven, dass in diesen Diagrammen die EMG-Aktivitäten beider Körperseiten über dem Doppelschrittverlauf des linken Beines aufgetragen sind und dementsprechend der Aktivitätsverlauf der Muskeln der rechten Körperseite gegenüber dem der linken Körperseite um einen halben Doppelschrittzyklus phasenverschoben ist).

Am linken M. vastus medialis zeigt das Aktivitätsmaximum zu Beginn der Rückdrehphase einen Anstieg, der sich monoton mit zunehmender simulierter Beinlängendifferenz vergrößert. Dies ist biomechanisch interpretierbar als direktes Resultat der erhöhten Quadrizepszugkraft, die zur Stabilisierung des Kniegelenkes gegen das Körpergewicht bei größer werdendem Kniewinkel erforderlich wird. Die Standphasenaktivität des gleichen Muskels der kürzeren (rechten) Gegenseite zeigt ebenfalls einen deutlichen Anstieg, der hier jedoch nicht monoton mit dem Ausmaß der Längendifferenz ansteigt und sich damit einer Interpretation mit einem einfachen biomechanischen Bild entzieht. Hier scheint die Veränderung der Gehbedingung an sich und unabhängig von ihrem Ausmaß eine Änderung der Kraftanforderung an diesen Muskel zu bewirken.

Eine weitere systematische Aktivitätsänderung ist im linken M. gastrocnemius zu sehen. Hier sinkt die Aktivität in der Standphase mit zunehmender Längendifferenz ab. Biomechanisch interpretierbar ist dies als Folge einer reduzierten Plantarflexion des Fußes des relativ verlängerten Beines im letzten Drittel der Standphase mit entsprechend geringerer Kraftanforderung an den M. triceps surae. Die Reduktion der Plantarflexion stellt ebenso wie die erhöhte Knieflexion einen Kompensationsmechanismus zur Bewältigung der Beinlängendifferenz beim Gehen dar. Eine Aktivitätsreduktion zeigt sich auch beim M. tibialis anterior der linken Seite als Ausdruck des geringeren Bewegungsumfangs im oberen Sprunggelenk.

Die biomechanische Stabilisation des Beckens in der Frontalebene erfolgt zu großen Teilen durch den M. glutaeus medius und den M. tensor fasciae latae. In der Standphase des relativ verkürzten rechten Beines zeigen beide Muskeln auf dieser Seite deutlich erhöhte Aktivität, die mit dem Ausmaß der Längendifferenz monoton ansteigt. Durch die relative Verlängerung des linken Beines müssen diese Muskeln also vermehrt Kraft entwickeln, um das Becken während der Schwungphase auf der kontralateralen Seite zusätzlich anzuheben.

Abb. 6.6. Aktivitätsverläufe der Muskulatur der rechten und linken Körperseite der Probandin bei zunehmender Erhöhung der Laufstrecke unter dem linken Bein. *Abszisse*: Doppelschrittzyklus (0–100%), *Ordinate*: EMG-Aktivität in willkürlichen, in allen Abbildungen gleichen Einheiten (die gesamte Ordinatenhöhe entspricht 462 µV)

Interessant ist der monotone Abfall des Aktivitätsmaximums des rechten M. glutaeus medius bei zunehmender Laufstreckenerhöhung im Bereich von ca. 5–30% des Doppelschrittverlaufes, während die Aktivität des rechten M. tensor fasciae latae in diesem Bereich eher eine ansteigende Tendenz zeigt. Hier zeigt sich eine unterschiedliche biomechanische Anforderung an die beiden Muskeln, die sich aus der Doppelfunktion des M. tensor fasciae latae in Knie- und Hüftgelenk ergibt. Diese unterschiedliche Funktion wird auch bei Betrachtung der Aktivitäten dieser Muskeln der linken Körperseite deutlich. Hier erfährt bei extremer Laufstreckenerhöhung um 7 cm beim M. tensor fasciae latae das erste, beim M. glutaeus medius das zweite Aktivitätsmaximum eine starke Erhöhung.

Deutliche Aktivitätsänderungen aufgrund der simulierten Beinlängendifferenz zeigen sich ebenfalls im M. erector spinae. Eine Längendifferenz der Beine wirkt sich also offensichtlich auch auf die Art der muskulären Stabilisierung des Rumpfes beim Gehen aus.

6.2
Gruppenmittelung der gesunden Probanden beim Gang mit simulierter Beinlängendifferenz von 4 cm

Bei der ganganalytischen Untersuchung der Probandengruppen jungen, mittleren und höheren Alters wurden in jeweils weiteren Experimenten zusätzlich zu den Normalgängen auf ebener Laufstrecke regelmäßig auch Gänge mit simulierter Beinlängendifferenz durchgeführt. Der zeitliche Aufwand und die körperliche Belastbarkeit der Probanden ließen dabei nur die Simulation einer einzigen Laufstreckenerhöhung zu. Nach den grundsätzlichen Befunden bei der vorausgehend beschriebenen exemplarischen Untersuchung mit verschiedenen Laufstreckenerhöhungen von 1–7 cm wurde bei den Gruppenuntersuchungen eine einheitliche Höhe von 4 cm gewählt, um einen grundsätzlichen Eindruck von den jeweils im Gruppenmittel darstellbaren Effekten zu gewinnen.

6.2.1
Versuchsdurchführung

Alle Probanden der bereits in Kap. 5 aufgeführten gesunden Altersgruppen führten, zusätzlich zu ihrem Gang auf ebener Laufstrecke, 5 Gänge mit unilateraler Elevation der Gehstrecke um 4 cm auf der linken Körperseite durch. Die dabei von jeweils insgesamt 25 Doppelschritten gewonnenen Messkurven wurden in der schon beschriebenen Weise zu Ensemblemittelungen verarbeitet. Anschließend erfolgte die Mittelung über alle Personen einer Altersgruppe getrennt in linke und rechte Körperseite.

Die statistische Analyse erfolgte mit dem in Anhang C beschriebenen Verfahren (Wilcoxon-Test für verbundene Stichproben mit anschließendem Bonferroni-Kriterium), die Ergebnisse sind in Anhang D, Tabelle D.3 und D.4, dargestellt.

Die Laufstreckenerhöhung erfolgte wiederum in der vorausgehend beschriebenen Weise mit Spanplatten. Dabei wurden folgende Muskeln beider Körperseiten elektromyographisch untersucht:

- M. rectus femoris,
- M. tibialis anterior,
- M. peronaeus longus,
- M. gastrocnemius (Caput laterale),
- M. biceps femoris,
- M. rectus abdominis,
- M. glutaeus medius,
- M. erector spinae.

Auch bei dieser Untersuchung erfolgten zunächst mehrere Läufe ohne Messung, um den Probanden die Gewöhnung an die veränderte experimentelle Situation zu ermöglichen.

6.2.2
Ergebnisse der jungen Probandengruppe

In den Abb. 6.7a und 6.7b sind die über die Gruppe aller jungen gesunden Probanden gemittelten Winkel- und EMG-Aktivitätskurven des linken Beines mit (l+4) und ohne (l) Laufstreckenerhöhung dargestellt. Auch hier fällt zunächst die zur Kompensation der Beinlängendifferenz vermehrte Knieflexion bei der simulierten Beinverlängerung auf. Dies ist im Wesentlichen durch eine vergrößerte Winkelamplitude des Oberschenkels bedingt, für die sich in der statistischen Analyse eine Signifikanz ergab (Anhang D, Tabelle D.3 und D.4).

Bei den Muskelaktivitäten zeigen die Mm. rectus femoris, tibialis anterior, biceps femoris, rectus abdominis sowie erector spinae keine bzw. nur sehr geringe Änderungen. Die statistische Analyse ergab jedoch statistisch signifikante Unterschiede für die Mm. rectus femoris und tibialis anterior im Bereich von 60%–70% des Doppelschrittzyklus (Anhang D, Tabelle D.3 und D.4).

Die Aktivität des M. glutaeus medius sinkt dagegen bei der relativen Verlängerung des Beines im zweiten Maximum ab, in den Bereichen von 40%–50% und von 60%–70% des Doppelschrittzyklus mit statistischer Signifikanz (Anhang D, Tabelle D.3 und D.4). Dies kann biomechanisch wieder als Folge einer verringerten Kraftanforderung für die Stabilisierung des Beckens in diesem Bereich der Standphase gedeutet werden. Die Mm. gastrocnemius und peronaeus longus zeigen ein Absinken der Aktivität in der Standphase des relativ verlängerten Beines, was wiederum auf die Reduktion der Plantarflexionsamplitude des Fußes hindeutet. Auch hier ergab die statistische Analyse im Bereich des Hauptmaximums signifikante Unterschiede (Anhang D, Tabelle D.3 und D.4).

In den Abb. 6.8a und 6.8b sind die Gruppenmittelwertskurven des rechten kürzeren im Vergleich zum linken längeren Beines dargestellt. Ausgangspunkt für

98 Kompensationsmechanismen und Veränderungen

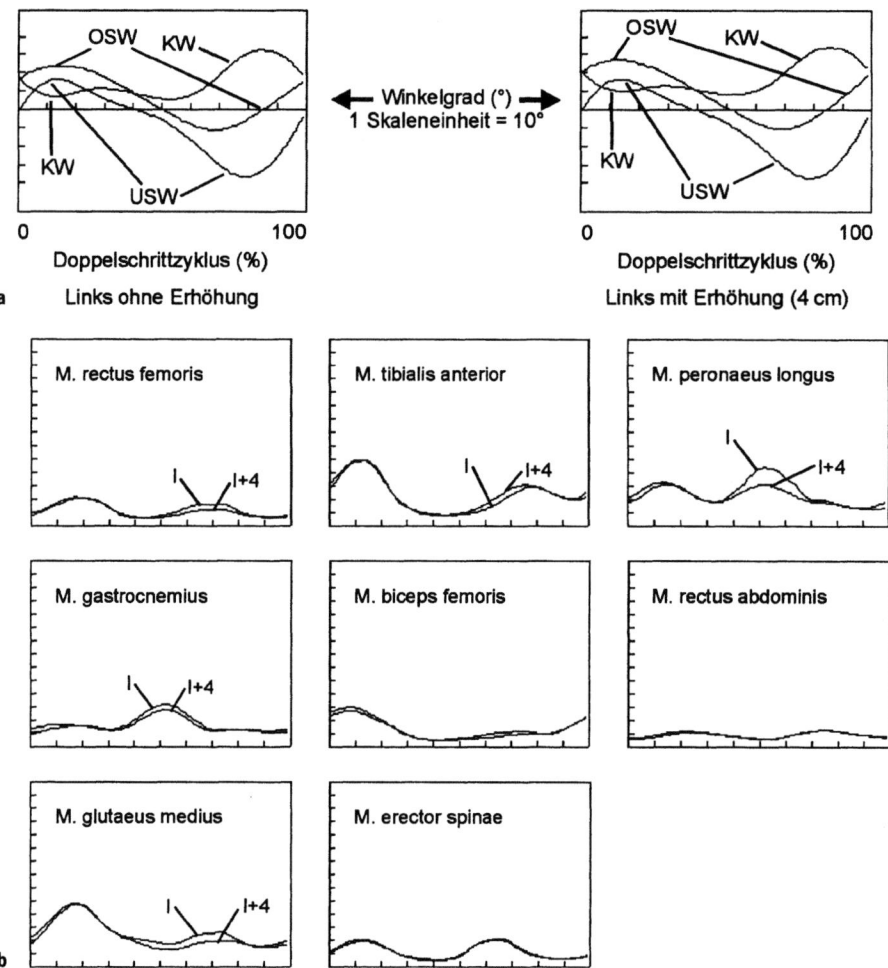

Abb. 6.7 a. Gruppenmittelwerte des Oberschenkelwinkels (*OSW*), Unterschenkelwinkels (*USW*) und des Kniewinkels (*KW*) der linken Körperseite aller jungen, gesunden Probanden beim Gehen auf ebener Strecke (linke Figur) und mit linksseitiger Erhöhung der Laufstrecke um 4 cm (rechte Figur). *Ordinate*: in allen entsprechenden Abbildungen Winkelgrad (°), 1 Skaleneinheit 10°; *Abszisse*: Doppelschrittverlauf (%). **b** EMG-Gruppenmittelwertskurven der linken Körperseite beim Gehen auf ebener Strecke (*l*) und mit linksseitiger Erhöhung der Laufstrecke um 4 cm (*l+4*)

die Einschätzung der hier beobachteten Unterschiede sind die in Abb. 5.22 und 5.23 dargestellten entsprechenden Mittelwertskurven der rechten und linken Seite der gleichen Probandengruppe beim Gehen ohne simulierte Beinlängendifferenz. Auffällig ist insbesondere die (gegenüber Abb. 5.22) erhöhte Verschiebung der Oberschenkelwinkelkurve des relativ verlängerten linken Beines zu positiven Winkel-

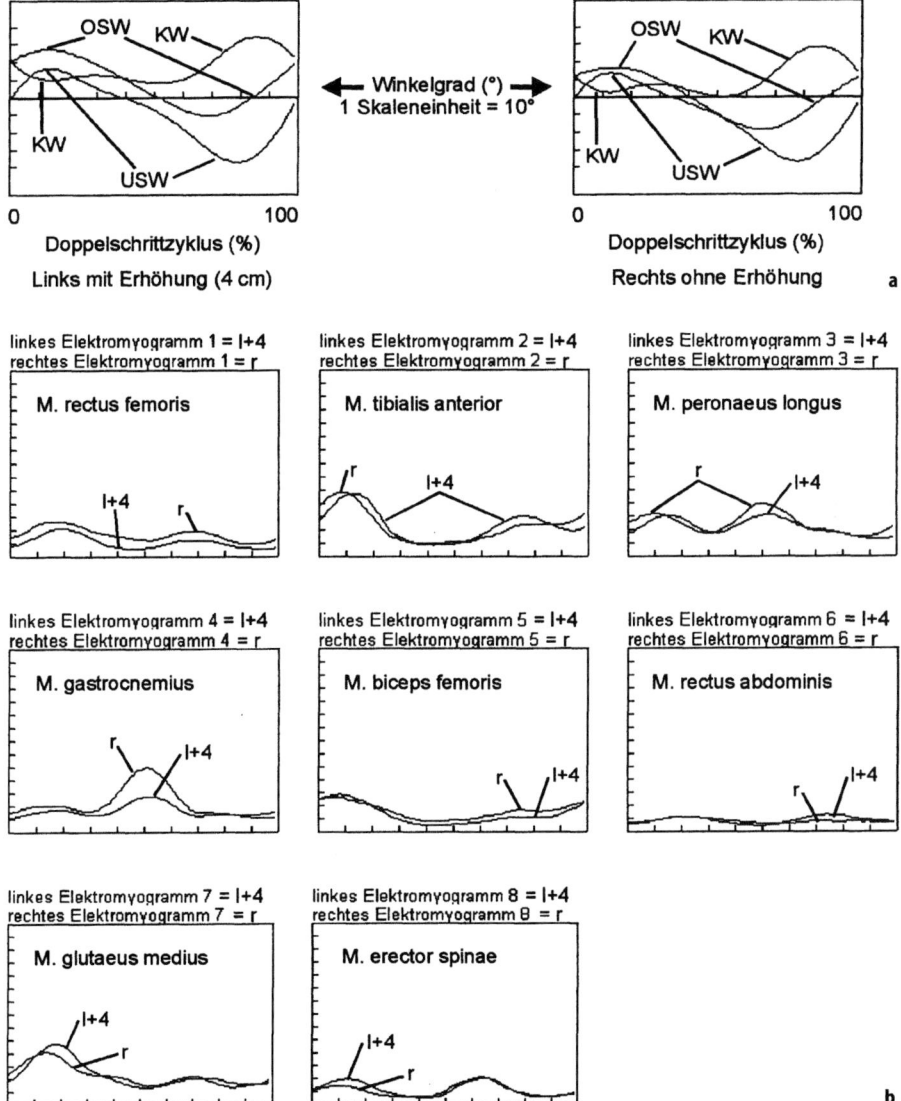

Abb. 6.8 a. Ober- (*OSW*), Unterschenkel- (*USW*) und Kniewinkelkurven (*KW*) der linken Körperseite mit Erhöhung der Laufstrecke um 4 cm sowie der relativ kürzeren rechten Körperseite aller jungen, gesunden Probanden. b EMG-Gruppenmittelwertskurven der linken (*l*) und der rechten (*r*) Körperseite beim Gehen mit linksseitiger Erhöhung der Laufstrecke um 4 cm

werten (Oberschenkelbewegung nach vorne) im Vergleich zur rechten Körperseite. Diese Veränderung erwies sich in der statistischen Analyse als hochsignifikant (Anhang D, Tabelle D.3 und D.4). Hieraus ergibt sich auch eine entsprechende Verschiebung der Kniewinkelkurve zu höheren Werten.

Beim Links-Rechts-Vergleich ohne simulierte Beinlängendifferenz ließen sich bei den Mm. rectus femoris, tibialis anterior und biceps femoris in Teilbereichen des Doppelschrittes statistisch signifikante Aktivitätsdifferenzen darstellen, nicht jedoch bei allen anderen untersuchten Muskeln. Wir finden jetzt eine statistisch hochsignifikant erhöhte Aktivität beim rechten M. gastrocnemius, die auf eine verstärkte Plantarflexion mit Spitzfußstellung während der Standphase des kürzeren Beins hinweist. Die höhere Aktivität des rechten M. peronaeus longus in dieser Doppelschrittphase erweist sich ebenfalls als statistisch signifikant (Anhang D, Tabelle D.3 und D.4).

Offensichtlich verschwinden bei der Mittelung über die Gruppe viele der muskulären Aktivitätsveränderungen, die bei einer simulierten Beinlängendifferenz von 4 cm bei der exemplarisch dargestellten einzelnen Probandin deutlich zu sehen waren. Dies deutet darauf hin, dass verschiedene Individuen in ihrem Muskelaktivierungsbild spontan sehr unterschiedlich auf die ihnen vorgegebene Änderung der Gehbedingung reagieren. Dies ist auch eine Folge der, auch beim Normalgang beobachteten, großen interindividuellen Variationsbreite der Muskelaktivitätskurven. Die im Gruppenmittel verbleibenden Veränderungen deuten jedoch darauf hin, dass eine vermehrte Knieflexion in Kombination mit einer verminderten Plantarflexion im längeren Bein sowie eine Spitzfußstellung im kürzeren Bein überwiegend gewählte Mechanismen zur Kompensation der simulierten Beinlängendifferenz sind.

6.2.3
Ergebnisse der Probandengruppe mittleren Alters

Beim Vergleich der Gruppenmittelwertskurven beim Gehen auf ebener Laufstrecke mit denen nach simulierter Verlängerung des linken Beines fällt auf dieser Körperseite wieder eine Kompensation durch vermehrte Knieflexion auf, die jedoch in ihrem Ausmaß wesentlich geringer ist als in der jungen Probandengruppe. Auffällig ist weiterhin, dass die Oberschenkelbewegungen weitgehend gleich bleiben, während die Ausschläge des Unterschenkelwinkels größer sind und die vordere Umkehrphase verkürzt ist (Abb. 6.9a).

Die beobachteten Muskelaktivitätsänderungen, in Abb. 6.9b dargestellt, sind ebenfalls vergleichsweise gering. Die Mm. tibialis anterior, peronaeus longus, biceps femoris, rectus abdominis, glutaeus medius und erector spinae zeigen nahezu gleiche Aktivität in Amplitudenhöhe und -form. Lediglich bei den Mm. rectus femoris und gastrocnemius sind jeweils im Bereich des Hauptmaximums bei simulierter Beinverlängerung kleine Aktivitätserniedrigungen zu sehen, die sich bei der statistischen Analyse aber nur im Falle des M. gastrocnemius als auffällig erweisen (Anhang D, Tabelle D.3 und D.4).

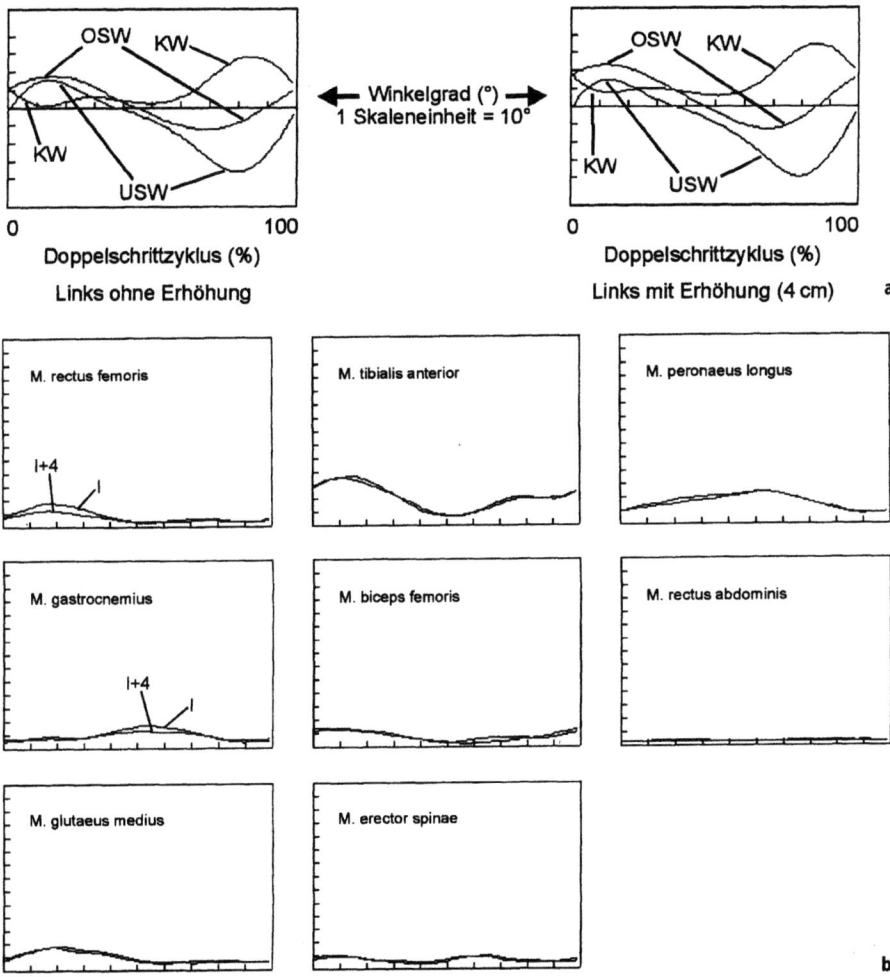

Abb. 6.9 a. Gruppenmittelwerte des Oberschenkelwinkels (*OSW*), Unterschenkelwinkels (*USW*) und des Kniewinkels (*KW*) der linken Körperseite aller mittleren, gesunden Probanden beim Gehen auf ebener Strecke (linke Figur) und mit linksseitiger Erhöhung der Laufstrecke um 4 cm (rechte Figur). **b** EMG-Gruppenmittelwertskurven der linken Körperseite beim Gehen auf ebener Strecke (*l*) und mit linksseitiger Erhöhung der Laufstrecke um 4 cm (*l+4*)

Der Vergleich des relativ längeren linken mit dem kürzeren rechten Bein (Abb. 6.10a und 6.10b) zeigt im Gruppenmittel erneut die vermehrte Knieflexion des linken Beines, wobei im Unterschied zur jungen Probandengruppe die Oberschenkelbewegung nur in der ersten Hälfte des Doppelschrittes erhöht ist und sich dann wieder weitgehend angleicht. In der hinteren Umkehrphase überwiegt sodann ein vermehrter Bewegungsausschlag des linken Unterschenkels. Dies bedeu-

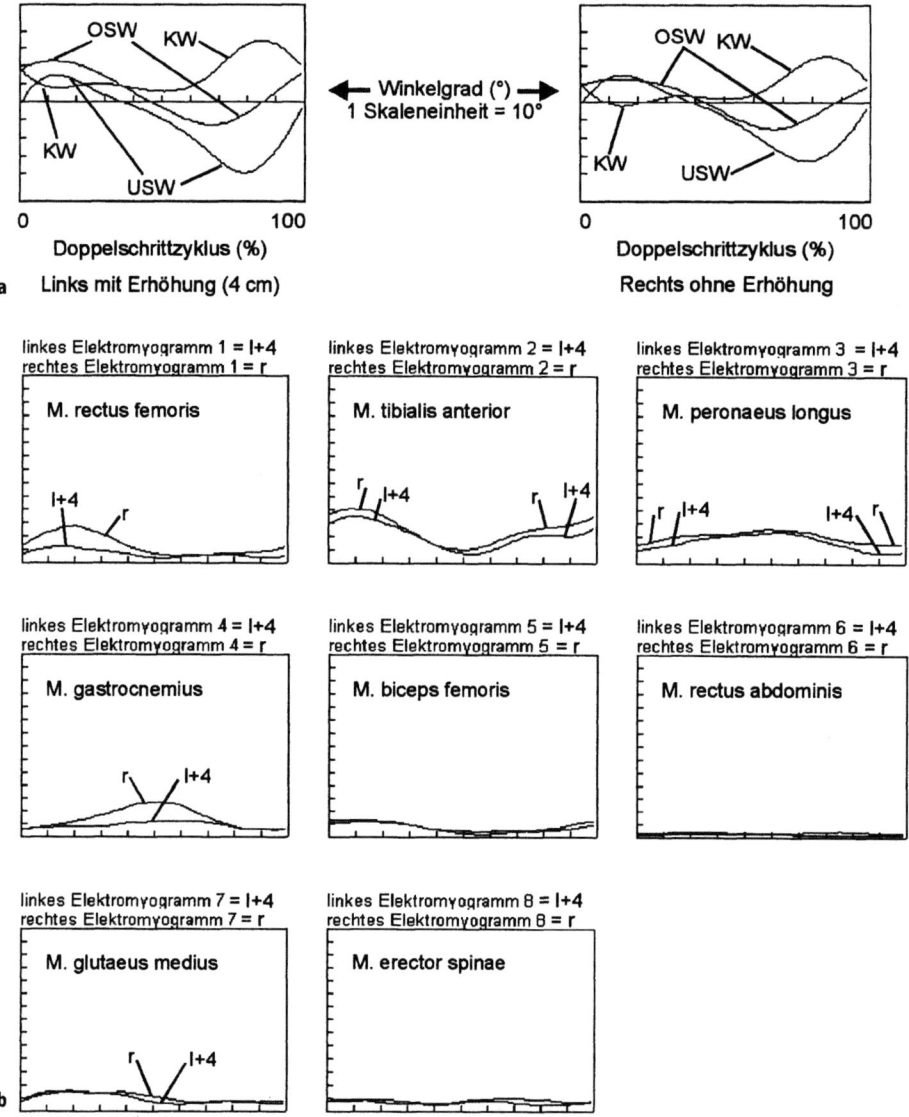

Abb. 6.10 a. Ober- (*OSW*), Unterschenkel- (*USW*) und Kniewinkelkurven (*KW*) der linken Körperseite mit Erhöhung der Laufstrecke um 4 cm sowie der relativ kürzeren rechten Körperseite aller gesunden Probanden mittleren Lebensalters. b EMG-Gruppenmittelwertskurven der linken (*l+4*) und der rechten (*r*) Körperseite beim Gehen mit linksseitiger Erhöhung der Laufstrecke um 4 cm

tet, dass beim Vorschwingen des Beines das Hüftgelenk vermehrt gebeugt (der Oberschenkel weiter nach vorne oben bewegt) werden muss, um den Fuß des längeren Beines nach vorne bringen zu können. In der hinteren Umkehrphase wird durch vermehrte Knieflexion eine Bodenberührung des längeren Beines vermieden. Die vorhandenen Daten reichten hier aber nicht aus, um eine statistische Signifikanz dieser beobachteten Seitendifferenzen im Winkelverlauf nachweisen zu können. Lediglich die beobachtete Differenz im Gruppenmittel des Unterschenkelwinkelmaximums erwies sich als statistisch auffällig (Anhang D, Tabelle D.3 und D.4).

Die Veränderungen der Muskelaktivität entsprechen im Wesentlichen denen der jungen Probandengruppe. Der M. gastrocnemius weist für das Hauptmaximum eine erhebliche, statistisch signifikante Reduktion der elektromyographischen Aktivität am längeren Bein auf als Ausdruck eines verminderten Kraftbedarfs bei der Plantarflexion. Die augenscheinlich im Gruppenmittel erniedrigte Aktivität des linken M. rectus femoris erweist sich statistisch als weder signifikant noch auffällig (Anhang D, Tabelle D.3 und D.4).

6.2.4
Ergebnisse der Probandengruppe höheren Alters

Der Vergleich der Winkelkurven des linken Beines mit und ohne simulierte Beinlängendifferenz zeigt erneut die Kompensation der Verlängerung mit deutlich vermehrter Knieflexion, insbesondere in der vorderen Umkehrphase (Abb. 6.11). Die entsprechenden Differenzen in den Ober- und Unterschenkelwinkelkurven sind statistisch auffällig. Auch in der älteren Probandengruppe überwiegt hierbei der vergrößerte Oberschenkelausschlag, der sich in der zweiten Hälfte des Doppelschrittes wieder angleicht. Auch hier findet sich eine erniedrigte Amplitude des M. gastrocnemius am längeren Bein, die in Intervall 1, 5, 9 und 10 einen signifikanten Unterschied aufweist. Der M. tibialis anterior weist dagegen am längeren Bein in Teilbereichen eine signifikant erhöhte Amplitude auf (Anhang D, Tabelle D.3 und D.4). Das 2. Maximum des M. glutaeus medius zeigt am längeren Bein eine signifikant erhöhte Amplitude.

Der Vergleich der Kniewinkelkurven des längeren linken und des kürzeren rechten Beines ergibt einen ähnlichen Befund wie bei der jungen Probandengruppe (Abb. 6.12a). Im gesamten Gangzyklus zeigt sich eine erhöhte Knieflexion des längeren Beines. Auffällig ist jedoch, dass dies hier sowohl aus einer erhöhten Oberschenkelwinkelamplitude zu Beginn des Doppelschrittzyklus als auch aus einer erhöhten Unterschenkelwinkelamplitude im weiteren Verlauf des Doppelschrittzyklus resultiert (Abb. 6.12a). Eine statistische Signifikanz lässt sich mit den vorhandenen Daten für diesen Effekt aber nicht nachweisen (Anhang D, Tabelle D.3 und D.4). Bei den Muskelaktivitäten zeigen sich beim Mm. gastrocnemius, glutaeus medius und erector spinae in Teilbereichen statistisch signifikante Unterschiede im Kurvenverlauf (Anhang D, Tabelle D.3 und D.4).

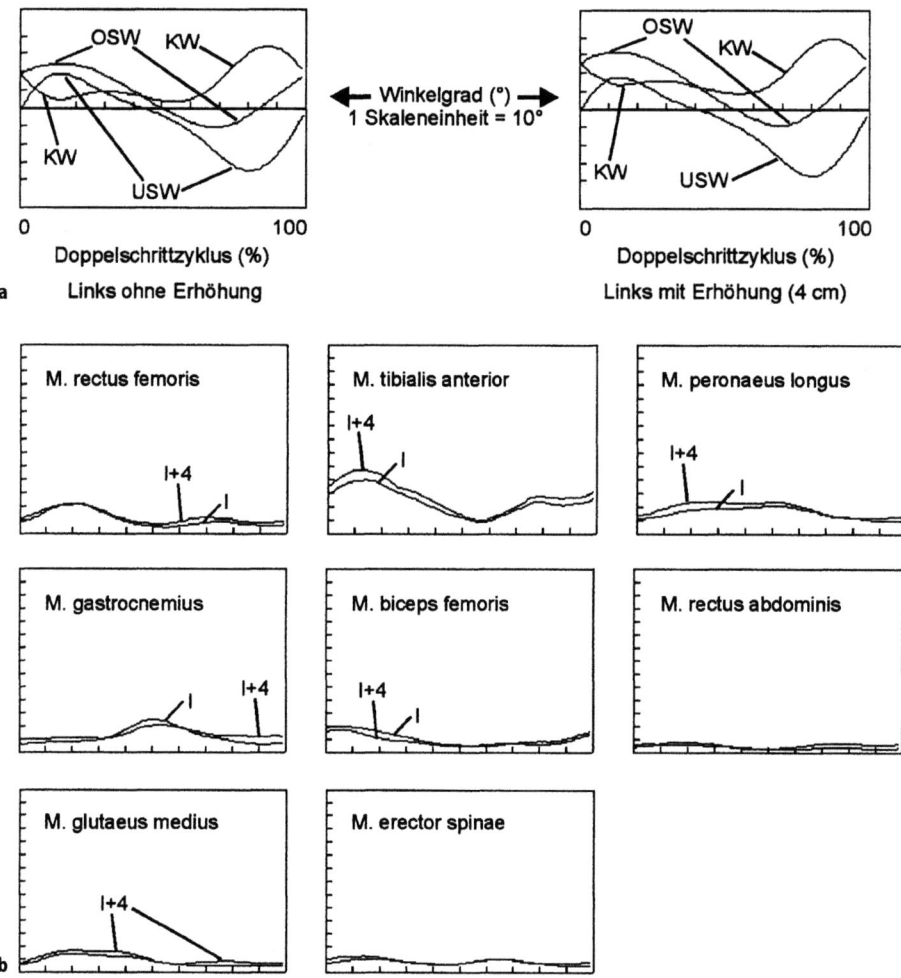

Abb. 6.11 a. Gruppenmittelwerte des Oberschenkelwinkels (*OSW*), Unterschenkelwinkels (*USW*) und des Kniewinkels (*KW*) der linken Körperseite aller älteren, gesunden Probanden beim Gehen auf ebener Strecke (linke Figur) und mit linksseitiger Erhöhung der Laufstrecke um 4 cm (rechte Figur). **b** EMG-Gruppenmittelwertskurven der linken Körperseite beim Gehen auf ebener Strecke (*l*) und mit linksseitiger Erhöhung der Laufstrecke um 4 cm (*l+4*)

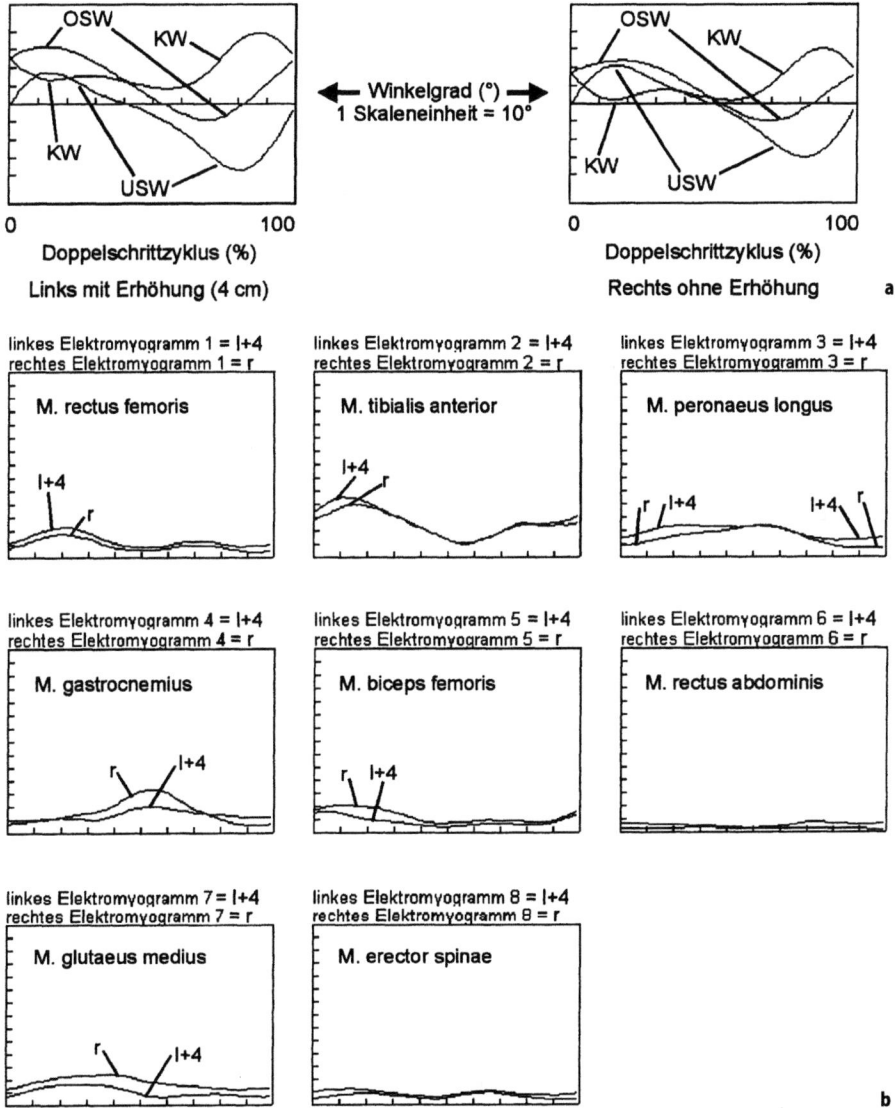

Abb. 6.12 a. Ober- (*OSW*), Unterschenkel- (*USW*) und Kniewinkelkurven (*KW*) der linken Körperseite mit Erhöhung der Laufstrecke um 4 cm sowie der relativ kürzeren rechten Körperseite aller älteren, gesunden Probanden. **b** EMG-Gruppenmittelwertskurven der linken (*l+4*) und der rechten (*r*) Körperseite beim Gehen mit linksseitiger Erhöhung der Laufstrecke um 4 cm

6.2.5
Zusammenfassung

Die bei experimentell simulierter Beinlängendifferenz nachweisbaren Kompensationsmechanismen zeigen deutliche Unterschiede zwischen den verschiedenen Altersgruppen. Die relative Verlängerung des linken Beines durch Unterlegen eines Brettes von 4 cm Höhe wurde in allen Gruppen spontan kompensiert mit einer Erhöhung des Kniewinkels im gesamten Schrittzyklus, die im Ausmaß nahezu identisch war. In der jungen Probandengruppe wurde dies erreicht durch vermehrten und verlängerten Ausschlag des Oberschenkelwinkels in der vorderen Umkehrphase des längeren Beines bei nahezu gleichbleibendem Unterschenkelwinkel. Demgegenüber steht eine verkürzte, in der Amplitude reduzierte Bewegung des Oberschenkels nach hinten in der 2. Hälfte des Schrittzyklus.

In der Gruppe der Probanden mittleren Alters findet sich eine gleichgroße Erhöhung des Oberschenkelwinkels der linken Seite, die jedoch im Seitenvergleich nur wenig verlängert ist und sich zudem in der 2. Hälfte des Doppelschritts wieder der rechten Seite angleicht. Dem gegenüber kommt es jedoch in der hinteren Umkehrphase zu einem vermehrten Ausschlag des Unterschenkelwinkels der linken Seite.

In der Gruppe der Probanden höheren Alters ist dieser Effekt noch wesentlich verstärkt, hier weist der Unterschenkelwinkel in der vorderen Umkehrphase eine deutlich verkürzte und im Ausmaß reduzierte Amplitude auf, in der hinteren Umkehrphase findet sich der gegenteilige Effekt. Der Oberschenkelwinkel hingegen zeigt lediglich in der 1. Hälfte des Schrittzyklus eine erhöhte Amplitude, gleicht sich jedoch kurz nach der Lastaufnahme wieder der Gegenseite an.

Allen Altersgruppen gemeinsam ist eine reduzierte Aktivität des M. tibialis anterior kurz vor und während des Fußaufsetzens sowie des M. gastrocnemius in der mittleren Rückdrehphase. Eine Kompensation über den M. glutaeus medius erfolgt dagegen im Wesentlichen nur in der jungen Probandengruppe, mit erhöhter Aktivität vor und während des Fußaufsetzens sowie verlängerter Aktivität beim Abheben des linken Fußes.

> **FAZIT** Aus den bei dieser Studie eindeutig nachweisbaren Veränderungen der Muskelaktivitäten und der Beinbewegung bei der experimentellen Simulation einer Beinlängendifferenz folgern wir, dass die beschriebene Untersuchungstechnik, bei strenger Beachtung der methodischen Kautelen, ein geeignetes Instrument zur gezielten Untersuchung und Klärung artverwandter klinischer Fragestellungen darstellt.

Vergleich der Winkelkurven und EMG-Signale von Patienten mit unilateraler Coxarthrose und von Patienten mit einer unilateralen Gonarthrose

Da sich unsere Methodik in der in Kap. 6 beschriebenen Untersuchung zur experimentellen Simulation einer klinischen Fragestellung grundsätzlich bewährt hatte, sollte in weiteren Versuchsreihen ihre klinische Anwendbarkeit bei der Patientenuntersuchung getestet werden. Hierbei sollte vor allem untersucht werden, ob und in welcher Weise sich die mit unserer Methode ermittelten Winkelverläufe und EMG-Aktivitäten im Rahmen einer orthopädischen Grunderkrankung vom normalen Gangbild einer vergleichbaren Altersgruppe unterscheiden.

Wir wählten hierzu Patienten mit einer Arthrose des Hüft- oder Kniegelenkes, wie sie zur täglichen Routine einer orthopädischen Klinik und Praxis gehören. Im Vordergrund stehen bei diesen Patienten Beschwerden bei Belastung, Funktionseinschränkungen und, durch Schonung des betroffenen Gelenkes, nicht selten auch Überlastungsschmerzen anderer Gelenke. Ein heute anerkanntes Therapiekonzept besteht, nach Versagen aller konservativen Behandlungsmethoden, in der Implantation einer Totalendoprothese, um dem Patienten Schmerzfreiheit und eine Funktionsverbesserung zu ermöglichen.

Wichtiger Bestandteil sowohl der konservativen Therapie als auch der Rehabilitation ist die konsequente Physiotherapie, deren erfolgreicher Einsatz jedoch als wesentliche Voraussetzung hat, die beim einzelnen Patienten vorherrschende Problematik zu erkennen und zielgerichtet zu therapieren. Hierbei spielt insbesondere der Aufbau der durch Schmerzvermeidung geschonten und atrophierten Muskulatur eine wesentliche Rolle. Dieser Vorschaden der Muskulatur wird zusätzlich verstärkt durch das operative Trauma. Weiterhin kommt der Gangschulung des Patienten große Bedeutung zu, da hiermit möglicherweise eine Überlastung anderer Gelenke vermieden werden kann und postoperativ die funktionelle Integration der mit dem neuen Gelenk einhergehenden biomechanischen Veränderungen in den normalen Gang erlernt werden muss.

Die alleinige visuelle Aufnahme des Gangbildes und der Normabweichungen lässt viele wertvolle Informationen verloren gehen, da viele Abläufe zu schnell oder auch zu diskret sind, um in Gänze erfasst werden zu können. Die dem Therapeuten zur Verfügung stehenden Parameter zur Beurteilung des Therapieerfolges bestehen, neben der klinischen Beobachtung und Untersuchung, im Wesentlichen aus Röntgenaufnahmen und subjektiven Einschätzungen durch den Patienten. Letztere können erheblich beeinflusst sein von der individuellen Erwartungshaltung, der Selbsteinschätzung sowie von der Arzt-Patient-Beziehung.

Die kinematische Ganganalyse und die dynamische Elektromyographie können unseres Erachtens hilfreiche Zusatzinformationen liefern über die Auswirkungen der Erkrankung auf die Kinematik und die muskuläre Aktivierung im Gangablauf. Anhand der dadurch gewonnenen Informationen können beim Patienten bestehende Defizite aufgedeckt und seine weitere Rehabilitation zielgerichtet gesteuert werden.

Die in den vorausgehenden Kapiteln durchgeführten Grundlagenuntersuchungen lassen jedoch auch wesentliche Limitationen der Anwendung erkennen. Die große Variationsbreite möglicher Aktivierungsmuster und Winkelverläufe im Normalkollektiv macht eine einfache Zuordnung im Sinne von „normal" und „pathologisch" schwierig. Darüber hinaus sind Mittelungen über eine Patientengruppe nicht für alle Fragestellungen hilfreich, da bei diesen zwar die den meisten Patienten gemeinsamen Muster hervortreten, wertvolle Informationen über die Einzelperson jedoch verloren gehen können.

7.1
Vergleich der Winkelkurven und EMG-Signale von Patienten mit einer unilateralen Coxarthrose

7.1.1
Patientengut

Im Rahmen dieser Studie konnten 27 Patienten mit einer Coxarthrose mit der vorausgehend beschriebenen Methodik untersucht werden. Dabei waren 17 Patienten weiblichen, 10 männlichen Geschlechtes. Das Alter der Patienten reichte von 30–83 Jahren, der Altersmittelwert betrug 65,3 Jahre. Die Mittelwerte der Körpergröße und des Körpergewichtes betrugen 166,4 cm (151–180 cm) bzw. 75 kg (56–92 kg).

Ausschlusskriterien für die Aufnahme in unsere Studie waren aus methodischen Gründen bereits implantierte Endoprothesen anderer Gelenke der unteren Extremität, Instabilitäten des oberen Sprunggelenkes und Kniegelenkes, Bandscheibenvorfälle, Frakturen der unteren Extremität mit Achsverschiebungen, neurologische Erkrankungen, Systemerkrankungen, z. B. Morbus Bechterew und Muskeldystrophien, sowie sämtliche Erkrankungen, die mit einer Einschränkung des Gleichgewichtes oder der muskulären Innervation einhergehen konnten. Die Patienten wurden anhand des in Anhang A aufgeführten Untersuchungsbogens untersucht.

Um einen grundsätzlichen Überblick über die Zusammensetzung des Patientenkollektivs zu geben, erfolgte aus den Angaben zu Schmerz sowie den Ergebnissen der Bewegungs- und Funktionsprüfung die Einstufung jedes Patienten nach den Scores von Merle D'Aubigné und Charnley, deren Bewertungskriterien in Anhang B aufgeführt sind.

7.1.2
Ergebnisse der klinischen Untersuchung

Bei 22 der Patienten bestand eine idiopathische Coxarthrose, 2-mal lagen eine Dysplasiecoxarthrose und 3-mal eine Hüftkopfnekrose vor. In 20 Fällen war die rechte, in 7 Fällen die linke Hüfte betroffen. Bei 13 der Patienten bestanden Schmerzen des Hüftgelenkes seit mehr als 2 Jahren, 7 Patienten klagten über Schmerzen seit 1–2 Jahren, 6 Patienten seit weniger als 1 Jahr, 1 Patient war schmerzfrei. Nur einer der Patienten klagte über Schmerzen auch der kontralateralen Seite.

Die Bewegungsumfänge der Hüftgelenke entsprechend der Neutral-Null-Methode sind in Tabelle 7.1 dargestellt. Hieraus geht hervor, dass die Patienten zwar deutlich, aber nicht hochgradig in ihrer Beweglichkeit der betroffenen Seite einge-

Tabelle 7.1. Bewegungsumfänge der Hüftgelenke im Seitenvergleich

Bewegungsumfang	Erkranktes Hüftgelenk	Gesundes Hüftgelenk
Flexion		
>120°	1	8
120°–101°	5	13
100°–80°	18	6
<80°	3	0
Abduktion		
>30°	3	10
30°–21°	6	12
20°–10°	17	5
<10°	1	0
Adduktion		
>30°	1	1
30°–21°	12	12
20°–10°	7	7
<10°	7	7
Innenrotation		
>30°	0	11
30°–21°	1	10
20°–10°	9	6
<10°	17	0
Außenrotation		
>30°	1	8
30°–21°	5	6
20°–10°	12	11
<10°	9	2

schränkt waren. Dies ist dadurch bedingt, dass aus methodischen Gründen nur Patienten untersucht werden konnten, die noch ohne Gehhilfe gehen konnten.

Eine Beinverkürzung zwischen 0,5 und 2 cm bestand bei 12 Patienten. Bei 7 Patienten war die erkrankte Seite betroffen, bei 5 die kontralaterale Seite. Bei 13 Patienten war der Oberschenkelumfang der ipsilateralen Seite reduziert, hiervon 5-mal um mehr als 2 cm. Bei 6 Patienten war der kontralaterale Oberschenkelumfang diskret verkleinert, jedoch bei keinem Patienten mehr als 2 cm. Bei 8 der Patienten war der gemessene Umfang seitengleich. Zusätzlich war der Unterschenkelumfang der ipsilateralen Seite 10-mal reduziert, bei 5 Patienten um mehr als 1 cm.

Der aus den Untersuchungsbefunden erstellte Score nach Merle D'Aubigné geht aus Tabelle 7.2 hervor. Erwartungsgemäß war die wesentliche Beeinträchtigung der Patienten gegeben durch den Schmerz. In den Bereichen Funktion und Bewegung erzielten die Patienten noch relativ gute Werte.

Nach der von Merle D' Aubigné vorgeschlagenen funktionellen Bewertung (Tabelle 7.3) zeigt sich, dass der Leidensdruck der Patienten hoch war, mit 22 „schlechten" Bewertungen. Entsprechend zeigt der Score nach Charnley (Tabelle 7.4) ebenfalls den Schmerz als Hauptproblem der Patienten.

Tabelle 7.2. Anzahl von Patienten mit Punktwerten entsprechend dem Score nach Merle D'Aubigné

Punkte	Schmerz	Funktion	Bewegung
0	10	0	2
1	8	0	0
2	3	3	2
3	3	7	2
4	2	6	8
5	0	10	9
6	1	1	4
Patientenzahl n	27	27	27

Tabelle 7.3. Absolute Wertung nach Merle D'Aubigné

Punktzahl	Wertung	Anzahl der Patienten
11–12	Sehr gut	0
10	Gut	0
9	Mittel	1
8	Mäßig	4
≤7	Schlecht	22
Patientenzahl n		27

Tabelle 7.4. Anzahl Patienten mit Punktwerten gemäß dem Score nach Charnley

Punkte	Schmerz	Funktion	Bewegung
1	10	0	1
2	8	0	1
3	5	3	0
4	3	7	15
5	0	7	9
6	1	10	1
Patientenzahl n	27	27	27

7.1.3
Verlauf der Winkelkurven der Coxarthrosepatienten im Links-Rechts-Vergleich

Wie in Kap. 5 ausgeführt, zeigt sich im Normalkollektiv mittleren und höheren Alters im zeitlichen Verlauf der Winkelkurven im Mittel eine deutliche Symmetrie beim Vergleich der beiden Körperseiten. Ausgehend von der klinischen Beobachtung, dass bei einer Arthrose des Hüftgelenkes das gleichseitige Bein geschont wird, in ausgeprägten Fällen als Schmerz- oder Schonhinken, sollen im Folgenden die Winkelverläufe der erkrankten und gesunden Extremität des Patientenkollektives unter diesem Aspekt verglichen werden. Die in Abb. 7.1 dargestellten Winkelkurven der erkrankten und gesunden Seite zeigen jeweils den Unterschenkelwinkel (USW), den Kniewinkel (KW) sowie den Oberschenkelwinkel (OSW).

Das Maximum des Unterschenkelwinkels liegt auf beiden Seiten zeitgleich bei 12% des Doppelschrittzyklus. Das Unterschenkelwinkelminimum liegt auf der betroffenen Seite bei 78%, kontralateral bei 81%. Die leicht erhöhte Amplitude des

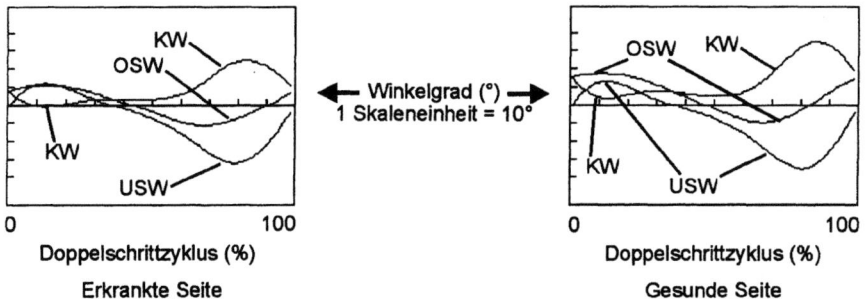

Abb. 7.1. Gruppenmittelwerte des Oberschenkelwinkels (OSW), Unterschenkelwinkels (USW) und des Kniewinkels (KW) der erkrankten Körperseite aller Hüftpatienten (linke Figur) sowie der gesunden Körperseite (rechte Figur) beim Gehen auf ebener Laufstrecke. *Ordinate:* in allen entsprechenden Abbildungen Winkelgrad (°), 1 Skaleneinheit 10°; *Abszisse:* Doppelschrittverlauf (%)

Unterschenkelwinkelminimums der gesunden Seite ist statistisch deutlich. Der Oberschenkelwinkel weist ebenfalls zeitgleich sein erstes Maximum auf, der Nulldurchgang erfolgt jedoch auf der erkrankten Seite früher. Das Minimum liegt erneut zeitgleich. Auffällig ist zudem eine deutlich reduzierte Amplitude des Oberschenkelbewegungsumfanges in der vorderen Umkehrphase. Hier ergab sich im Bereich zwischen 0 und 10% (Intervall 1) ein statistisch signifikanter Unterschied.

Insgesamt ergeben sich somit als wesentliche kinematische Befunde im Gruppenmittel auf der erkrankten Seite ein deutlich reduzierter Bewegungsumfang des Oberschenkels beim Vorschwingen als Ausdruck einer eingeschränkten Beweglichkeit des Hüftgelenks in der Dynamik der Gehbewegung sowie eine Reduktion der Unterschenkelrückwärtsbewegung.

7.1.4
Verlauf der EMG-Kurven der Coxarthrosepatienten im Links-Rechts-Vergleich

In der folgenden Darstellung sind jeweils die Gruppenmittelwerte der EMG-Aktivitäten des gesunden Beines (g) denen des kranken Beines (k) gegenübergestellt (Abb. 7.2). Die grundsätzliche zeitliche Verlaufscharakteristik der Gruppenmittel-

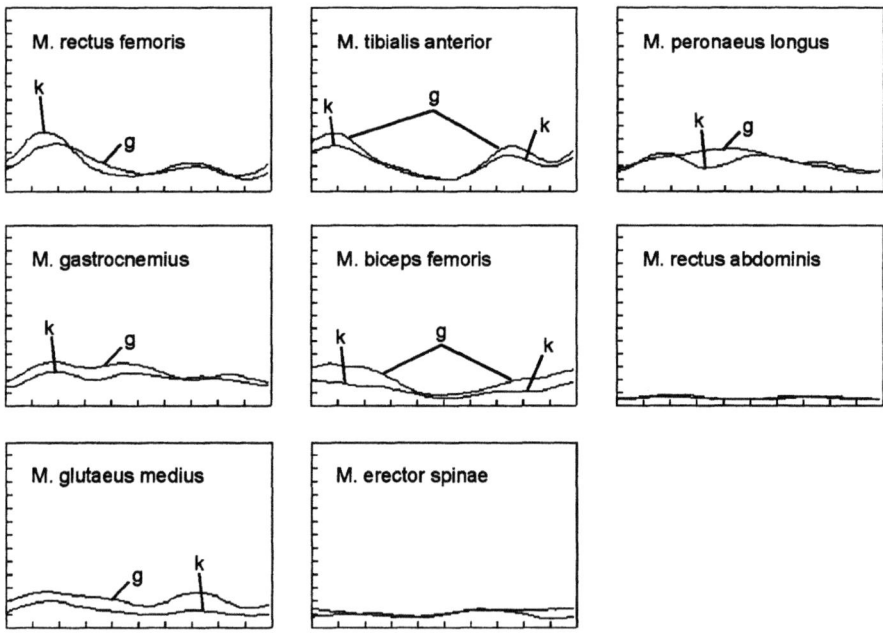

Abb. 7.2. EMG-Gruppenmittelwertkurven der erkrankten (k) und gesunden (g) Körperseite der Hüftpatienten beim Gehen auf ebener Laufstrecke. *Ordinate*: willkürliche, in allen Abbildungen gleiche Einheiten der EMG-Aktivität (1 Teilstrich entspricht 33 µV), *Abszisse*: Doppelschrittzyklus (0–100%)

werte der EMG-Aktivitäten aller untersuchten Muskeln ist auf beiden Körperseiten ähnlich. Die in den Amplitudenhöhen beobachteten Differenzen erweisen sich in der statistischen Analyse in den meisten Fällen nach dem Bonferroni-Kriterium als weder signifikant noch auffällig. Lediglich die Aktivitätsdifferenzen des M. peroneus longus im Intervall 4 und des M. biceps femoris am Ende des Doppelschrittzyklus sind statistisch auffällig.

Insgesamt kann somit aus diesen Daten bei den untersuchten Patienten nicht auf wesentliche gruppenspezifische Gemeinsamkeiten einer Seitenasymmetrie der Muskelaktivitätscharakteristik geschlossen werden.

7.1.5
Vergleich der Winkelkurven und EMG-Aktivitäten der Patientengruppe mit denen der gesunden Probandengruppe höheren Lebensalters

In einer weiteren Datenanalyse wurden die in der präoperativen Untersuchung bei den Patienten gewonnenen Befunde mit den Ergebnissen von gesunden Probanden verglichen. Aufgrund des Durchschnittsalters der Patienten von 65,3 Jahren erfolgte dies mit den gesunden Probanden höheren Lebensalters. Ausgehend von der im Gruppenmittel in diesem Normalkollektiv gefundenen weitgehenden Symmetrie beider Körperhälften wurde einheitlich deren linke Körperseite für diesen Vergleich herangezogen. Die statistische Analyse dieses Gruppenvergleiches ist in Anhang D, Tabelle D5, dargestellt (Wilcoxon-Test für unverbundene Stichproben mit anschließendem Bonferroni-Kriterium).

7.1.5.1
Vergleich der Winkelkurven des erkrankten Beines der Hüftpatienten mit denen des linken Beines der Probandengruppe höheren Lebensalters

Das Unterschenkelwinkelmaximum liegt in der Patientengruppe und in der Probandengruppe annähernd zeitgleich bei 12% bzw. 15%. Der Nulldurchgang erfolgt jedoch früher bei 37%, gegenüber 43% bei den Gesunden. Das Unterschenkelwinkelminimum liegt bei 78% in der Patientengruppe und 81% in der gesunden Vergleichsgruppe. Die Amplitude der Unterschenkelwinkelkurve der erkrankten Körperseite der Patienten ist nahezu in der gesamten vorderen Umkehrphase statistisch signifikant niedriger als im gesunden Vergleichskollektiv (Abb. 7.3).

Auch beim Oberschenkelwinkel ist die Amplitude der Patientengruppe in der vorderen Umkehrphase gegenüber der Probandengruppe statistisch signifikant reduziert, der Nulldurchgang erfolgt deutlich früher. Die somit in der Gehdynamik beobachtete Reduktion der Winkelamplituden sowohl des Ober- als auch des Unterschenkels gegenüber den gesunden Probanden vergleichbaren Alters ergibt einen objektiven Eindruck von der Gehbehinderung der Coxarthrosepatienten.

114　Vergleich der Winkelkurven und EMG-Signale

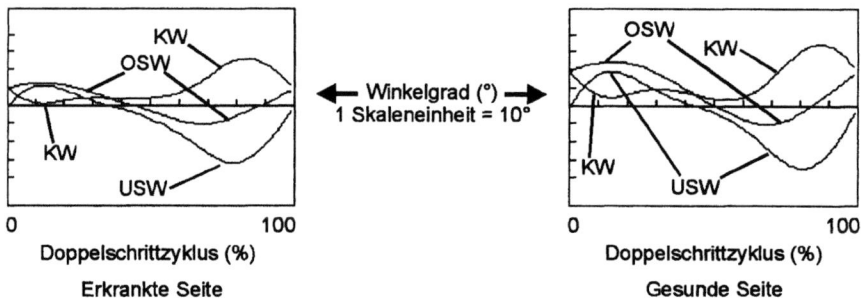

Abb. 7.3. Gruppenmittelwerte des Oberschenkelwinkels (*OSW*), Unterschenkelwinkels (*USW*) und des Kniewinkels (*KW*) der erkrankten Körperseite der Hüftpatienten (linke Figur) sowie der linken Körperseite der älteren Probandengruppe (rechte Figur) beim Gehen auf ebener Laufstrecke

7.1.5.2
Vergleich der EMG-Aktivitäten der erkrankten Körperseite der Patienten mit denen der linken Körperseite der gesunden Probandengruppe höheren Lebensalters

Der Vergleich der Muskelaktivitätskurven des erkrankten Beines der Patientengruppe präoperativ (k) mit dem linken Bein der Probandengruppe höheren Lebensalters (lä) ergibt in einigen Muskeln deutliche Unterschiede (Abb. 7.4).

Der M. rectus femoris der Patientengruppe weist auch bei den Coxarthrosepatienten einen 2-gipfligen Verlauf mit ähnlicher Lage der Maxima auf. Auffällig ist jedoch, dass beide Maxima statistisch signifikant höher als in der Vergleichsgruppe sind (Anhang D, Tabelle D.5). Offenbar wird sowohl die Hüftbeugung als auch die Kniestreckung bei den Patienten durch diesen Muskel stärker unterstützt als bei den gesunden Vergleichsprobanden.

Der M. tibialis anterior zeigt in beiden Gruppen einen ähnlichen Verlauf mit doppelgipfliger Aktivität im Schrittzyklus. Die in den Mittelwertkurven beobachteten Amplitudendifferenzen zeigten sich in der statistischen Analyse als nicht signifikant oder auffällig. Die Aktivität des M. peronaeus weist in der Patientengruppe einen 2-gipfligen Verlauf auf. Bei den gesunden Vergleichsprobanden fehlt diese Strukturierung. Die statistische Analyse ergab hier jedoch keinen signifikanten Unterschied zwischen den Gruppen.

Der Mittelwert der Aktivität des M. gastrocnemius zeigt beim Vergleich der beiden Gruppen deutliche Unterschiede. Bei den gesunden Probanden befindet sich das charakteristische Maximum in der mittleren Rückdrehphase zur Anhebung des Körpergewichtes beim Lastwechsel. In der Patientengruppe hingegen fehlt diese Strukturierung. Auch im Anfangs- und Schlussbereich des Doppelschrittzyklus findet sich hier eine erhöhte Aktivität. Der Unterschied zu den gesunden Probanden erweist sich in der statistischen Analyse als signifikant (Anhang D, Tabelle D.5). Dieser Befund weist darauf hin, dass die muskuläre Kontrolle der

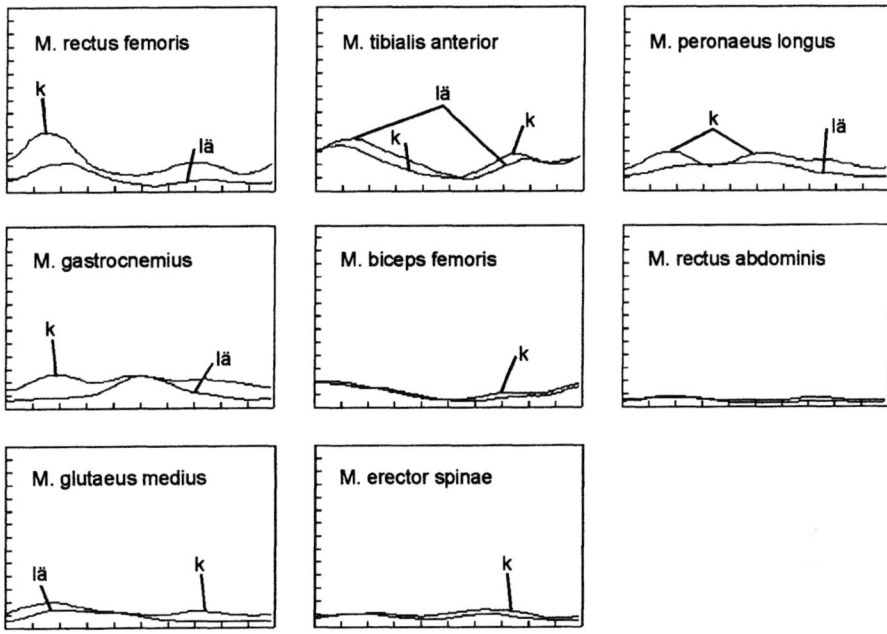

Abb. 7.4. EMG-Gruppenmittelwertskurven der erkrankten Körperseite aller Hüftpatienten (*k*) und der linken Körperseite des älteren Probandenkollektives (*lä*) beim Gehen auf ebener Laufstrecke

Fußabrollbewegung bei den Probanden im Mittel erheblichen Veränderungen unterworfen ist.

Der M. biceps femoris zeigt in der Patientengruppe eine nahezu identische Kurve in der ersten Hälfte des Doppelschrittzyklus. In der Patientengruppe zeigt sich im weiteren Verlauf der Kurve jedoch eine statistisch signifikant erhöhte Aktivität (Anhang D, Tabelle D.5). Der M. glutaeus medius der Patientengruppe zeigt im ersten Maximum eine (statistisch auffällige) höhere Amplitude und in der Standphase des kontralateralen Beines ein zweites Maximum (statistisch signifikant), das in der gesunden Vergleichsgruppe fehlt. Das erkrankte Hüftgelenk wird offensichtlich auch beim Durchschwingen des Beines vermehrt muskulär stabilsiert (Anhang D, Tabelle D.5).

7.2
Vergleich der Winkelkurven und EMG-Signale von Patienten mit einer unilateralen Gonarthrose

7.2.1
Patientengut

Insgesamt konnten 25 Patienten mit einer unilateralen Gonarthrose mit der o. a. Methode untersucht werden. Dabei waren 19 der Patienten weiblichen, 6 männlichen Geschlechtes. Das Alter der Patienten reichte von 53–84 Jahren, mit einem Altersmittelwert von 68,2 Jahren. Die Mittelwerte der Körpergröße und des Körpergewichtes betrugen 163,5 cm (152–178 cm) bzw. 76 kg (52–92 kg). Die Ausschlusskriterien für die Aufnahme in unsere Studie entsprachen denen des Hüftkollektives (Abschnitt 7.1). Die klinische Untersuchung erfolgte mit dem in Anhang A aufgeführten Untersuchungsbogen.

Um einen Überblick über die funktionelle Beeinträchtigung der Patienten durch die Erkrankung des Kniegelenkes zu erhalten, erfolgte die Erfassung der möglichen täglichen Aktivitäten nach Danielsson, deren Bewertungskriterien in Anhang B aufgeführt sind.

7.2.2
Ergebnisse der klinischen Untersuchung

Bei 24 Patienten bestand eine idiopathische Gonarthrose, nur 1-mal lag eine rheumatische Grunderkrankung vor, 14-mal war das rechte, 11-mal das linke Kniegelenk betroffen. Bei 14 Patienten bestand eine varische Beinachse der betroffenen Extremität, 2-mal bestand eine Valgusfehlstellung und 9-mal eine gerade Beinachse. Die von den Patienten angegebene Schmerzdauer reichte von 1/2–20 Jahren, mit einem Durchschnitt von 4,9 Jahren. Bei keinem Patienten bestanden Schmerzen der kontralateralen Seite.

Eine Beinverkürzung zwischen 0,5 und 2 cm bestand bei 9 Patienten. 4-mal war hiervon die kontralaterale Extremität betroffen. Eine Verschmälerung des ipsilateralen Oberschenkelumfanges wiesen 13 Patienten auf, hiervon 3-mal um mehr als 2 cm. Der ipsilaterale Unterschenkelumfang war 9-mal reduziert, 2-mal mehr als 2 cm. Eine Verschmälerung der kontralateralen Umfänge bestand nur 2-mal, in keinem Fall jedoch mehr als 2 cm.

Die Ergebnisse des Scores nach Danielsson gehen aus Tabelle 7.5 hervor. Wie aus den Tabellen 7.5 und 7.6 ersichtlich, wiesen auch die untersuchten Kniepatienten nur eine mäßiggradige Arthrose auf, da auch hier die bereits o. a. methodisch bedingte Selektionierung des Patientengutes erfolgte.

Tabelle 7.5. Bewegungsumfänge der Kniegelenke im Seitenvergleich

Bewegungsumfang	Erkranktes Kniegelenk	Gesundes Kniegelenk
Flexion		
>140	0	0
140°–120°	9	15
<120°–100°	9	10
<100°–80°	7	0
<80°–60°	0	0
Extensionsdefizit		
0°	10	16
1°–<10°	11	9
11°–<20°	4	0
21°–<30°	0	0

Tabelle 7.6. Ergebnisse des Scores nach Danielsson

Wertung	Punktzahl	Anzahl der Patienten
Leichte Einschränkung	0– 6	9
Mittlere Einschränkung	7–12	15
Starke Einschränkung	13–28	1

7.2.3
Verlauf der Winkelkurven der Gonarthrosepatienten im Links-Rechts-Vergleich

Die Abbildung 7.5 zeigt die Winkelverläufe der erkrankten und gesunden Körperseite der Patienten mit einer unilateralen Gonarthrose (Oberschenkelwinkel OSW, Unterschenkelwinkel USW, Kniewinkel KW). Die Unterschenkelwinkelmaxima und -minima liegen seitengleich bei 14% bzw. bei 82%. Der Unterschenkelwinkelnulldurchgang erfolgt auf der erkrankten Körperseite diskret früher, ein statistisch signifikanter Unterschied konnte jedoch nicht objektiviert werden. Auch der Verlauf der Oberschenkelwinkelkurven zeigte keine wesentliche Seitendifferenz zwischen erkrankter und gesunder Körperseite.

118 Vergleich der Winkelkurven und EMG-Signale

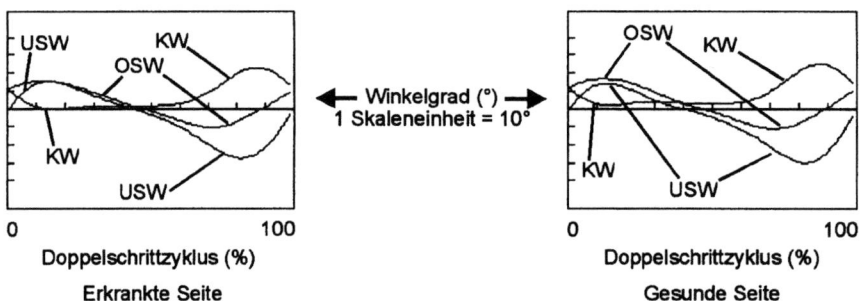

Abb. 7.5. Gruppenmittelwerte des Oberschenkelwinkels (*OSW*), Unterschenkelwinkels (*USW*) und des Kniewinkels (*KW*) der erkrankten Körperseite aller Kniepatienten (linke Figur) sowie der gesunden Körperseite (rechte Figur) beim Gehen auf ebener Laufstrecke

7.2.4
Verlauf der EMG-Signale der Gonarthrosepatienten im Links-Rechts-Vergleich

In der folgenden Darstellung sind jeweils die Gruppenmittelwerte der EMG-Aktivitäten des gesunden (g) und kranken Beines (k) gegenübergestellt (Abb. 7.6).

Die grundsätzliche zeitliche Charakteristik der Gruppenmittelwerte der Aktivitäten aller untersuchten Muskeln ist auf beiden Körperseiten ähnlich. Auch hier erweisen sich die beobachtbaren Differenzen der Amplitudenhöhen in der statistischen Analyse nicht als signifikant. Lediglich die Aktivitätsdifferenz des M. tibialis anterior am Ende des Doppelschrittzyklus ist statistisch auffällig. Insgesamt kann aus den Daten der untersuchten Gonarthrosepatienten nicht auf eine gruppenspezifische Seitenasymmetrie der Muskelaktivität geschlossen werden.

7.2.5
Vergleich der Winkelkurven und EMG-Aktivitäten der Gonarthrosepatienten mit denen der gesunden Probandengruppe höheren Lebensalters

Die bei den Gonarthrosepatienten gewonnenen Befunde wurden in einer weiteren Datenanalyse mit den Ergebnissen bewegungsgesunder Probanden verglichen. Aufgrund des Durchschnittsalters von 68,2 Jahren erfolgte dies, wie bereits im Coxarthrose-Kollektiv, mit der linken Körperseite der gesunden Probanden höheren Lebensalters. Der statistische Vergleich ist in Anhang D, Tabelle D.6, dargestellt (Wilcoxon-Test für unverbundene Stichproben mit anschließendem Bonferroni-Kriterium).

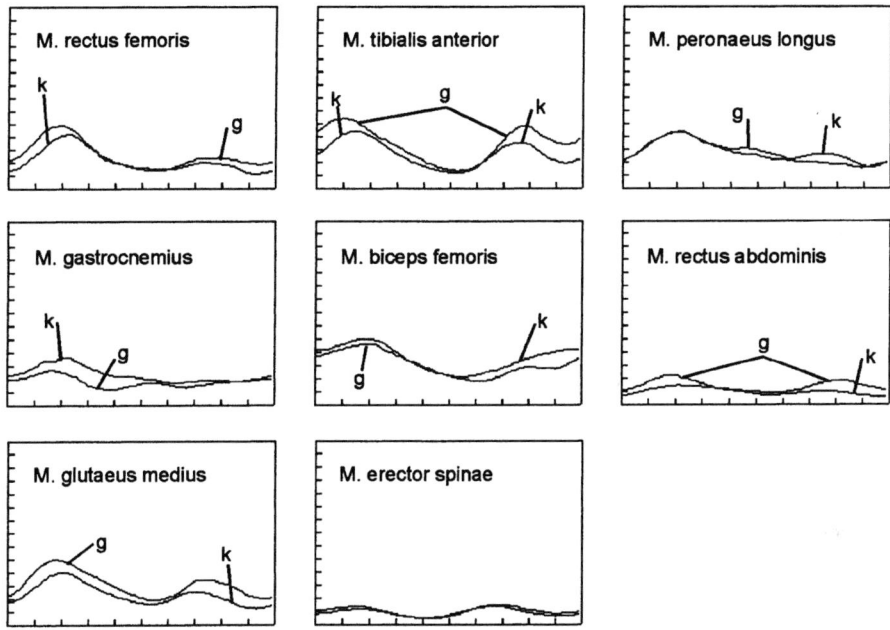

Abb. 7.6. EMG-Gruppenmittelwertskurven der erkrankten (*k*) und gesunden (*g*) Körperseite der Kniepatienten beim Gehen auf ebener Laufstrecke

7.2.5.1
Vergleich der Winkelkurven der Gonarthrosepatienten mit denen der gesunden Probandengruppe höheren Lebensalters

In Abbildung 7.7 sind die Winkelkurven der erkrankten Körperseite der Gonarthrosepatienten denen der linken Körperseite der gesunden Probanden höheren Lebensalters gegenübergestellt. Der zeitliche Verlauf der Ober- und Unterschenkelwinkelkurven ist im Wesentlichen ähnlich. Die im Oberschenkelwinkel beobachtbare Amplitudendifferenz erwies sich in der statistischen Analyse als nicht signifikant. Lediglich die reduzierte Amplitude des Unterschenkelwinkels des erkrankten Beines am Ende des Doppelschrittzyklus ist statistisch auffällig (Anhang D, Tabelle D.6).

Insgesamt kann somit bei den Patienten mit einer unilateralen Gonarthrose keine wesentliche Abweichung der Winkelverläufe vom Gang der gesunden Probandengruppe nachgewiesen werden.

120　Vergleich der Winkelkurven und EMG-Signale

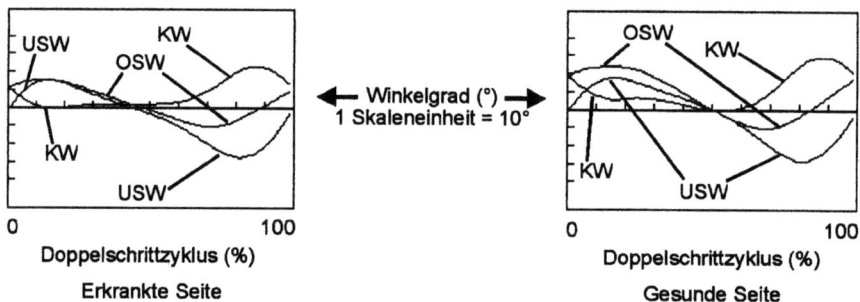

Abb. 7.7. Gruppenmittelwerte des Oberschenkelwinkels (*OSW*), Unterschenkelwinkels (*USW*) und des Kniewinkels (*KW*) der erkrankten Körperseite aller Kniepatienten (linke Figur) sowie der gesunden Körperseite (rechte Figur) beim Gehen auf ebener Laufstrecke

7.2.5.2
Vergleich der EMG-Aktivitäten der Gonarthrosepatienten mit denen der gesunden Probandengruppe höheren Lebensalters

Der Vergleich der Muskelaktivitätskurven des erkrankten Beines der Patientengruppe (k) mit dem linken Bein der gesunden Probandengruppe (lä) ergibt für einige Muskeln deutliche Unterschiede (Abb. 7.8).

Der M. rectus femoris weist auch bei den Gonarthrosepatienten einen 2-gipfligen Verlauf mit ähnlicher Lage der Maxima auf. Der gesamte Aktivitätsverlauf der Patientengruppe ist jedoch von wesentlich höherer Amplitude, dieser Unterschied zur gesunden Gruppe ist in weiten Teilen des Doppelschrittzyklus statistisch signifikant (Anhang D, Tabelle D.6). Offensichtlich werden bei den Patienten die Kniestreckung und -stabilisation durch diesen Muskel stärker unterstützt. Aufgrund der Parallelverschiebung der Kurven muss jedoch eine eventuell unterschiedliche Haut- und Fettschichtdicke mit berücksichtigt werden.

Bei den Mm. tibialis anterior und peronaeus longus lässt sich zwischen beiden Gruppen kein statistisch signifikanter Unterschied nachweisen (Anhang D, Tabelle D.6). Offenbar bleibt die Stabilisation des Fußes durch diese Muskeln im Gruppenmittel von einer Arthrose des Kniegelenkes im Wesentlichen unbeeinträchtigt. Der M. gastrocnemius weist in der Patientengruppe ein signifikant früheres Maximum auf, welches in der Nähe des Unterschenkelwinkelmaximums liegt. Möglicherweise erfolgt auf der erkrankten Körperseite der Lastwechsel früher, sodass der Muskel früher aktivieren muss. Ebenso kann eine Beteiligung an der Fußstabilisierung beim Aufsetzen in Betracht gezogen werden.

Der M. biceps femoris weist in der Patientengruppe einen charakteristischen 2-gipfligen Verlauf auf, von jedoch drastisch erhöhter Amplitude. Dies erweist sich in der statistischen Analyse als fast im gesamten Doppelschrittzyklus signifikant (Anhang D, Tabelle D.6). Offensichtlich ist im Gruppenmittel im Patientenkollektiv während der gesamten Rückdrehphase eine vermehrte muskuläre Kniestabilisierung durch die Mm. biceps und rectus femoris erforderlich. Die Mm. rectus abdo-

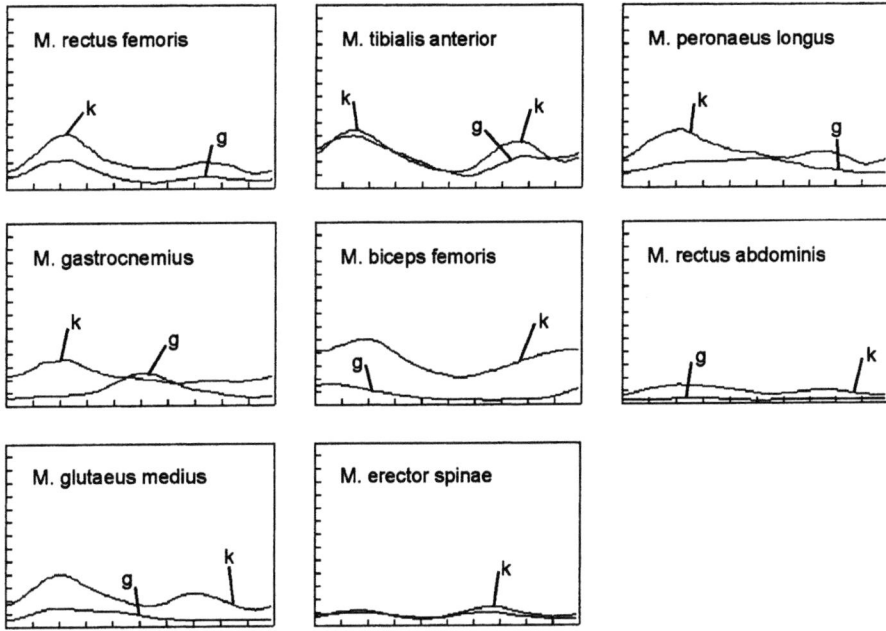

Abb. 7.8. EMG-Gruppenmittelwertskurven der erkrankten (*k*) und gesunden (*g*) Körperseite der Kniepatienten beim Gehen auf ebener Laufstrecke

minis und erector spinae weisen keine signifikanten Unterschiede zwischen den Kollektiven auf, sodass nicht von vermehrten Rumpfbewegungen oder verstärkter Rumpfstabilisierung in der Patientengruppe ausgegangen werden kann.

Der M. glutaeus medius weist in der Patientengruppe ein typisches 2-gipfliges Muster auf, das jedoch im gesamten Doppelschrittzyklus von erheblich höherer Amplitude ist (Anhang D, Tabelle D.6). Hierin zeigt sich eindrucksvoll die vermehrt erforderliche Stabilisation des Hüftgelenkes und Beckens bei einer Arthrose des Kniegelenkes. Ein möglicher Erklärungsansatz wäre, dass unter der Annahme einer reduzierten Knieflexion das erkrankte Bein in der Vordrehphase vermehrt abduziert gehalten werden muss, um ein ungehindertes Durchschwingen des Beines zu ermöglichen.

Zusammenfassend kann insgesamt gefolgert werden, dass mit der angegebenen Methodik gruppenspezifische Gemeinsamkeiten der muskulären Adaptation an eine veränderte biomechanische Situation im Rahmen einer orthopädischen Grunderkrankung grundsätzlich dargestellt werden können. Wie bereits beim Vergleich verschiedener Altersgruppen, können jedoch auch bei diesen Gruppenvergleichen die beobachteten Amplitudenunterschiede grundsätzlich durch unterschiedliche Haut- und Subkutanschichtdicken beeinflusst sein. Die gleichzeitig nachgewiesenen Unterschiede der Kurvenform und zeitlichen Charakteristik sind jedoch durch diesen Effekt nicht erklärbar.

Die funktionelle Interpretation von Gruppenmittelwertkurven muss ebenfalls stets mit der gebotenen Vorsicht erfolgen und gegebenenfalls durch zusätzliche Befunde anderer Art verifiziert werden, da die Adaptationsmechanismen einzelner Patienten an ihre Gehbehinderung und das daraus resultierende Muskelaktivitätsbild in einem weiten Bereich streuen können. Im Gegensatz zum Beispiel zu der Gruppe junger, gesunder Probanden, wo sich trotz deutlicher interindividueller Unterschiede bereits bei einer Mittelung über 15 Probanden bei allen untersuchten Muskeln ein relativ stabiles Aktivitätsmuster einstellt, welches sich bei Mittelung über 15 andere Probanden der Gruppe in seinen wesentlichen Charakteristika reproduziert, ergibt sich bei den Patienten wegen der erheblich größeren interindividuellen Streuung hier ein anderer Befund.

7.3
Fallbeispiele

Eigentliches Ziel eines klinischen Einsatzes der ganganalytischen Elektromyographie ist die individuelle Befunderhebung beim bewegungskranken Patienten zu Beginn und im Laufe seiner Behandlung sowie in seiner Rehabilitationsphase. Im Folgenden soll deshalb an ausgesuchten Fallbeispielen gezeigt werden, in welcher Art und in welcher Größenordnung sich mit unserer Methode bei Cox- und Gonarthrosepatienten kinematische und muskuläre Veränderungen prä- und postoperativ darstellen lassen.

7.3.1
Fallbeispiel 1

Ein 30-jähriger Patient klagte seit 3 Jahren über zunehmende Bewegungsschmerzen beider Hüftgelenke, rechts mehr als links. Die schmerzfreie Gehstrecke betrug 100 m ohne Gehstock. Besondere Schwierigkeiten bereiteten dem Patienten das Gehen von Treppen sowie das Anziehen von Schuhen und Strümpfen.

Die klinische Untersuchung zeigte ein rechtshinkendes Gangbild, bei einer Beinverkürzung links von 2 cm. Die Beinachsen waren gerade. Die periphere Neurologie und Durchblutung waren regelrecht, eine wesentliche Atrophie der Muskulatur bestand nicht. Die Bewegungsprüfung der Hüftgelenke ergab für Beugung/Streckung 85-0-0 beidseits, Ab-/Adduktion rechts 15-0-10 und links 20-0-20 sowie für Innen-/Außenrotation rechts 5-0-10 und links 0-5-20. Röntgenologisch zeigte sich eine ausgeprägte Dysplasiecoxarthrose beidseits, mit fast völligem Aufbrauch des Gelenkspaltes und deutlichen Geröllzysten beidseits.

Die Abbildung 7.9 zeigt die präoperativen Winkelkurven des rechten und linken Beines. Das Maximum des Unterschenkelwinkels liegt rechts bei 14%, der Nulldurchgang erfolgt bei 46%, sein Minimum erreicht er bei 82%. Diese Werte liegen im Bereich einer Standardabweichung der gesunden Probanden. Die Rückdrehphase beträgt somit 68%, die vordere Umkehrphase 46%.

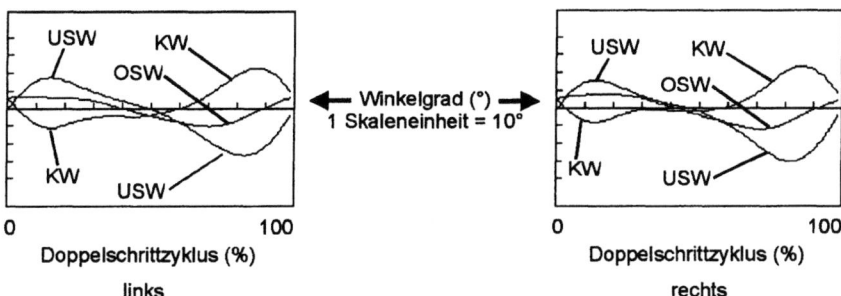

Abb. 7.9. Verlauf des Oberschenkelwinkels (*OSW*), Unterschenkelwinkels (*USW*) und des Kniewinkels (*KW*) beider Körperseiten des Fallbeispiels 1 präoperativ

Im linken Bein liegt das Unterschenkelwinkelmaximum ebenfalls bei 14%, der Nulldurchgang jedoch etwas später bei 50% und das Minimum bei 82%. Somit zeigt das linke Bein eine zwar gleiche Länge der Rückdrehphase, bei jedoch relativ verlängerter vorderer Umkehrphase als Zeichen der verkürzten Belastung des schmerzhaften rechten Beines. Der Oberschenkelwinkel zeigt demgegenüber eine seitengleiche zeitliche Charakteristik, mit Nulldurchgang bei 40% und Minimum bei 70%.

Die EMG-Aktivitäten beider Beine sind in der Abb. 7.10 zusammengestellt. Mit Ausnahme der Mm. gastrocnemius, biceps femoris und erector spinae zeigen alle untersuchten Muskeln ein grundsätzlich symmetrisches Aktivierungsverhalten mit relativen Seitendifferenzen einer Größenordnung, wie sie auch bei gesunden Probanden regelmäßig beobachtbar sind.

Eine auffällige Seitendifferenz findet sich im M. gastrocnemius. Auf der rechten Seite erfolgt der Aktivitätsanstieg langsamer, erreicht sein Maximum bei 48% und sinkt dann langsam wieder ab. Diese Charakteristik ist der für gesunde Probanden sehr ähnlich und liegt bezüglich der Amplitudenhöhe und zeitlichen Charakteristik im Bereich der einfachen Standardabweichung. Im Unterschied dazu finden wir links eine drastisch erhöhte Amplitude. Diese steigt zu Beginn des Doppelschrittzyklus rasch an, persitiert fast während der gesamten Rückdrehphase mit einem Maximum bei 28% und einem etwas kleineren Maximum bei 52%. Kurz vor dem Unterschenkelwinkelminimum sinkt die Amplitude schnell wieder fast auf Nullaktivität ab.

Eine deutliche Differenz weist auch der M. biceps femoris auf. Auch hier sehen wir auf der rechten Seite einen Aktivitätsverlauf, der in Amplitudenhöhe und -charakteristik der im Mittel bei der gesunden Probandengruppe gefundenen Muskelkurve ähnlich ist. Links zeigt sich dagegen eine ungewöhnlich hohe Aktivität zu Beginn des Doppelschrittzyklus. Auch beim M. erector spinae finden wir in diesem Bereich eine deutlich erhöhte Aktivität auf der linken Körperseite. Insgesamt kann aus diesen Befunden gefolgert werden, dass der Patient die Beschwerden auf der rechten Körperseite offenbar mit partiell erhöhtem Muskeleinsatz auf der linken Körperseite kompensiert.

124 Vergleich der Winkelkurven und EMG-Signale

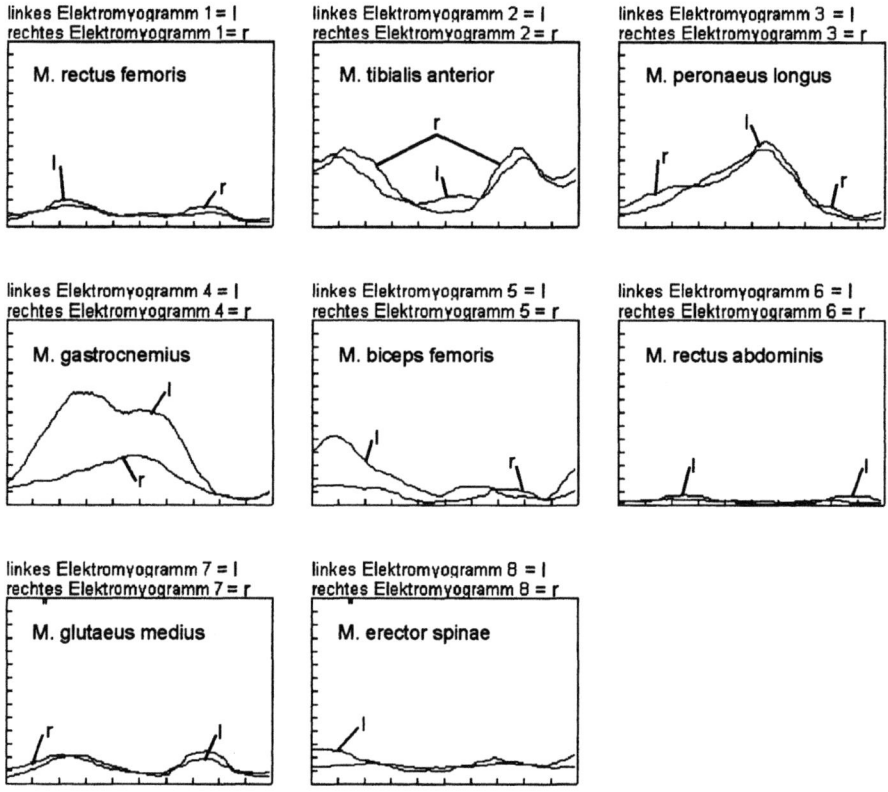

Abb. 7.10. EMG-Mittelwertskurven beider Körperseiten des Fallbeispiels 1 präoperativ beim Gehen auf ebener Laufstrecke. *l* linkes Elektromyogramm, *r* rechtes Elektromyogramm

Bei dem Patienten wurde zunächst rechts eine zementfreie Hüfttotalendoprothese implantiert. Der peri- und postoperative Verlauf waren komplikationslos, ab dem 3. postoperativen Tag konnte der Patient an Unterarmgehstützen mobilisiert werden. Periphere neurologische Defizite bestanden nicht. Der Patient wurde für 4 Wochen in einer Rehabilitationsklinik stationär nachbehandelt.

Bei einer Kontrolluntersuchung 3 Monate postoperativ gab der Patient Beschwerdefreiheit im rechten Hüftgelenk an, die schmerzfreie Gehstrecke betrug mehr als 1,5 km ohne Gehstützen, bei 2 km wurden Schmerzen des linken Hüftgelenkes angegeben. Ein Hinken war klinisch nicht objektivierbar, das linke Bein wies eine Verkürzung von 1 cm auf. Die Beweglichkeit des linken Hüftgelenkes war unverändert, rechts betrug die Beugefähigkeit 90° bei voller Streckfähigkeit. Die Innen-/Außenrotation betrug 20-0-15, die Ab-/Adduktion 5-0-5 rechts. Die Röntgenaufnahme zeigte einen regelrechten Sitz der implantierten Prothese.

In den Abbildungen 7.11a und 7.11b sind die Winkel- und EMG-Kurven beider Beine 3 Monate postoperativ dargestellt. Der Unterschenkelwinkel weist sein Ma-

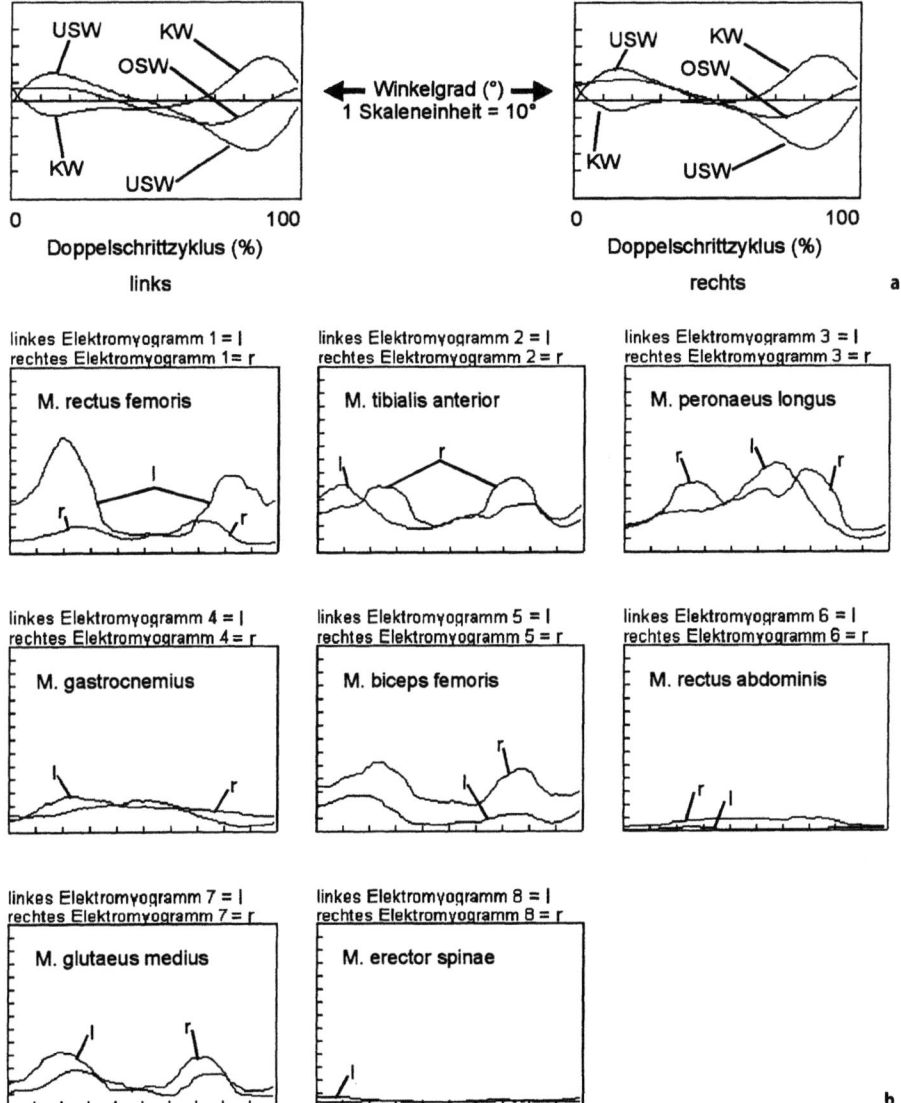

Abb. 7.11 a, b. Postoperative Ergebnisse des Fallbeispiels 1. **a** Verlauf des Oberschenkelwinkels (*OSW*), Unterschenkelwinkels (*USW*) und des Kniewinkels (*KW*) beider Körperseiten 3 Monate postoperativ. **b** EMG-Mittelwertskurven beider Körperseiten (*l/r*) 3 Monate postoperativ beim Gehen auf ebener Laufstrecke

ximum rechts bei 18% auf, der Nulldurchgang erfolgt bei 46%, das Minimum bei 82%. Gegenüber der präoperativen Untersuchung hat sich somit die Rückdrehphase auf 64% verkürzt und entspricht damit annähernd dem mittleren Wert der gesunden Probanden. Die vordere Umkehrphase beträgt unverändert 46%. Links liegt das Maximum bei 14%, der Nulldurchgang erfolgt bei 45% und das Maximum bei 82%. Dies bedeutet, dass sich im Vergleich zur Voruntersuchung lediglich die vordere Umkehrphase auf 45% verkürzt hat und damit die Rechts-Links-Symmetrie wieder hergestellt ist.

Der Oberschenkelwinkel zeigt rechts Maximum, Nulldurchgang und Minimum bei 18%, 48% bzw. 70%, links bei 10%, 35% bzw. 70%. Der Vergleich der Winkelkurven beider Beine in der postoperativen Untersuchung zeigt eine ausgeprägte Asymmetrie sowohl im zeitlichen Verlauf als auch in der Amplitudenhöhe.

Der Vergleich der Muskelaktivitätskurven der rechten Körperseite 3 Monate postoperativ mit denen der präoperativen Untersuchung zeigt bei fast allen untersuchten Muskeln erhebliche Veränderungen und weist auf entsprechende Veränderungen in der intermuskulären Koordination bei der Gestaltung der Gehbewegung hin (Abb. 7.12).

Der M. rectus femoris ist in seinem ersten Maximum zur Voruntersuchung gleich, der Anstieg zum zweiten Maximum erfolgt jedoch früher, mit deutlich

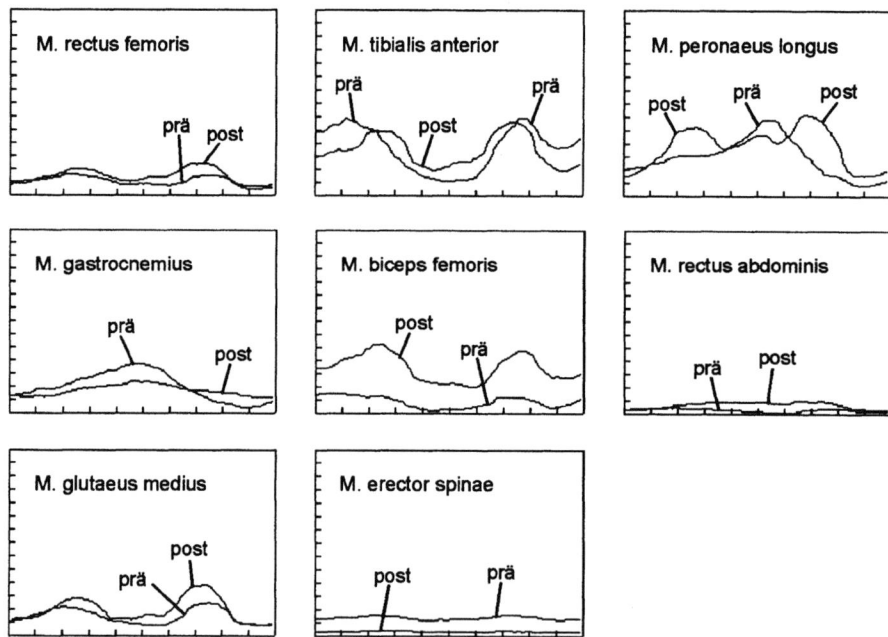

Abb. 7.12. EMG-Mittelwertskurven der rechten Körperseiten des Fallbeispiels 1 präoperativ (*prä*) sowie 3 Monate postoperativ (*post*) beim Gehen auf ebener Laufstrecke

erhöhter Amplitude. Der M. tibialis anterior erreicht sein erstes Maximum deutlich später bei 25% und zeigt nun bereits um den Unterschenkelwinkelnulldurchgang einen erneuten Anstieg zum zweiten Maximum. Der M. peronaeus longus weist jetzt einen 3-gipfligen Verlauf auf, mit raschem Aktivitätsanstieg und erstem Maximum bei 25%, zweitem Gipfel bei 50% und drittem Maximum bei 70%. Der M. gastrocnemius hat einen unverändert 1-gipfligen Verlauf, bei jedoch deutlich reduzierter Amplitude. Der M. biceps femoris weist ebenfalls seinen normalen 2-gipfligen Verlauf auf, jedoch mit drastisch erhöhten Amplituden. Der M. glutaeus medius zeigt einen deutlich früheren Aktivitätsanstieg zum zweiten Maximum, das er mit höherer Amplitude auch etwas früher erreicht.

Der Vergleich der EMG-Kurven des linken Beines vor und 3 Monate nach der Operation zeigt bei den meisten Muskeln ebenfalls deutliche Aktivitätsänderungen (Abb. 7.13). Deutliche Aktivitätszunahme zeigt der M. rectus femoris bei beiden Maxima. Ebenso erfolgt im M. glutaeus medius das erste Maximum früher und mit größerer Amplitude. Deutlichen Amplitudenrückgang zeigen die Mm. gastrocnemius und biceps femoris. Bei letzterem erfolgt zudem das zweite Maximum wieder später bei 75%.

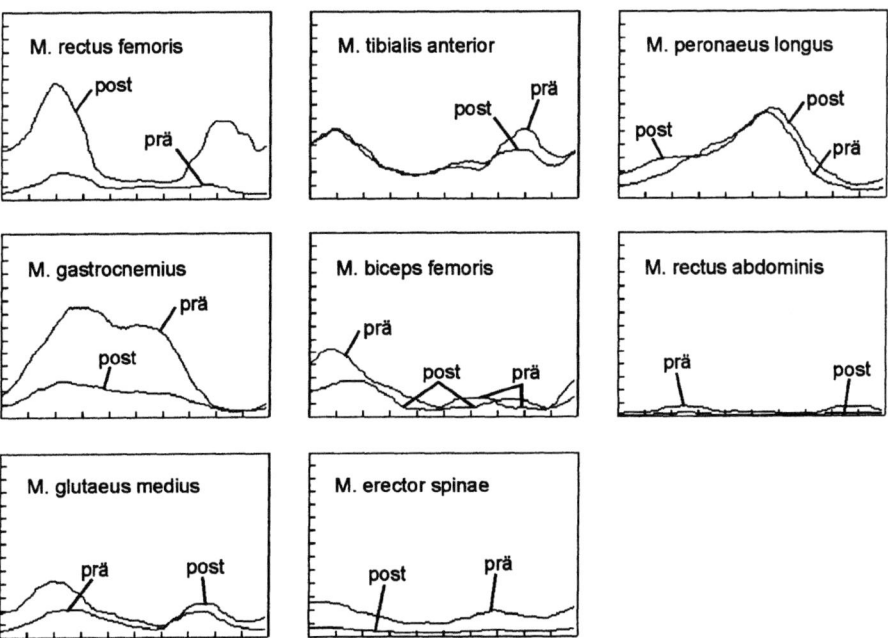

Abb. 7.13. EMG-Mittelwertkurven der linken Körperseite des Fallbeispiels 1 beim Gehen auf ebener Laufstrecke präoperativ (*prä*) sowie 3 Monate postoperativ (*post*)

> **FAZIT** Die bei diesem Patienten erhobenen Befunde zeigen deutlich, dass die operativ verbesserte Gelenkmechanik, die initiale postoperative Rehabilitation und das subjektiv empfundene, erheblich verbesserte Beschwerdebild nicht notwendigerweise mit einer Normalisierung der intermuskulären Koordination beim Gehen verbunden sind. Im Sinne einer Optimierung der postoperativen Rehabilitation mit gezielter krankengymnastischer Gehschule kann deshalb eine regelmäßige elektromyographische Verlaufskontrolle eine sinnvolle diagnostische Ergänzung darstellen.

7.3.2
Fallbeispiel 2

Eine 70-jährige Patientin klagte über Schmerzen des linken Hüftgelenkes seit 10 Jahren. Seit einigen Wochen verspüre sie einen intensiven Dauerschmerz, auch in Ruhe. Die Gehstrecke sei schmerzbedingt erheblich reduziert, ein Gehen sei jedoch noch ohne Gehstützen möglich.

Die klinische Untersuchung zeigte ein linkshinkendes Gangbild. Eine Achsabweichung oder Beinlängendifferenz war nicht objektivierbar. Die periphere Neurologie war regelrecht. Das rechte Hüftgelenk zeigte einen regelrechten Bewegungsumfang in allen Ebenen, das linke Hüftgelenk wies für Beugung/Streckung 100-0-0, für Ab-/Adduktion 30-0-10 sowie für Innen-/Außenrotation 10-0-20 auf. Röntgenologisch bestand links eine deutliche Coxarthrose mit Verschmälerung des Gelenkspaltes und kleinen osteophytären Randanbauten sowie subchondraler Sklerosierung.

In Abb. 7.14a sind die Winkelkurven des rechten und linken Beines der präoperativen Untersuchung dargestellt. Am erkrankten Bein weist der Unterschenkelwinkel sein Maximum bei 12% auf, der Nulldurchgang erfolgt bereits bei 25% und das Minimum liegt bei 78%. Die Länge der Rückdrehphase beträgt somit 66%, bei jedoch erheblich verkürzter vorderer Umkehrphase. Auf der Gegenseite liegen die entsprechenden Kennwerte zeitgleich. Der Oberschenkelwinkel zeigt eine deutliche Seitendifferenz, mit den jeweiligen Kennwerten bei 12%, 48% und 66% links sowie 6%, 48% und 65% rechts. Darüber hinaus weist der linke Oberschenkel einen deutlich verminderten Bewegungsausschlag in der hinteren Umkehrphase auf.

In Abb. 7.14b sind die präoperativen EMG-Kurven der rechten und der linken Körperhälfte zusammengestellt. Im Unterschied zum vorausgehend besprochenen Fallbeispiel sehen wir hier bei allen untersuchten Muskeln mit Ausnahme des M. gastrocnemius stark ausgeprägte Seitendifferenzen. Der M. rectus femoris zeigt beidseits einen 2-gipfligen Verlauf, bei jedoch deutlicher Phasenverschiebung der Maxima. Links liegt das erste Maximum zeitgleich mit Unter- und Oberschenkelwinkelmaximum und ist von deutlich größerer Amplitude als auf der Gegenseite. Dort erreicht der Muskel sein erstes Maximum erst bei 30% des Doppelschrittzyklus. Die zweiten Maxima liegen nur wenige Prozent auseinander bei 45% bzw. 48% und sind von ähnlicher Höhe.

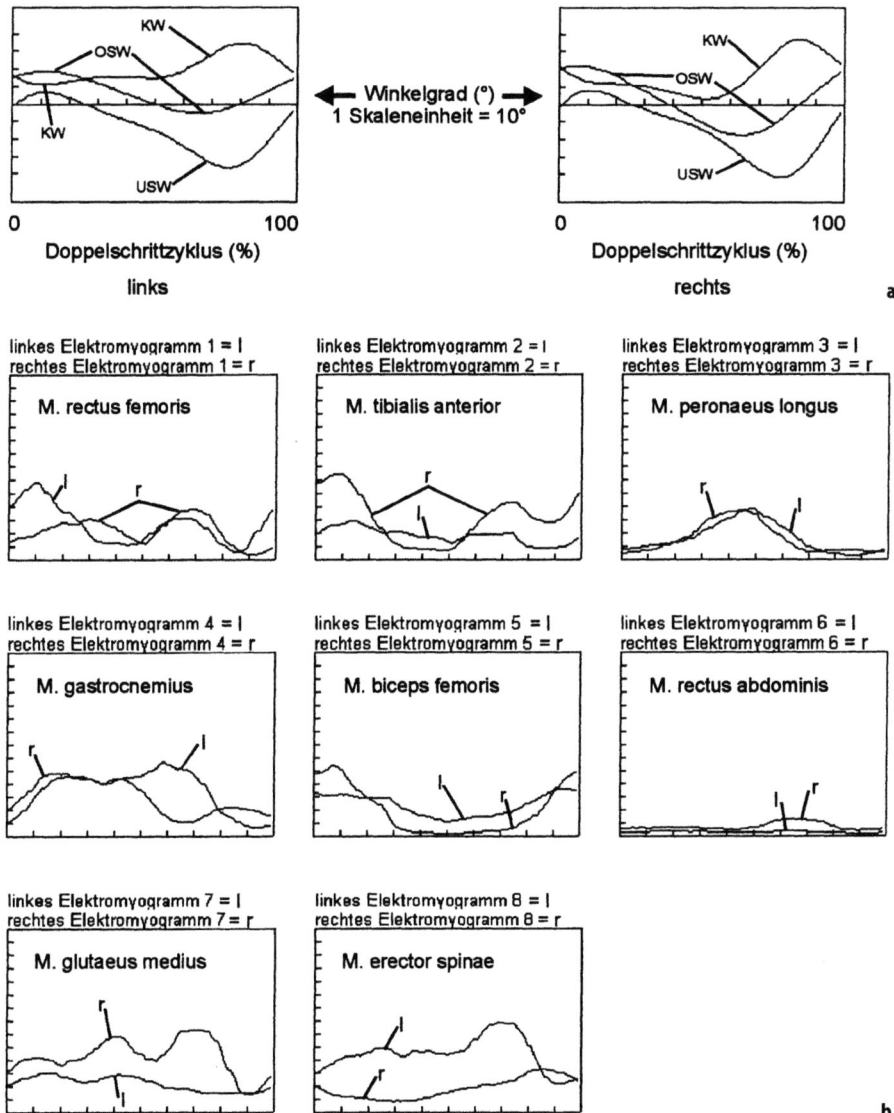

Abb. 7.14 a, b. Untersuchungsergebnisse des Fallbeispiels 2 präoperativ. **a** Verlauf des Oberschenkelwinkels (*OSW*), Unterschenkelwinkels (*USW*) und des Kniewinkels (*KW*) beider Körperseiten. **b** EMG-Mittelwertskurven beider Körperseiten des Fallbeispiels 2 präoperativ beim Gehen auf ebener Laufstrecke

Deutliche Unterschiede zeigen auch die Aktivitätskurven des M. tibialis anterior. Links herrscht Daueraktivität bei relativ niedriger Amplitude fast während des gesamten Doppelschrittzyklus vor, rechts besteht das typische 2-gipflige Muster der gesunden Probanden. Der M. gastrocnemius weist beidseits eine deutliche Aktivitätszunahme zum Zeitpunkt des Unterschenkelwinkelmaximums auf, bleibt dann auf hohem Niveau aktiv und sinkt links erst mit dem Unterschenkelwinkelminimum wieder ab. Rechts erfolgt der Aktivitätsabfall bereits bei 45%, gefolgt von einem weiteren kleinen Maximum bei 82%.

Der M. biceps femoris zeigt auf der gesunden rechten Körperseite erheblich höhere Maximal- und erheblich niedrigere Minimalamplituden sowohl im Vergleich zur kranken linken Seite als auch zur Mittelwertskurve der gesunden Probanden. Auffällige Veränderungen finden sich darüber hinaus im M. glutaeus medius. Am rechten Bein weist der Muskel einen 3-gipfligen Verlauf auf mit deutlich höheren Amplituden als links. Die Maxima liegen zeitgleich mit dem Unterschenkelwinkelmaximum und dem Oberschenkelwinkelnulldurchgang sowie kurz nach dem Oberschenkelwinkelminimum. Links zeigt der Muskel ein erstes Maximum kurz nach Ober- und Unterschenkelwinkelmaximum, sowie ein zweites kurz vor dem Oberschenkelwinkelnulldurchgang. Der M. erector spinae zeigt eine ungewöhnlich hohe Aktivität besonders auf der erkrankten linken Körperseite.

Bei der Patientin erfolgte die Implantation einer zementierten Totalendoprothese links. Bei komplikationslosem Verlauf absolvierte sie, nach 14-tägigem stationärem Aufenthalt, eine stationäre Rehabilitation für die Dauer von 4 Wochen. Bei regelmäßigen ambulanten Kontrollen klagte die Patientin über keine Beschwerden. Im Folgenden wird der ganganalytische Befund ein Jahr postoperativ dargestellt. Zu diesem Zeitpunkt gab die Patientin keine Einschränkung der Gehstrecke an, Schmerzen seitens der Hüftgelenke bestanden nicht. Röntgenologisch dokumentierte sich ein unverändert guter Sitz der Prothese ohne Lockerungszeichen.

Abb. 7.15a zeigt die Winkelverläufe beider Beine. Rechts liegen die Kennwerte der Unterschenkelwinkelkurve bei 14%, 40% und 78%, die Dauer der Rückdrehphase umfasst folglich 64%, bei jedoch relativer Verlängerung der vorderen Umkehrphase auf 40%, gegenüber 25% präoperativ. Am operierten Bein liegt das Unterschenkelwinkelmaximum bei 16%, der Nulldurchgang erfolgt bei 38%, das Minimum bei 78%. Im Vergleich zur präoperativen Situation hat sich die Rückdrehphase um 4% verkürzt, die vordere Umkehrphase jedoch deutlich auf 38% verlängert, d. h. die operierte Seite wird wieder länger belastet.

Die EMG-Aktivitätskurven zeigen ein Jahr postoperativ in fast allen Muskeln eine deutliche, wenn auch unvollständige Symmetrisierung ihrer zeitlichen Charakteristik (Abb. 7.15b).

Der M. rectus femoris zeigt jetzt auf beiden Körperseiten einen nahezu gleichen doppelgipfligen Verlauf. Der M. tibialis anterior weist ebenfalls wieder deutlich symmetrischere Kurven mit zeitgleicher Lage der Maxima auf, jedoch weiterhin mit deutlich reduzierter Amplitudenhöhe des operierten Beines. Beim M. gastrocnemius sehen wir beidseits wieder das typische Maximum in der mittleren Rückdrehphase, bei jedoch ebenfalls erniedrigter Amplitude links. Auffallend ist die hohe und lange Aktivität des M. biceps femoris links in der vorderen Umkehr-

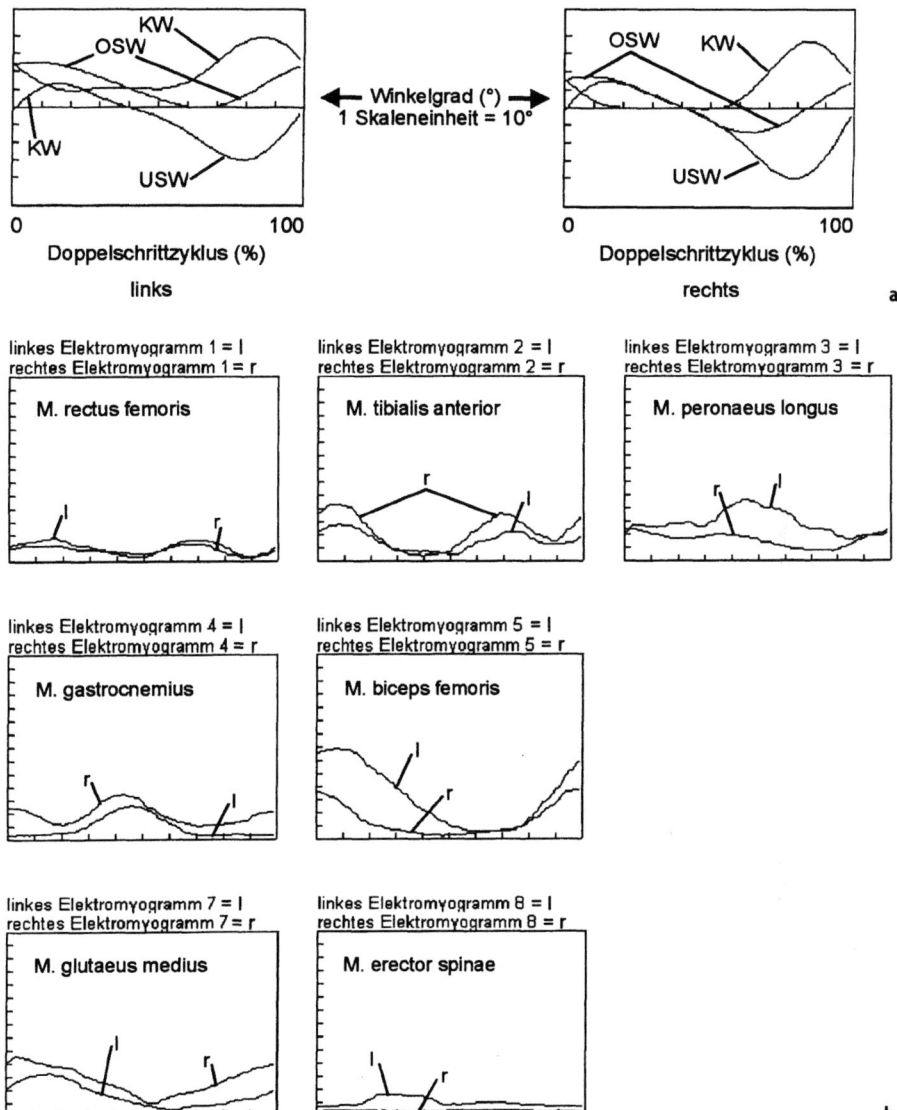

Abb. 7.15a. Verlauf des Oberschenkelwinkels (*OSW*), Unterschenkelwinkels (*USW*) und des Kniewinkels (*KW*) beider Körperseiten des Fallbeispiels 2 ein Jahr postoperativ. b EMG-Mittelwertskurven beider Körperseiten (*l/r*) des Fallbeispiels 2 ein Jahr postoperativ beim Gehen auf ebener Laufstrecke

phase, mit Verbreiterung des ersten Maximums bis zur mittleren Rückdrehphase. Auffällig ist ebenfalls der Verlauf der Aktivitätskurven des M. peronaeus longus, die präoperativ nahezu symmetrisch verliefen, 1 Jahr postoperativ jedoch eine andere zeitliche Charakteristik mit deutlich erhöhter Aktivität auf der linken Seite aufweisen.

FAZIT Zusammenfassend kann anhand der Kurvenverläufe gefolgert werden, dass bei dieser Patientin 1 Jahr postoperativ insgesamt zwar eine deutliche Symmetrisierung der Muskel- und Winkelkurven stattgefunden hat, andererseits aber die vollständige Herstellung einer normalen intermuskulären Koordination beim Gehen noch nicht gelungen ist. Auch hier können diese Befunde zusammen mit den Befunden elektromyographischer Untersuchungen der Folgezeit als Grundlage für die Planung und objektive Erfolgskontrolle einer krankengymnastischen Gehschulung dienen.

7.3.3
Fallbeispiel 3

Eine 69-jährige Patientin klagte über Schmerzen des rechten Kniegelenkes seit 12 Jahren. Seit einigen Wochen verspüre sie einen intensiven Dauer- und Ruheschmerz. Die Gehstrecke sei schmerzbedingt erheblich reduziert, ein Gehen sei jedoch für kurze Distanzen noch ohne Gehstützen möglich.

Die klinische Untersuchung zeigte ein rechtshinkendes Gangbild. Das rechte Bein wies eine varische Achse mit einem Interkondylenabstand von 7 cm auf. Eine Beinlängendifferenz war nicht objektivierbar. Eine wesentliche Umfangsdifferenz bestand ebenfalls nicht. Die periphere Neurologie war regelrecht. Das rechte Kniegelenk zeigte für Beugung/Streckung einen Bewegungsumfang von 90–15–0, das linke Kniegelenk sowie die Hüft- und Sprunggelenke waren altersentsprechend normal beweglich. Eine wesentliche Bandinstabilität bestand nicht.

Röntgenologisch zeigte sich rechts eine deutliche Gonarthrose mit Verschmälerung des medialen Gelenkspaltes, osteophytären Randanbauten, subchondraler Sklerosierung und einer deutlichen Retropatellararthrose.

In Abbildung 7.16a sind die Winkelkurven des rechten und linken Beines der präoperativen Untersuchung dargestellt. Am erkrankten Bein weist der Unterschenkelwinkel sein Maximum bei 12% auf, der Nulldurchgang erfolgt bereits bei 25% und das Minimum liegt bei 78%. Die Länge der Rückdrehphase beträgt somit 66%, bei jedoch erheblich verkürzter vorderer Umkehrphase.

Auf der Gegenseite liegen die entsprechenden Kennwerte bei 18%, 54% und 86%. Der Oberschenkelwinkel zeigt ebenfalls eine deutliche Seitendifferenz, mit den jeweiligen Kennwerten bei 12%, 38% und 74% rechts sowie 18%, 58% und 74% links. Neben der erheblichen Verkürzung imponiert zusätzlich eine ausgeprägte Reduzierung der Bewegungsausschläge des erkrankten Beines in der vorderen Umkehrphase, als Ausdruck einer verkürzten Belastung und Schonung. Dieses wird durch

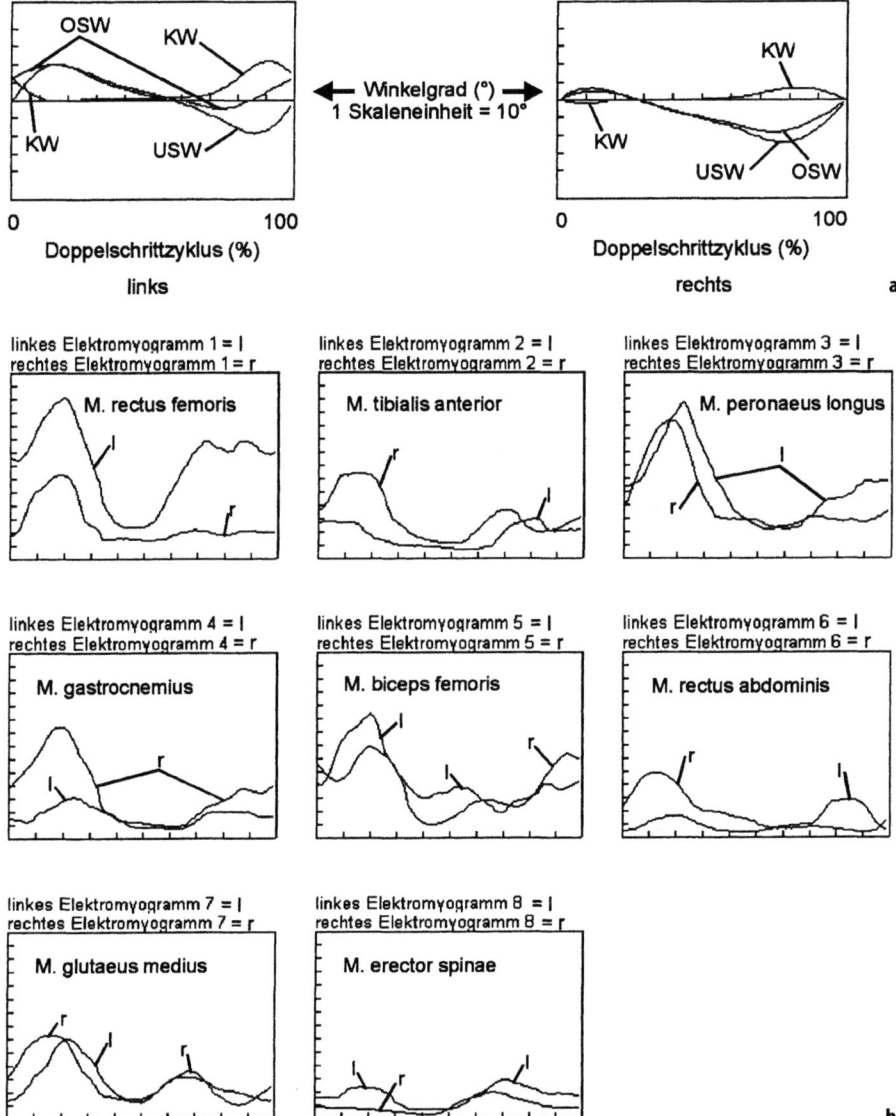

Abb. 7.16 a, b. Präoperative Befunde des Fallbeispiels 3. a Verlauf des Oberschenkelwinkels (*OSW*), Unterschenkelwinkels (*USW*) und des Kniewinkels (KW) beider Körperseiten. b EMG-Mittelwertkurven beider Körperseiten (*l/r*) des Fallbeispiels 3 präoperativ beim Gehen auf ebener Laufstrecke

verlängerte und vergrößerte Bewegungsumfänge in der hinteren Umkehrphase kompensiert. Zusätzlich fällt eine verlängerte vordere Umkehrphase des gesunden Beines auf. Die Bewegungsamplitude im Kniegelenk ist auf beiden, insbesondere aber auf der rechten Seite erheblich eingeschränkt.

In Abbildung 7.16b sind die präoperativen EMG-Kurven der rechten und linken Körperhälfte zusammengestellt. Auch bei dieser Patientin sehen wir bei allen Muskeln deutliche Unterschiede im Seitenvergleich. Der M. rectus femoris zeigt auf der linken Körperseite 2, auf der rechten einen drastisch erhöhten Aktivitätsgipfel, die außerhalb der bei den gesunden Probanden beobachtbaren einfachen Standardabweichung liegen. Auch die Aktivität des im Kniegelenk zu diesem Muskel antagonistisch agierenden M. biceps femoris ist asymmetrisch und auf beiden Seiten erhöht. Auffällig sind ebenfalls die erhöhten Aktivitäten der Mm. tibialis anterior und gastrocnemius des erkrankten Beines, insbesondere in den ersten Maxima um den Zeitpunkt des Fußaufsetzens. Das Aktivitätsmaximum des M. gastrocnemius ist zudem auf beiden Körperseiten zum Beginn des Doppelschrittzyklus verschoben. Die Mm. rectus abdominis und erector spinae zeigen stark erhöhte und unsymmetrische Aktivität.

Bei der Patientin erfolgte die Implantation einer zementierten Totalendoprothese rechts. Nach einem komplikationslosen postoperativen Verlauf absolvierte sie eine stationäre Rehabilitationsbehandlung für die Dauer von 4 Wochen. Bei den folgenden ambulanten Kontrollen klagte die Patientin über keine Beschwerden. Im Folgenden wird der ganganalytische Befund ein Jahr postoperativ dargestellt. Zu diesem Zeitpunkt gab die Patientin keine Einschränkung der Gehstrecke an, Schmerzen bestanden nicht. Röntgenologisch dokumentierte sich ein unverändert guter Sitz der Prothese ohne Lockerungszeichen.

Abbildung 7.17a zeigt die Winkelverläufe beider Beine. Rechts liegen die Kennwerte der Unterschenkelwinkelkurve bei 12%, 30% und 78%, die Dauer der Rückdrehphase umfasst folglich 66%. Die relative Verkürzung der vorderen Umkehrphase besteht weiterhin. Die Amplitude des Unterschenkelwinkels in der vorderen Umkehrphase hat sich jedoch gegenüber der präoperativen Untersuchung deutlich erhöht. Am linken Bein liegt das Unterschenkelwinkelmaximum bei 18%, der Nulldurchgang erfolgt im Vergleich zur präoperativen Untersuchung wieder etwas früher bei 42%, das Minimum bei 80%. Auch der Oberschenkelwinkel weist auf der operierten Seite einen erheblich gesteigerten Bewegungsumfang auf, sein Nulldurchgang erfolgt bei 40% und liegt damit etwas später als auf der kontralateralen Seite. Insgesamt dokumentiert sich in den Winkelkurven eine deutliche Symmetrisierung der Kinematik 1 Jahr postoperativ, das operierte Bein wird wieder länger belastet und stärker aktiv bewegt. Die Winkelamplitude des rechten Kniegelenkes hat sich erheblich vergrößert.

Die Muskelaktivitätskurven ein Jahr postoperativ zeigen für den M. rectus femoris eine deutliche Symmetrisierung bezüglich seiner zeitlichen Charakteristik und Amplitudenhöhe (Abb. 7.17b). Die Mm. peronaeus longus und glutaeus medius zeigen im Seitenvergleich bei deutlichen Amplitudendifferenzen grundsätzliche Symmetrie im zeitlichen Verlauf. Die Verlaufscharakteristik hat sich jedoch im Vergleich zur präoperativen Untersuchung geändert.

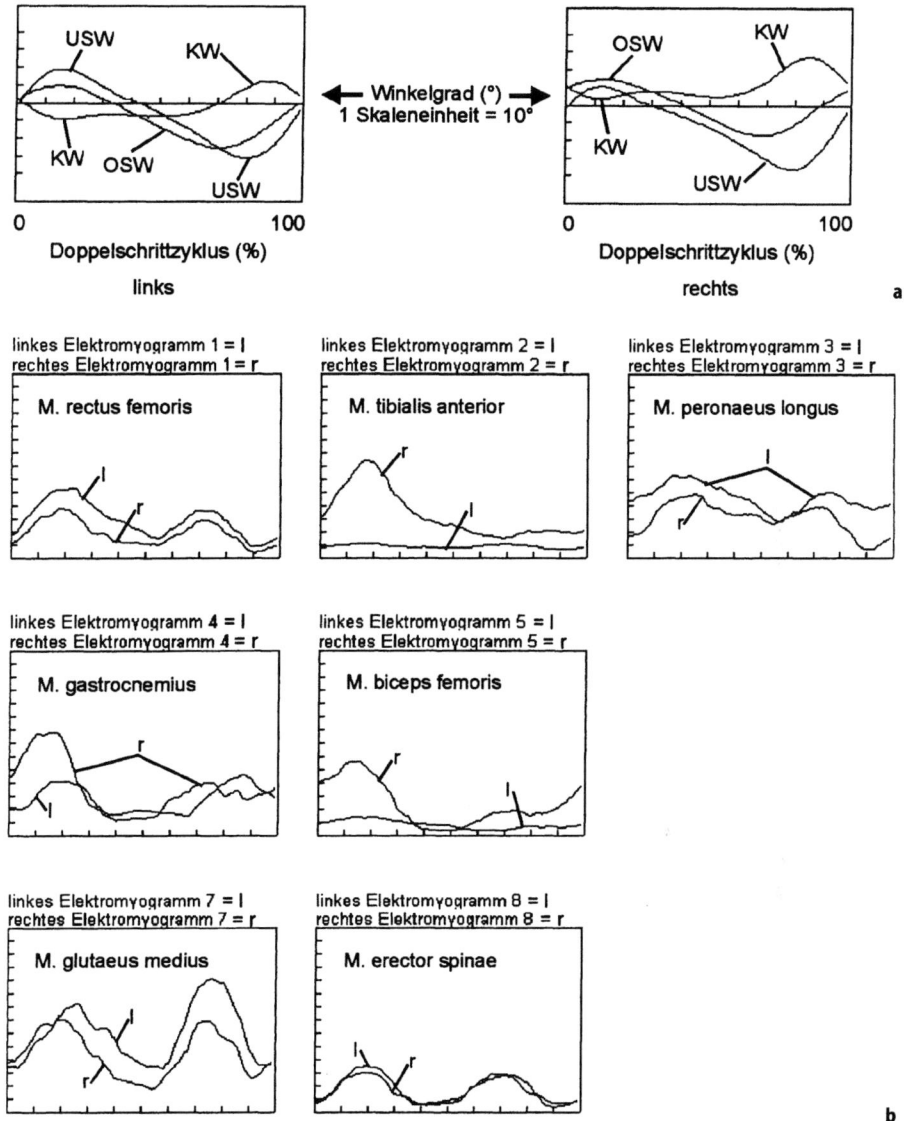

Abb. 7.17a. Verlauf des Oberschenkelwinkels (*OSW*), Unterschenkelwinkels (*USW*) und des Kniewinkels (*KW*) beider Körperseiten des Fallbeispiels 3 ein Jahr postoperativ. **b** EMG-Mittelwertskurven beider Körperseiten (*l/r*) des Fallbeispiels 3 beim Gehen auf ebener Laufstrecke ein Jahr postoperativ

Beeindruckend ist das jetzt vorherrschende hohe Maß an Symmetrie beim M. erector spinae (die Elektromyogramme des M. rectus abdominis wurden bei dieser Untersuchung aufgrund eines technischen Defekts im Messsystem nicht aufgezeichnet). Eine völlig veränderte Charakteristik zeigt jetzt der M. tibialis anterior mit starker Aktivität auf der gesunden und erheblich reduzierter Aktivität auf der operierten Seite. Die Amplitude des M. gastrocnemius der rechten Körperseite ist weiterhin erheblich höher, das Maximum ist auf beiden Seiten weiterhin in Richtung Doppelschrittbeginn verschoben.

In den Abbildungen 7.18a und 7.18b sind nochmals die Winkel- und EMG-Kurven des erkrankten Beines im prä- und postoperativen Vergleich zusammengestellt. Die postoperative Zunahme von Dauer und Ausmaß der Winkelbewegungen ist bei dieser Patientin beeindruckend. Die Gegenüberstellung der prä- und postoperativen Muskelaktivitäten des erkrankten rechten Beines in Abb. 7.18b zeigt die postoperative Abnahme der Aktivität der Mm. rectus femoris, tibialis anterior, peronaeus longus und biceps femoris. Dies kann insgesamt als postoperative Abnahme einer präoperativ vermehrten muskulären Führung der beeinträchtigten unteren Extremität gedeutet werden.

> **FAZIT**
> Zusammenfassend kann anhand der Kurvenverläufe 1 Jahr postoperativ auch bei dieser Patientin der Schluss gezogen werden, dass trotz der erheblichen Verbesserung der Gangkinematik, der Symmetrisierung einiger Muskelfunktionen und der subjektiven Beschwerdefreiheit noch deutliche Abweichungen von der regulären muskulären Koordination beim Gehen verblieben sind.

7.3.4
Fallbeispiel 4

Bei einer 72-jährigen Patientin bestanden Schmerzen des rechten Kniegelenkes seit 4 Jahren, insbesondere bei längerem Gehen und morgens. Die Gehstrecke sei schmerzbedingt erheblich reduziert, ein Gehen über längere Distanzen sei nur mit einem Gehstock möglich.

Die klinische Untersuchung zeigte eine varische Beinachse mit einem Interkondylenabstand von 2 cm. Die Beweglichkeit des betroffenen Kniegelenkes betrug für Beugung/Streckung 100–5–0. Eine Instabilität war nicht nachweisbar. Die übrigen Gelenke waren unauffällig. Röntgenologisch bestand rechts eine deutliche medial betonte Gonarthrose mit subchondraler Sklerose, osteophytären Anbauten und einer mäßigen Retropatellararthrose.

In Abbildung 7.19a sind die Winkelkurven des rechten und linken Beines der präoperativen Untersuchung dargestellt. Zunächst fällt auf, dass das erkrankte Bein in weiten Teilen des Doppelschrittes gestreckt gehalten wird. Der Nulldurchgang des Unterschenkelwinkels erfolgt rechts bei 36%, links bei 24%. Insbesondere die Amplitude des Oberschenkelwinkels ist auf der erkrankten Seite deutlich reduziert,

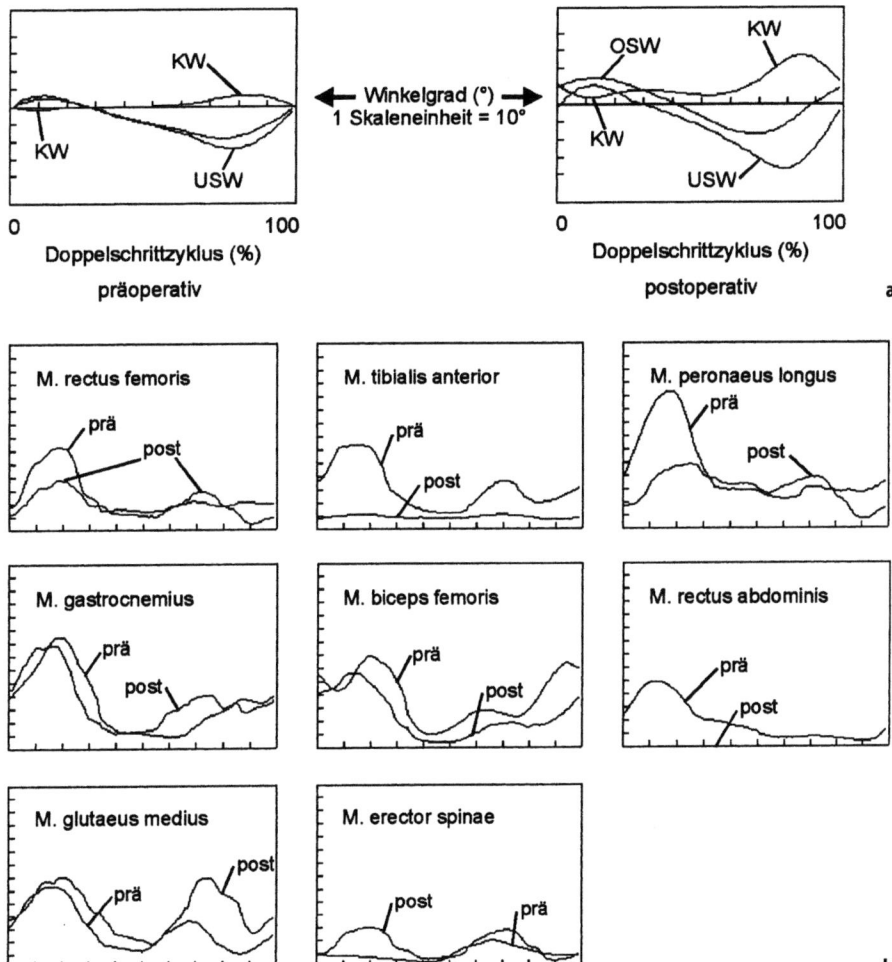

Abb. 7.18a. Verlauf des Oberschenkelwinkels (*OSW*), Unterschenkelwinkels (*USW*) und des Kniewinkels (*KW*) der rechten Körperseite des Fallbeispiels 3 prä- und postoperativ. **b** EMG-Mittelwertskurven prä- (*prä*) und postoperativ (*post*) der rechten Körperseite des Fallbeispiels 3 beim Gehen auf ebener Laufstrecke

der Nulldurchgang erfolgt hier früher. Diese vermehrte Streckung des Beines ist Ausdruck einer Schonung des Kniegelenkes, um durch Vermeidung der Bewegung eine Schmerzauslösung zu vermeiden.

In Abbildung 7.19b sind die präoperativen EMG-Kurven der rechten und linken Körperhälfte zusammengestellt. Im Vergleich etwa zum vorausgehend vorgestellten Fall erscheinen hier bei den meisten untersuchten Muskeln die Seitendifferenzen weniger drastisch. Den deutlichsten Unterschied im zeitlichen Verlauf sehen

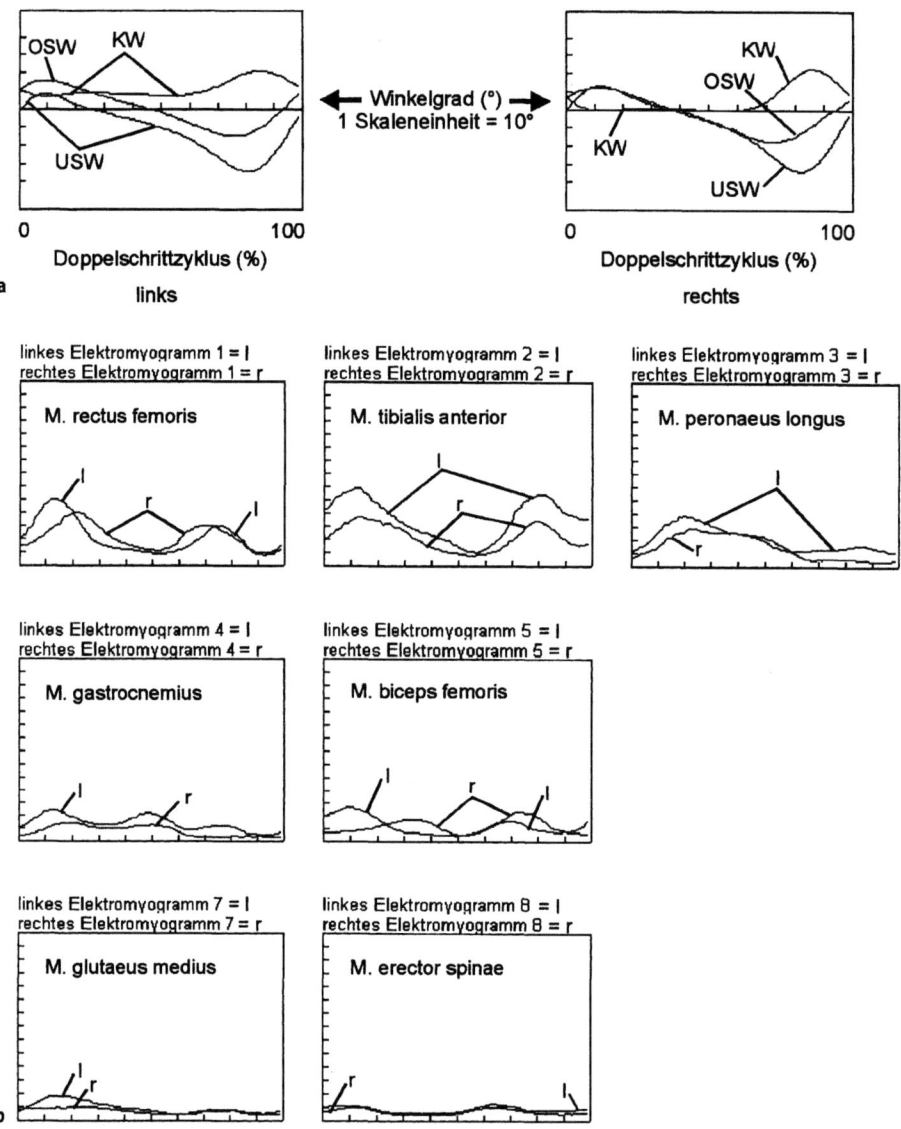

Abb. 7.19 a, b. Präoperative Befunde der Untersuchung beider Körperseiten des Fallbeispiels 4. **a** Verlauf des Oberschenkelwinkels (*OSW*), Unterschenkelwinkels (*USW*) und des Kniewinkels (*KW*) beider Körperseiten präoperativ. **b** EMG-Mittelwertskurven beider Körperseiten (*l/r*) des Fallbeispiels 4 präoperativ beim Gehen auf ebener Laufstrecke

wir beim M. biceps femoris. Beim M. rectus femoris der rechten Körperseite ist das erste Maximum von kleinerer Amplitude und nach rechts verschoben. Die Mm. tibialis anterior, peronaeus longus, gastrocnemius und glutaeus medius zeigen auf der rechten Körperseite ebenfalls deutlich niedrigere Aktivitäten.

Bei der Patientin erfolgte die Implantation einer zementierten Totalendoprothese links. Bei komplikationslosem Verlauf absolvierte sie, nach 14-tägigem stationärem Aufenthalt, eine stationäre Rehabilitation für die Dauer von 3 Wochen. Bei den Nachkontrollen beklagte die Patientin keine Beschwerden. Im Folgenden wird der ganganalytische Befund 3 Monate postoperativ dargestellt. Zu diesem Zeitpunkt gab die Patientin keine Einschränkung der Gehstrecke an, Schmerzen bestanden nicht. Röntgenologisch dokumentierte sich ein unverändert guter Sitz der Prothese.

Abb. 7.20a zeigt die Winkelverläufe beider Beine. Die Unterschenkelwinkelkurve zeigt eine erhebliche Symmetrisierung beider Beine. Die Amplituden sind von annähernd gleicher Höhe, die Lage der Maxima, Minima und Nulldurchgänge ist nahezu seitengleich. Der Oberschenkelwinkel zeigt links eine weiterhin größere Amplitude bei späterem Nulldurchgang. Der Kniewinkel rechts zeigt insgesamt wieder einen vermehrten Bewegungsumfang des operierten Kniegelenkes auf.

Drei Monate postoperativ finden wir in nahezu allen Muskeln eine deutliche Zunahme der Aktivität mit einigen starken Seitendifferenzen (Abb. 7.20b). Die Mm. biceps femoris und rectus femoris weisen weiterhin die zeitliche Verschiebung des ersten Maximums auf, die jedoch beim M. biceps femoris bei beidseitiger starker Aktivitätszunahme geringer geworden ist. Die Amplitudenhöhe hat sich beim M. rectus femoris bei beidseitiger Aktivitätszunahme angeglichen. Die Seitendifferenz blieb beim M. glutaeus bei beidseitig starkem Aktivitätsanstieg erhalten. Auffällig sind die bei den Mm. peronaeus longus, gastrocnemius, erector spinae und rectus abdominis jetzt sehr ausgeprägten Seitendifferenzen (der präoperative Befund des M. rectus abdominis ist hier aufgrund eines technischen Defekts des Messsystems allerdings nicht erfasst).

In den Abb. 7.21a und 7.21b sind zur Darstellung der Veränderungen in der operierten Extremität nochmals die prä- und postoperativen Kurven der rechten Körperseite gegenübergestellt.

> **FAZIT**
>
> Zusammenfassend kann anhand der Kurvenverläufe gefolgert werden, dass bei dieser Patientin 3 Monate postoperativ eine deutliche Symmetrisierung der Winkelkurven stattgefunden hat. Die das Kniegelenk stabilisierende Muskulatur weist postoperativ eine deutlich höhere und symmetrischere Aktivität auf. Andererseits findet sich jedoch in den Muskeln zur Becken- und Rumpfstabilisation eine starke Asymmetrie, die offensichtlich eine Kompensation in der durch unsere Winkelmessung nicht erfassten Sagittalebene demonstriert. Trotz des relativ günstigen kinematischen Befundes und der subjektiven Beschwerdefreiheit der Patientin bestehen auch in diesem Fall 3 Monate postoperativ im Muskelaktivierungsbild erhebliche Abnormalitäten, die bei der Planung und objektiven Erfolgskontrolle einer weiteren krankengymnastischen Betreuung der Patientin beobachtet werden sollten.

140 Vergleich der Winkelkurven und EMG-Signale

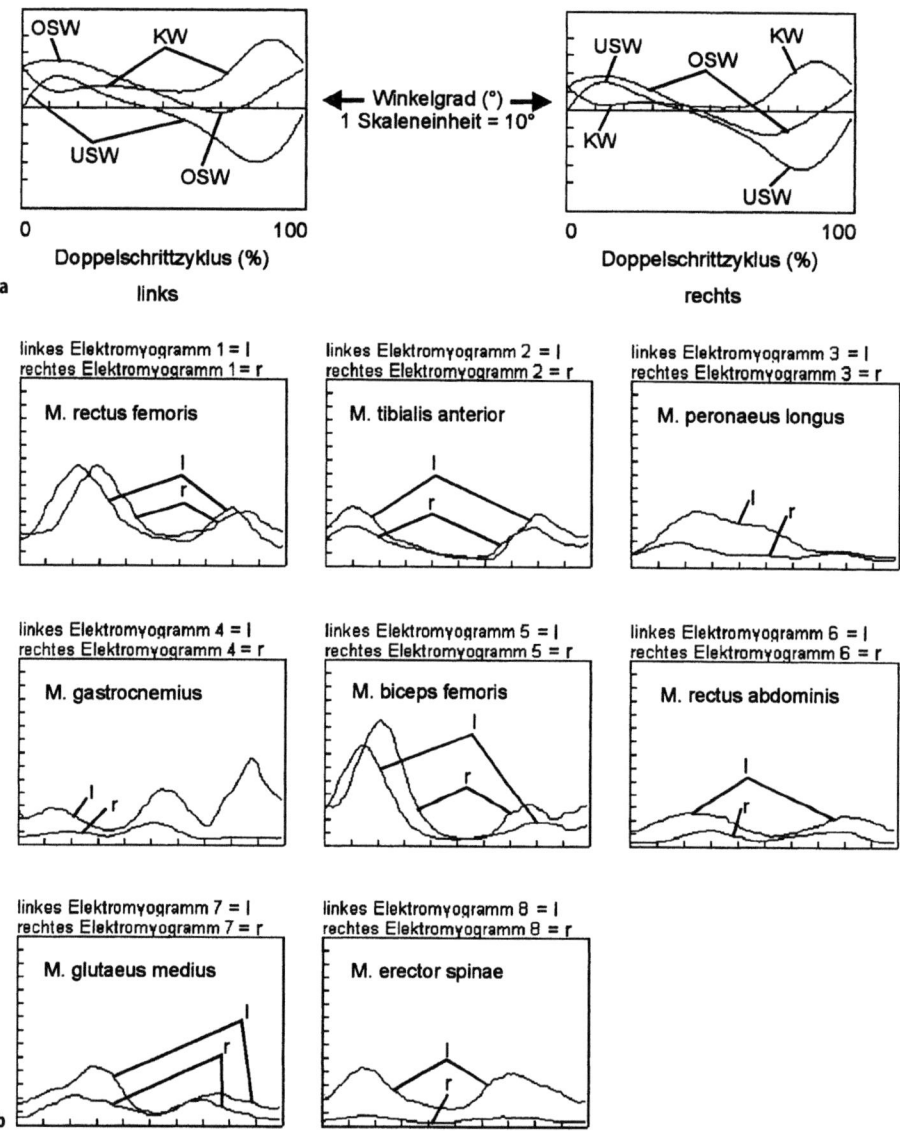

Abb. 7.20a. Untersuchung beider Körperseiten des Fallbeispiels 4 drei Monate postoperativ mit Verlauf des Oberschenkelwinkels (*OSW*), Unterschenkelwinkels (*USW*) und des Kniewinkels (*KW*). **b** Drei Monate postoperativ ermittelte EMG-Mittelwertskurven beider Körperseiten (*l/r*) des Fallbeispiels 4 beim Gehen auf ebener Laufstrecke

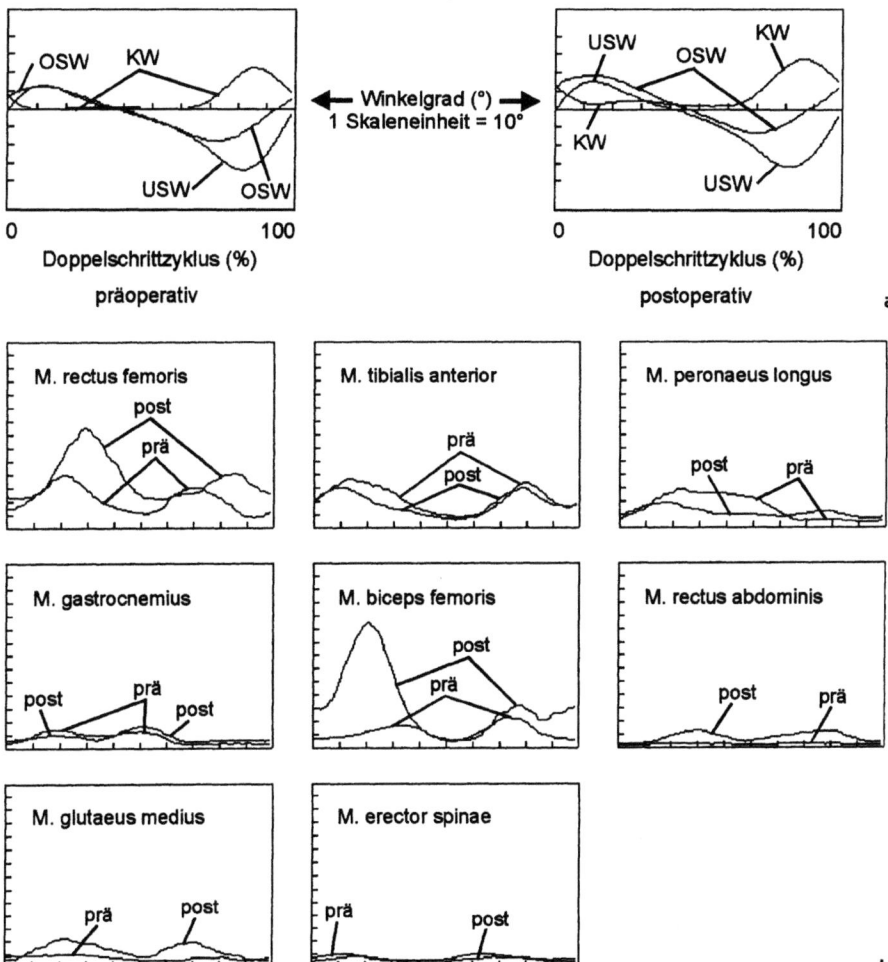

Abb. 7.21a. Vergleich von Oberschenkelwinkel (*OSW*), Unterschenkelwinkel (*USW*) und Kniewinkel (*KW*) der rechten Körperseite des Fallbeispiels 4 prä- und postoperativ. **b** EMG-Mittelwertskurven der rechten Körperseite des Fallbeispiels 4 prä- (*prä*) und postoperativ (*post*) beim Gehen auf ebener Laufstrecke

7.3.5
Zusammenfassung

Im Funktionszustand der Muskulatur können sich Symptome sowie Ursachen von Erkrankungen des Haltungs- und Bewegungsapparates manifestieren [139]. Bei den zahlenmäßig häufigen degenerativen Erkrankungen der großen Gelenke der unteren Extremität, die mit Schmerz, Bewegungseinschränkungen und Instabilitäten einhergehen, können sich in fortgeschrittenen Fällen auch Atrophien und Kontrakturen beeinträchtigter Muskeln bilden. Nicht selten bildet dies in der Gesamtheit die Ursache für ein pathologisches Gangbild. Die therapeutischen Möglichkeiten sind begrenzt, in ausgedehnten Fällen ist meist die Implantation einer Totalendoprothese erforderlich.

Zur prä- und postoperativen Diagnostik und zur Überprüfung des Therapieerfolges stehen im Wesentlichen die subjektiven Angaben des Patienten, die klinische Untersuchung der Beweglichkeit und Stabilität sowie Röntgenverfahren zur Verfügung. Gerade die Patienteneinschätzung ist von großer Bedeutung, andererseits ist sie jedoch deutlich beeinflusst von äußeren Faktoren wie Arzt-Patienten-Beziehung, Erwartungshaltung und Selbsteinschätzung. Zur Einordnung dieser Einzelergebnisse stehen eine Vielzahl von Scores zur Verfügung, die jedoch zum Teil beträchtliche Unterschiede in der Gewichtung einzelner Teilbereiche aufweisen und dadurch, je nach verwendetem Score, durchaus unterschiedliche Gesamtresultate ergeben können [98].

Die funktionelle Bedeutung der Erkrankung für das Gehen und die postoperative Rehabilitation sowie die funktionelle Integration der Prothese können durch bloße Observation nur sehr begrenzt abgeschätzt werden. Hier können mittels der Verknüpfung kinematischer mit elektromyographischen Methoden wichtige Zusatzinformationen gewonnen werden. Der breite Einsatz dieser Verfahren in der klinischen Routine blieb jedoch bislang aus, wesentlich bedingt durch den erheblichen finanziellen und zeitlichen Aufwand, den die Untersuchung bedeutete. Wall wies 1981 darauf hin, dass zum damaligen Zeitpunkt kein klinisch sinnvoll einsetzbares Ganganalysesystem existiere, das außerhalb der stark finanzierten Forschungslabors einsetzbar sei [128]. Durch die heute zur Verfügung stehenden leistungsstarken und preisgünstigen Computersysteme hat sich diese Situation verändert. Insbesondere die rechnerunterstützte Elektromyographie muss in der Zukunft für den breiteren Einsatz keinen unüberwindbaren Kostenfaktor mehr darstellen.

Die Mehrzahl der in der Literatur berichteten ganganalytischen Untersuchungen von Hüftpatienten beziehen sich auf kinematische Parameter wie Schrittlänge und -geschwindigkeit, Stand- und Schwungphasendauer, Bewegungsausschläge etc.. So berichten Murray und Mitarbeiter von 30 Patienten, die vor sowie 3 und 6 Monate nach Implantation einer zementierten Hüfttotalendoprothese untersucht wurden. Parameter waren u. a. die Muskelkraft der Hüftab- und -adduktoren bei maximaler isometrischer Kontraktion, Geschwindigkeit, Kadenz, Schrittlänge und Standphasendauer sowie Bewegungsausschläge der Gelenke. Sie konnten zeigen, dass die Bewegung des Hüftgelenkes präoperativ deutlich reduziert war und bei 20 Patienten postoperativ in allen 3 Raumebenen wieder zunahm. Die Muskelkraft wies präoperativ deutliche Defizite auf, die zwar postoperativ Besserungstendenzen zeigte, aber auch bis zum 6. Monat keine vollständige Normalisierung aufwies. Die präoperativ reduzierte Gehgeschwindigkeit resultierte aus verringerter Schrittlänge und Kadenz. Postoperativ wiesen 22 Patienten erhöhte Gehgeschwindigkeiten auf, 2 gingen langsamer. Die Standphasendauer war präoperativ verlängert und asymmetrisch, mit relativ kürzerer Standphase der erkrankten Seite. Postoperativ konnte bei 23 Patienten eine fast völlige Symmetrie beobachtet werden. Die größten Fortschritte fanden in den ersten 3 postoperativen Monaten statt. Insgesamt zeigte jedoch der Vergleich der durchschnittlichen Werte aller Parameter der Patienten trotz absoluter Verbesserung auch 6 Monate postoperativ noch keine vollständige Normalisierung [97].

Berman beobachtete ebenfalls eine verlängerte Standphasendauer des gesunden Beines präoperativ, berichtet jedoch, dass die von ihm untersuchten Patienten in den ersten 4 Monaten kaum Verbesserung zeigten, sondern erst im zweiten 4-Monatsintervall [10]. Wall und Olsson fanden die deutlichsten Verbesserungen unter Zugrundelegung einer Gangsymmetrie in den ersten 6 postoperativen Monaten [98, 128]. Arnold hingegen beobachtete, dass nach 3 Monaten das operierte Bein fast vollständig wie das gesunde Bein eingesetzt wird und die Zunahme der Beweglichkeit dann stagniere oder sich sogar wieder verschlechtere [4].

Klinische Relevanz erhält die Ganganalyse jedoch nicht nur als Verlaufsbeobachtung. Durch die Ergebnisse ihrer Studie berichten Olsson et al. über eine Umstellung der postoperativen Physiotherapie, um dem Patienten den optimalen Einsatz des neuen Gelenkes zu ermöglichen [98]. Wykman konnte nachweisen, dass Patienten mit bilateraler Arthrose der Hüftgelenke erst nach operativer Versorgung beider Gelenke profitieren. Er sieht in der Ganganalyse eine hilfreiche Methode, den Zeitpunkt der kontralateralen Prothesenimplantation zu bestimmen [134]. Hodge fand deutliche Unterschiede der Bewegungsumfänge, Schrittlänge und Schrittgeschwindigkeit bei Patienten mit Varus- und Valgusposition des implantierten Schaftes und unterstützt damit die klinische Erfahrung, dass Schäfte in Varusorientierung früher Lockerungszeichen entwickeln als solche in Valgusstellung [63].

Perrin berichtete, dass Patienten mit größerer Schrittgeschwindigkeit und Schrittlänge röntgenologisch früher Lockerungszeichen der Prothese aufweisen als andere und sah die Ursache in einer zu großen Beanspruchung der Prothese zu einem für die Heilung wichtigen Zeitpunkt [100]. Greenough konnte dies 1988 bestätigen [57].

Bei der Vielzahl der bereits vorliegenden Studien ist überraschend, dass die dynamische Elektromyographie nur selten Anwendung findet. Güth wies darauf hin, dass Muskelkraft und -innervation wichtige Parameter zur detaillierten Diagnostik und Nachkontrolle bei Hüftgelenkserkrankungen darstellen und dass beispielsweise bereits kleine operativ herbeigeführte Änderungen der mechanischen Vorspannung einen erheblichen Einfluss auf die Muskelkraft haben können [56].

Da die Muskulatur wesentlicher Effektor der meisten gemessenen ganganalytischen Parameter ist, sollte dies, insbesondere bei funktioneller Beurteilung eines Behandlungsergebnisses, auch berücksichtigt werden. So berichtete Steeger von einer verlängerten Muskelaktivität in der späten Standphase prä- und postoperativ bei Coxarthrosepatienten im Vergleich zu gesunden Probanden. Auch 3 Monate postoperativ sei es nicht zu einer Angleichung der muskulären Aktivität gekommen [113, 114, 116]. Long untersuchte die EMG-Signale der Mm. glutaeus medius, tensor fasciae latae, rectus femoris, adductor longus und glutaeus maximus mit Feindrahtelektroden und berichtet eine Normalisierung aller EMG-Aktivitäten erst 1–2 Jahre postoperativ [87].

In unserer Studie zeigten die Ensemblemittelungen über die gesamte Gruppe der Hüftpatienten für einige der gemessenen Parameter deutliche bis signifikante Auffälligkeiten, insbesondere im Vergleich mit dem gesunden Normalkollektiv. So bestand beispielsweise auf der erkrankten Seite nur eine geringe Verkürzung der gesamten Rückdrehphase bei jedoch deutlicher Verkürzung der vorderen und entsprechender Verlängerung der hinteren Umkehrphase. Weiterhin fiel ein deutlich reduzierter Bewegungsausschlag des Oberschenkelwinkels in der vorderen Umkehrphase auf mit ebenfalls vorzeitigem Nulldurchgang. Diese Veränderungen der normalen Winkelverläufe können als Ausdruck der verkürzten Lastaufnahme sowie der verringerten Bewegung des Oberschenkels in der Frontalebene, möglicherweise zur Vermeidung einer Schmerzauslösung und zur Schonung der erkrankten Seite, gedeutet werden.

Bei den Coxarthrosepatienten ist die grundsätzliche zeitliche Verlaufscharakteristik der Gruppenmittelwerte der EMG-Aktivitäten aller untersuchten Muskeln der erkrankten und gesunden Körperseite ähnlich. Die in den Amplitudenhöhen beobachteten Differenzen erweisen sich in der statistischen Analyse als nicht signifikant. Lediglich die Aktivitätsdifferenz des M. biceps femoris am Ende des Doppelschrittzyklus ist statistisch auffällig.

Auch die Winkelverläufe der untersuchten Gonarthrosepatienten wiesen im Links-Rechts-Vergleich keine statistisch signifikanten Differenzen auf. Ebenso war die grundsätzliche zeitliche Charakteristik der Gruppenmittelwerte der Aktivitäten aller untersuchten Muskeln auf beiden Körperseiten ähnlich. Auch hier erweisen sich die beobachtbaren Differenzen der Amplitudenhöhen in der statistischen Analyse nicht als signifikant. Lediglich die Aktivitätsdifferenz des M. tibialis anterior am Ende des Doppelschrittzyklus ist statistisch auffällig. Der Vergleich der Gonarthrosepatienten mit der gesunden Probandengruppe hingegen zeigte eine signifikant vermehrte Aktivität der das Kniegelenk stabilisierenden Muskulatur sowie des M. glutaeus medius.

Insgesamt konnte somit bei den untersuchten Patienten nicht auf gruppenspezifische Gemeinsamkeiten einer Seitenasymmetrie der Muskelaktivitätscharakteristik geschlossen werden. Der Vergleich der Muskelaktivitätskurven des erkrankten Beines der Patientengruppen präoperativ mit dem linken Bein der Probandengruppe höheren Lebensalters ergab jedoch in einigen Muskeln deutliche bis signifikante Unterschiede. Aufgrund der an den Patientenkollektiven gewonnenen Befunde ist somit mit der angegebenen Methode die Darstellung gruppenspezifischer Adaptationsmechanismen an eine veränderte biomechanische Situation grundsätzlich möglich.

In einer Patientengruppe ist jedoch die zu erwartende Streuung der Muskelaktivitäten erheblich, sodass sich durch Gruppenmittelung nur wenige, allen Probanden gemeinsame und funktionell interpretierbare Charakteristika darstellen ließen. Dies unterstreicht die bereits angesprochene Überlegung, dass die Betrachtung von Gruppenmittelwerten nur dort sinnvoll ist, wo ein den meisten Probanden bzw. Patienten gemeinsames Merkmal dargestellt und interpretiert werden kann. Darüber hinaus muss beim Vergleich einer Patientengruppe mit einer Gruppe gesunder Probanden wiederum die möglicherweise vorhandene unterschiedliche Schichtdicke von Haut und Unterhaut mit ihrem Einfluss auf die Höhe der elektromyographischen Oberflächenaktivität berücksichtigt werden.

Der mit dem Instrument der dynamischen Elektromyographie und unserer Methodik individuell erhobene Befund kann dagegen stets zur Ergänzung der Diagnose herangezogen werden, wie in den 4 diskutierten Fallbeispielen gezeigt werden konnte. Die in der Einzelfallbetrachtung beobachtbaren Asymmetrien der Muskelaktivität beider Körperseiten liegen in ihrer Höhe und ektopischen Lage zum Teil weit über den auch bei gesunden Probanden bestehenden Seitendifferenzen. Trotz subjektiver Beschwerdefreiheit und klinisch objektivierbarer Bewegungsfreiheit nach Implantation einer Totalendoprothese konnte in den Fallbeispielen demonstriert werden, dass die intermuskuläre Koordination dennoch nicht notwendigerweise vollständig gelungen ist. Ein gezielter Behandlungsversuch dieser Anomalien in Kooperation mit dem Physiotherapeuten wäre ein denkbarer und wünschenswerter Ansatz.

Bei der patientenbezogenen klinischen Anwendung zur bewegungsdiagnostischen Befunderhebung im Einzelfall ist die vorausgehend diskutierte Problematik unterschiedlicher Hautdicken von kleinerer Bedeutung, da hier der intraindividuelle Vergleich von elektromyographischen Aktivitäten zu verschiedenen Zeitpunkten der Diagnostik, Therapie und Rehabilitation bzw. zum gleichen Zeitpunkt unter verschiedenen Untersuchungsbedingungen im Vordergrund steht. Allerdings muss auch hier bei der Interpretation von Amplitudenveränderungen der elektromyographischen Aktivität zu verschiedenen Untersuchungszeitpunkten geprüft werden, ob sich die Dicke des subkutanen Fettgewebes in der Zwischenzeit geändert hat.

Unsere Ergebnisse stimmen in wesentlichen Aspekten mit denen anderer Autoren überein. So untersuchte Wiedmer z. B. das Gangmuster von 32 Patienten mit einer Coxarthrose im Vergleich mit einem Normalkollektiv. Er fand, dass bereits im gesunden Kollektiv eine beträchtliche Streubreite der Gangparameter zu verzeichnen war und wies darauf hin, dass es dadurch beim einzelnen Patienten schwierig sein könne, eine Gangpathologie abzugrenzen [131]. Die in manchen Studien berichtete „Normalisierung" oder ausbleibende „Normalisierung" der EMG-Aktivität im Gruppenmittel muss unseres Erachtens unter diesem Gesichtspunkt mit Vorsicht interpretiert werden [87, 111].

Zusammenfassung

> Die Gesunderhaltung oder die Wiederherstellung der menschlichen Gehbewegung ist eines der Hauptanliegen der Orthopädie. Die Möglichkeit, die zeitliche Charakteristik der Aktivierung einzelner Muskeln des menschlichen Muskuloskelettalsystems im Verlauf der Gehbewegung zu bestimmen, ist deshalb in der klinischen Orthopädie sowohl im Bereich der Grundlagenforschung als auch bei der Patientenversorgung von grundsätzlichem Interesse.

Ziel der vorliegenden Arbeit war es daher, in einer Reihe von gezielten Studien die Möglichkeiten eines Einsatzes der dynamischen Elektromyographie und Goniometrie nach unserer Methodik für ausgewählte experimentelle und klinische Untersuchungen der Gehbewegung des Menschen sowohl im intraindividuellen Vergleich als auch im Vergleich von Probanden- bzw. Patientengruppen darzustellen.

Bei der Durchführung von experimentellen elektromyographischen Studien und Patientenuntersuchungen gibt es einen erheblichen Spielraum bei der Signalableitung und der Signalverarbeitung. Den in dieser Arbeit verwendeten Signalverarbeitungsmodus betrachten wir als einen gangbaren Weg.

Bei der Signalableitung, insbesondere im Hinblick auf die Art, Größe und Form der aktiven Elektrodenflächen, den Elektrodenabstand und die Elektrodenpositionierung auf dem Zielmuskel, sind in der Zwischenzeit durch den internationalen Arbeitskreis SENIAM (Surface Electromyography for Non-Invasive Assessment of Muscles) Empfehlungen bekannt geworden, die zu einer Vereinheitlichung der verschiedenen Studien und damit zu einer besseren Vergleichbarkeit der Ergebnisse von verschiedenen Arbeitsgruppen führen können.

Zusammenfassend sind wir aufgrund unserer Ergebnisse überzeugt, dass die rechnerunterstützte Elektromyographie nach unserer oder ähnlicher Methodik in der Zukunft mit Sicherheit zunehmende praktische Bedeutung erhalten wird. Dies gilt neben der gezielten experimentellen Bearbeitung klinischer Fragestellungen insbesondere für die Rehabilitationsmedizin, wo sie die Möglichkeit bietet, die Therapie der postoperativen Phase individuell auf den Patienten auszurichten und die Ergebnisse objektiv zu dokumentieren, sowie persistierende Störungen zu identifizieren und in Kooperation mit dem Physiotherapeuten gezielt zu behandeln. Hier stehen insbesondere koordinative Therapiemaßnahmen, wie beispielsweise die Gangschulung nach endoprothetischem Ersatz der großen Gelenke sowie die Diagnose muskulärer Defizite und deren gezielte Behandlung im Vordergrund.

Die bei Patienten postoperativ trotz Beschwerdefreiheit und nach initialer Rehabilitation individuell noch darstellbaren Muskelaktivitätsanomalien können als Orientierungshilfe für weitere gezielte physiotherapeutische Maßnahmen dienen.

Hörster wies darauf hin, dass operationsinduzierte Einflüsse einen Rückschritt in der motorischen Entwicklung durch „Vergessen" physiologischer Bewegungsabläufe bewirken können [64]. Mit Hilfe der elektromyographischen Ganganalyse könnte hier das gezielte Erlernen komplexer Bewegungsabläufe unterstützt werden.

Anhang A

A1
Untersuchungsbogen

| Datenblatt Lfd. Nr. | Kontrollgruppe |
| | Patient |

1. **Patientendaten** (Aufkleber)
   Geschlecht
   Alter

2. **Untersuchungstag**
   Gewicht [kg]
   Größe [cm]
   Geplante Operation Seite: Rechts
                                   Links

   Durchgeführte Operation   Datum
                                   Operateur

3. **Anamnese/Vorerkrankungen**

4. **Untersuchungsbefund Rumpf**
   Druckschmerz der Dornfortsätze   Ja/Nein Höhe
   Klopfschmerz der Dornfortsätze   Ja/Nein Höhe
   Druck-/Klopfschmerz ISG   Ja/Nein Seite
   Stauchungsschmerz Wirbelsäule   Ja/Nein
   Muskeltonus   Vermindert/normal/erhöht
                                     Seite

   Schultertiefstand [cm]   Rechts
                                     Links

   Beckentiefstand [cm]   Rechts
                                     Links

   Gangbild   rechts-/linkshinkend

Ursache: Schmerz/Lähmung/
Duchennne/Sonstige
Beinachsen Physiologisch/valgus/varus/recurvatum
Seite
Kondylenabstand [cm]
Knöchelabstand[cm]
Finger-Boden-Abstand [cm]
Skoliose BWS/thorakolumbal/LWS
Konvexität Rechts/links
Ott-Zeichen [cm] 30/x
Schober-Zeichen [cm] 10/x
BWS-Kyphose Abgeschwächt/normal/verstärkt
LWS-Lordose Abgeschwächt/normal/verstärkt
Rippenbuckel/Lendenwulst [cm] Rechts/links
Rückneigung [°]
Seitneigung [°] Rechts/links
Rotation [°] Rechts/links

5. **Untersuchungsbefund Beine**
Beinlänge [cm]:
OS Rechts Links
US Rechts Links
Gesamt Rechts Links

Beinumfang [cm]:
OS (20 cm proximal
Patellaoberrand) Rechts Links
US Rechts Links
Wade Rechts Links
Knie Rechts Links

Durchblutung:
A. tibialis anterior Rechts/links
A. dorsalis pedis Rechts/links
A. poplitea Rechts/links

6. **Hüftgelenk**
Leistendruckschmerz Rechts/links
Klopfschmerz Rechts/links
Stauchungsschmerz Rechts/links
Flexion/Extension Rechts/links
Ab-/Adduktion Rechts/links
Innen-/Außenrotation Rechts/links

7. **Kniegelenk**
   Flexion/Extension   Rechts/links
   Druckschmerz   Rechts/links
   Patelladruckschmerz   Rechts/links
   Meniskuszeichen   Rechts/links
   Kapsel-Band-Instabilität   Rechts/links
   Kreuzbandinstabilität   Rechts/links

8. **Oberes Sprunggelenk**
   Flexion/Extension   Rechts/links
   Pro-/Supination   Rechts/links

9. **Neurostatus**
   Sensibilität Dermatom   Rechts/links

   ASR:
   Ja = 1   Nein = 2   Abgeschwächt = 3   Rechts/links

   PSR:
   Ja = 1   Nein = 2   Abgeschwächt = 3   Rechts/links

   Lasegue-Zeichen [°]   Rechts/links

   Paresen [Kraftgrad 1–5]:
   1. Hüftbeuger   Rechts/links
   2. Quadrizeps   Rechts/links
   3. Fußsenker   Rechts/links
   4. Fußheber/Pronatoren   Rechts/links
   5. Großzehenheber   Rechts/links

10. **Schmerz**

Score	nach Charnley	nach Merle D'Aubigné
Intensiver Dauer-/Ruheschmerz	1	0
Intensiver Bewegungsschmerz	2	1
Nachtschmerz	–	2
Tolerierbarer Aktivitätsschmerz	3	3
Leichter Belastungs-/geringer Ruheschmerz	4	4
Anlaufschmerz/kein Ruheschmerz	5	5
Kein Schmerz	6	6
	Summe	

Schmerzdauer [Jahre]

Funktion
Score

	nach Charnley	nach Merle D'Aubigné
Keine Gehstrecke	–	0
Kurze Gehstrecke; 2 Gehstützen	1	1
Sehr reduzierte Gehstrecke mit Gehstöcken	2	2
Begrenzte Wegstrecke ohne Stöcke; Standfähigkeit ohne Stöcke	3	3
Längere Strecke mit 1 Stock; kurze Strecke ohne, mit Hinken	4	4
Ohne Gehstock, mit Hinken	5	5
Normal	6	6

Summe

Bewegung
Score nach Charnley: Summe aus 3 Bewegungsebenen

$0°-30° = 1$
$30°-60° = 2$
$60°-100° = 3$
$100°-160° = 4$
$160°-210° = 5$
$210°-260° = 6$

Score nach Merle D'Aubigné:

Ankylose mit schlechter Stellung der Hüfte	0
Keine Beweglichkeit, Schmerz oder Deformität	1
Flexion <40°	2
Flexion 40°–60°	3
Flexion 61°–80°, Patient erreicht seinen Fuß	4
Flexion 81°–90°, Abduktion bis 15°	5
Flexion >91°, Abduktion bis 30°	6

Gesamtpunkte Merle D'Aubigné
Gesamtpunkte Charnley

11. Analgetika
　Ja/Nein　　　Seit:　　　Welche?

12. Einschränkung der Selbständigkeit (Minimal-maximal) 1–6
　Eigenes Wohlbefinden(Sehr gut-schlecht) 1–6
　Operation positiv?Ja/Nein
　Score nach Danielsson:

1. Hinken	Nein 0	Ja 1	
2. Trendelenburg	Negativ 0	Fraglich 1	Positiv 2
3. Laufen außerhäuslich	Ungehindert 0 2 Stöcke 3		1 Stock 1 2 Gehstützen 4
4. Gehstrecke ohne Schmerz [m]	1500 0 100–399 2 Nicht ohne Schmerz 4	400–1500 m 1	1–99 3
5. Komplett gehunfähig	10		
6. Anziehen von Schuhen und Socken	Ja 0	Schwierig 1	Nein 2
7. Treppen steigen	Ja 0	Schwierig 1	Nein 2
8. Toilettengang	Ja 0	Schwierig 1	Nein 2
9. Baden	Ja 0	Schwierig 1	Nein 2
10. Arbeit und Aktivität	Harte Arbeit 0 Leicht 2 Keine Arbeit und Aktivität 4		Moderat 1 Gering 3
Summe:	0–6 = Leicht	7–12 = Mittel	13–28 = Stark

A 2
Untersuchungsscores

A 2.1
Score nach Charnley. (Nach [82])

Pain

Severe and spontaneous	1
Severe on attempting to walk; prevents all activity	2
Tolerable; permitting limited activity	3
Only after some activity; disappears quickly with rest	4
Slight or intermittent on starting to walk but getting less with normal activity	5
No pain	6

Function

Bedridden or few yards; 2 sticks or crutches	1
Time and distance very limited with or without sticks	2

Limited with one stick (<1 h); difficult without a stick; able to stand long period 3
Long distances with one stick; limited without a stick 4
No stick, but has a limp 5
Normal 6

Movement (sum of the 3 standard directions)
0–30°	1
60°	2
100°	3
160°	4
210°	5
260°	6

A 2.2
Score nach Merle D'Aubigné. (Nach [82])

Pain
Pain is intense and permanent	0
Pain is severe even at night	1
Pain is severe when walking; prevents any activity	2
Pain is tolerable with limited activity	3
Pain is mild when walking; it disappears with rest	4
Pain is mild and inconstant; normal activity	5
No pain	6

Mobility
Ankylosis with bad position of the hip	0
No movement; pain or slight deformity	1
Flexion <40°	2
Flexion 40°–60°	3
Flexion 60°–80°; patient can reach his foot	4
Flexion 80°–90°; abduction of at least 15°	5
Flexion 90°; abduction to 30°	6

Ability to walk
None	0
Only with crutches	1
Only with canes	2
With one cane, less than one hour; very difficult without a cane	3
A long time with a cane; short time without cane and with a limp	4
Without cane but with slight limp	5
Normal	6

Results

Absolute results (functionel). Added are only the points for pain and walking.

11–12 points	Very good
10 points	Good
9 points	Medium
8 points	Fair
<7 points	Poor

Relative results. The appreciation of the difference between the preoperative and the postoperative functional state. The score for pain and ability to walk are multiplied by two:

>12 points	Very great improvement
7–11 points	Great improvement
3–7 points	Fair improvement
<3 points	Failure

A 3
Statistische Analyse des Vergleichs von EMG-Aktivitäten und Winkelkurven im Gruppenmittel

Beim Vergleich der EMG-Aktivitäten verschiedener Probandengruppen bzw. der linken und der rechten Körperhälfte von Probanden der gleichen Gruppe wurde versucht, gruppen- bzw. körperseitenspezifische Unterschiede darzustellen und zu diskutieren, die sich trotz der jeweils beobachteten großen interindividuellen Variationsbreite andeuten. Zur Überprüfung der Aussagekraft dieses Vergleichs der verschiedenen Probandenkollektive wurden geeignete statistische Tests herangezogen. Ausgangspunkt für diese Betrachtung sind jeweils die Kurven f(t) der EMG-Aktivität eines bestimmten Muskels bzw. des Unter- oder Oberschenkelwinkels der Probanden bzw. Patienten einer Gruppe über den Verlauf eines Doppelschrittes der normierten zeitlichen Dauer T ($0 \leq t < T$).

Zum deskriptiven Vergleich der Messergebnisse verschiedener Probandengruppen unter vergleichbaren experimentellen Bedingungen (normales Gehen mit selbstgewählter Geschwindigkeit auf ebener Laufstrecke) wurden in den vorausgehenden Betrachtungen aus den Kurven aller Probanden einer Gruppe (jung, mittleres Lebensalter, höheres Lebensalter) für jeden Muskel bzw. jeden Winkel durch lineare Mittelung der individuellen Kurven f(t) Gruppenmittelwertskurven gebildet. Diese wurden dann für jeweils 2 Gruppen (jung/mittleres Lebensalter, jung/höheres Lebensalter, mittleres/höheres Lebensalter) deskriptiv dargestellt und in ihrem Verlauf verglichen.

Aufgrund des biophysikalischen Entstehungsprozesses der Oberflächenelektromyogramme vermuten wir, dass die daraus mit dem Schema unserer Signalverarbeitungsmethode durch Mittelwertsbildungen gewonnenen EMG-Aktivitätswerte der Individuen einer Gruppe wegen des zentralen Grenzwertsatzes einer Normalverteilung folgen. Auch für die Winkelkurvenwerte nehmen wir dies an. Für die Bewertung der statistischen Signifikanz von beobachteten Differenzen zwischen 2 verglichenen Probanden- bzw. Patientenkollektiven zu einem Zeitpunkt t im Doppelschrittzyklus verwenden wir dennoch keinen Test, der die Normalverteilung zwingend voraussetzt, sondern den von der Charakteristik der statistischen Verteilung unabhängigen Wilcoxon-Test für unverbundene Stichproben. Dies ist exemplarisch in Abb. A.1 für den M. gastrocnemius im Vergleich der jungen mit der Probandengruppe mittleren Lebensalters dargestellt.

Weiterhin werden zum einen Vergleiche der EMG-Aktivität eines Muskels bzw. einer Winkelgröße der linken Körperseite eines Probanden mit den entsprechen-

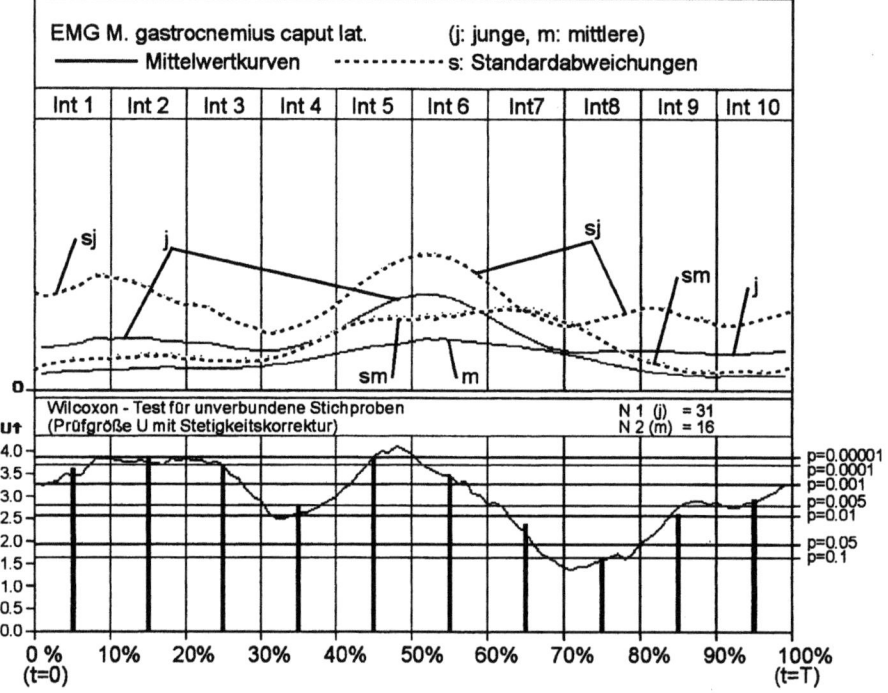

Abb. A.1. Statistische Analyse der Differenz von 2 EMG-Kurvenensembles (M. gastrocnemius der jungen mit der mittleren gesunden Probandengruppe). Im oberen Teil des Diagramms sind deskriptiv die Gruppenmittelwertkurven mit Standardabweichungen (s) dargestellt (j: junge, m: mittlere Probandengruppe), im unteren Teil der Verlauf der sich mit dem Wilcoxon-Test aus den einzelnen Probandenkurven ergebenden Prüfgröße U und (jeweils als Balken in Intervallmitte) die aus den Intervallmittelwerten der einzelnen Probandenkurven berechnete Prüfgröße U. Die Nullhypothese der Gleichheit der Gruppen wird beim Wilcoxon-Test mit anschließendem Bonferroni-Kriterium abgelehnt, wenn die Prüfgröße U den Wert überschreitet, der einer Irrtumswahrscheinlichkeit $\alpha/10$ entspricht

den Werten der rechten Körperseite des gleichen Probanden im gleichen Experiment angestellt. Zum anderen wird auch die EMG-Aktivität eines Muskels bzw. einer Winkelgröße einer Körperseite eines Probanden mit der gleichen Körperseite unter verschiedenen experimentellen Bedingungen verglichen (z. B. Gehen eines Probanden mit und ohne simulierte Beinlängendifferenz). In diesen Fällen wurden in den vorausgehenden Betrachtungen die gemessenen intraindividuellen Differenzen ebenfalls deskriptiv bei Mittelung über die ganze Gruppe betrachtet. Das geeignete Verfahren zur Abschätzung der statistischen Signifikanz der in einer Gruppe zu einer Zeit t des Kurvenverlaufs beobachteten Differenzen ist hierbei ein für die jeweilige Gesamtheit der korrespondierenden Paare von intraindividuellen

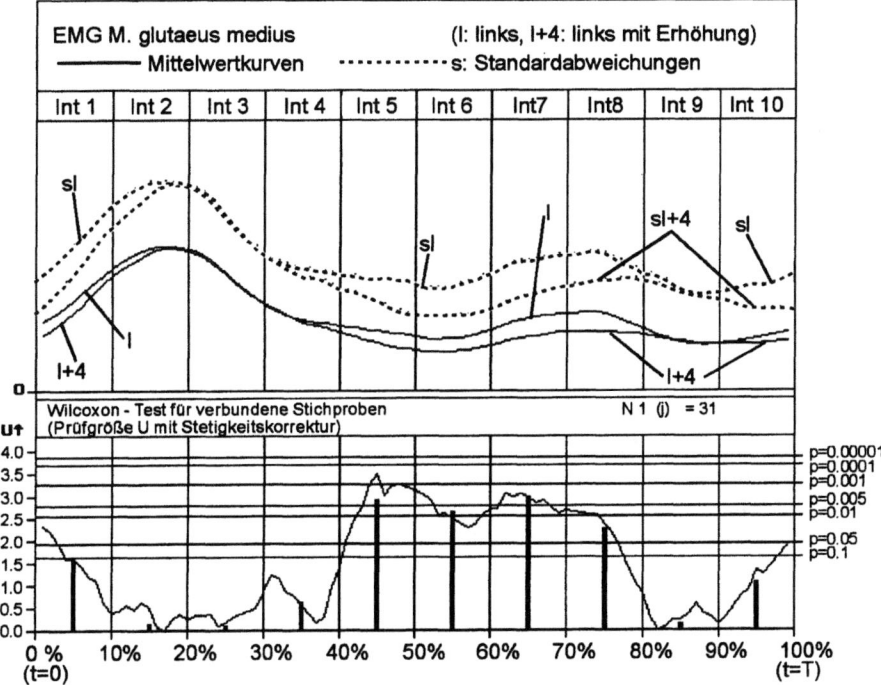

Abb. A.2. Statistische Analyse der Differenz von 2 EMG-Kurvenensembles (M. glutaeus medius der jungen, gesunden Probandengruppe links auf ebener Gehstrecke und mit linksseitiger Erhöhung der Laufstrecke um 4 cm). Im oberen Teil des Diagramms sind deskriptiv die Gruppenmittelwertkurven mit Standardabweichungen (s) dargestellt (*l*: ebene Gehstrecke, *l*+4: Erhöhung um 4 cm links), im unteren Teil der Verlauf der sich mit dem Wilcoxon-Paardifferenztest für verbundene Stichproben ergebenden Prüfgröße U und (jeweils als Balken in Intervallmitte) die aus den Intervallmittelwerten der einzelnen Probandenkurven berechnete Prüfgröße U. Die Nullhypothese der Gleichheit der Gruppen wird beim Wilcoxon-Test mit anschließendem Bonferroni-Kriterium abgelehnt, wenn die Prüfgröße U den Wert überschreitet, der der Irrtumswahrscheinlichkeit $\alpha/10$ entspricht

EMG-Aktivitätskurven bzw. Winkelkurven der Probanden bzw. Patienten der Gruppe durchzuführender Paardifferenztest für verbundene Stichproben. Für die Bewertung der statistischen Signifikanz von beobachteten Differenzen in der jeweiligen Gruppe zu einem Zeitpunkt t im Doppelschrittzyklus verwenden wir ebenfalls keinen Test, der die Normalverteilung zwingend voraussetzt, sondern den von der Charakteristik der statistischen Verteilung unabhängigen Wilcoxon-Test für verbundene Stichproben (Abb. A.2).

Die Art der Durchführung dieser Tests ist von der (vor der Betrachtung der Kurven festzulegenden) Auswahl von n Zeitpunkten $t_1, t_2, \ldots, t_n$ des Kurvenverlaufs abhängig, an denen die im Probandenkollektiv beobachteten Kurvenunterschiede gemeinsam auf ihre statistische Signifikanz überprüft werden sollen. Je größer n ist, d. h. je mehr solche Zeitpunkte t im Kurvenverlauf gewählt werden, desto detaillierter können prinzipiell Aussagen über Differenzen der zu vergleichenden Gruppen gemacht werden, desto größer werden allerdings auch die Anforderungen an die für die Feststellung von statistisch signifikanten Unterschieden zur Verfügung stehenden Messdaten. Grundlage ist bei dieser Art von Statistik ein nach Bonferroni benanntes (und von anderen Autoren weiterentwickeltes) Verfahren für die gleichzeitige Betrachtung von n Nullhypothesen $H_{01}, H_{02}, \ldots, H_{0n}$ [66, 67].

In unserem Falle besagen diese Nullhypothesen, dass sich die in 2 Gruppen ermittelten Messergebnisse bzw. die in einer Gruppe ermittelten Paardifferenzen zu den Zeitpunkten $t_1, t_2, \ldots, t_n$ nicht unterscheiden. Nach dem Bonferroni-Kriterium wird jede einzelne dieser Nullhypothesen H_{0i} zum multiplen Niveau α abgelehnt, wenn zum entsprechenden Zeitpunkt t_i der statistische Test eine Differenz mit einem p-Wert $p_i < \alpha/n$ ergibt. Kontrolle des multiplen Niveaus α bedeutet hierbei, dass höchstens mit der Wahrscheinlichkeit α bei allen n Tests insgesamt eine falsche Signifikanz (Fehler 1. Art) erhalten wird.

Eine Messkurve besteht in unserem Fall aus Werten zu 100 verschiedenen Zeitpunkten t_i. Für n=100 ist das Bonferroni-Kriterium jedoch wenig trennscharf. Deshalb werden je 10 benachbarte Werte durch eine lineare Mittelung zusammengefasst. Damit ergibt sich ein Bonferroni-Verfahren mit nur noch n=10.

Somit ergibt sich folgende Vorgehensweise: Jede der für einen Gruppenvergleich herangezogenen Messkurve f(t) wird jeweils über das Intervall $0 \leq t < i$ (T/10) (i=1, 2, \ldots, 10) gemittelt (in den Abb. A.1 und A.2 sind dies die Intervalle Int1 bis Int10). Mit diesen Intervallmittelwerten wird dann für jedes Kurvenintervall der Wilcoxontest mit anschließendem Bonferroni-Kriterium durchgeführt. Die sich hierbei ergebende Prüfgröße U ist in den Abb. A.1 und A.2 in der Mitte des jeweiligen Intervalls als Balken dargestellt. Der dazugehörige p-Wert ist für ausgewählte Niveaus auf der rechten Ordinate angegeben.

Mittels des Bonferroni-Kriteriums kann auf einen Unterschied der Intervallmittelwerte geschlossen werden, wenn die Prüfgröße U den Wert überschreitet, der einer Irrtumswahrscheinlichkeit $\alpha/10$ entspricht. In Abb. A.1 werden die Intervallmittelwerte z. B. im Intervall 7 nicht als verschieden betrachtet, weil dort die Prüfgröße U (der Balken in Intervallmitte) nicht den Wert überschreitet, der der Irrtumswahrscheinlichkeit 0,005 entspricht. Als zusätzliche, deskriptive Information ist in den Figuren auch der Verlauf der Prüfgröße U dargestellt, der sich bei

Durchführung des Wilcoxon-Tests an allen 100 Kurvenpunkten zum Zeitpunkt t_i ergibt.

A 4
Statistische Analyse der Gruppenmittelwertsvergleiche der EMG- und Winkelkurven

In den nachfolgenden Darstellungen werden die Ergebnisse der in Anhang A3 beschriebenen statistischen Analyse der Gruppenvergleiche der EMG- und Winkelkurven in tabellarischer Form aufgeführt. In jeder Tabelle sind horizontal die Intervalle 1–10 des Doppelschrittes, vertikal die untersuchte Muskulatur bzw. die Winkelkurven dargestellt. In den mit + gekennzeichneten Intervallen überschritt die Prüfgröße U den Wert, der der Irrtumswahrscheinlichkeit α/10 entspricht. Somit kann hier auf einen signifikanten Unterschied der Intervallmittelwerte geschlossen werden.

Tabelle A1. Vergleich der rechten und linken Körperseite der gesunden Probanden

	Int 1			Int 2			Int 3			Int 4			Int 5			Int 6			Int 7			Int 8			Int 9			Int 10		
	j	m	ä	j	m	ä	j	m	ä	j	m	ä	j	m	ä	j	m	ä	j	m	ä	j	m	ä	j	m	ä	j	m	ä
M. rectus femoris	+																													
M. tibialis anterior										+																				
M. peronaeus longus																														
M. gastrocnemius																														
M. biceps femoris																									+					
M. rectus abdominis																														
M. glutaeus medius										+									+											
M. erector spinae																														
USW	+			+			+						+			+			+											
OSW	+			+			+			+			+			+			+			+								

j: Junge Probanden, *m*: mittlere Probanden, *ä*: ältere Probanden.

Tabelle A2. Vergleich der verschiedenen Altersgruppen der gesunden Probanden

	Int 1 A B C	Int 2 A B C	Int 3 A B C	Int 4 A B C	Int 5 A B C	Int 6 A B C	Int 7 A B C	Int 8 A B C	Int 9 A B C	Int 10 A B C
M. rectus femoris							+ +	+		
M. tibialis anterior			+							
M. peronaeus longus	+ +	+ +				+				
M. gastrocnemius	+ +	+ +	+	+	+	+			+	
M. biceps femoris	+	+				+	+ +	+ +		
M. rectus abdominis	+ +	+ +	+ +	+ +	+	+ +	+ +	+ +	+ +	+ +
M. glutaeus medius	+ +	+ +	+ +	+		+ +	+ +	+ +	+ +	+ +
M. erector spinae	+ +	+ +	+			+ +	+ +	+ +		
USW										
OSW										

A: Vergleich junge und mittlere Probanden, *B*: junge mit älteren Probanden, *C*: mittlere mit älteren Probanden.

Tabelle A3. Vergleich der linken Körperseite beim Gehen auf ebener Strecke und mit Erhöhung der Laufstrecke links um 4 cm der verschiedenen Altersklassen der gesunden Probanden

	Int 1 j m ä	Int 2 j m ä	Int 3 j m ä	Int 4 j m ä	Int 5 j m ä	Int 6 j m ä	Int 7 j m ä	Int 8 j m ä	Int 9 j m ä	Int 10 j m ä
M. rectus femoris							+			
M. tibialis anterior	+	+					+	+	+	+
M. peronaeus longus	+	+		+		+	+	+		
M. gastrocnemius		+			+	+ +			+	+
M. biceps femoris										
M. rectus abdominis										
M. glutaeus medius		+				+		+	+	+
M. erector spinae										
USW										
OSW	+	+	+	+	+					+

j: Junge Probanden, *m*: mittlere Probanden, *ä*: ältere Probanden.

Tabelle A4. Vergleich der rechten Körperseite beim Gehen auf ebener Strecke und der linken Körperseite mit Erhöhung der Laufstrecke links um 4 cm der verschiedenen Altersklassen der gesunden Probanden

	Int 1 j m ä	Int 2 j m ä	Int 3 j m ä	Int 4 j m ä	Int 5 j m ä	Int 6 j m ä	Int 7 j m ä	Int 8 j m ä	Int 9 j m ä	Int 10 j m ä
M. rectus femoris								+	+	
M. tibialis anterior										
M. peronaeus longus					+	+			+	
M. gastrocnemius				+ +	+ + +	+ + +	+			+
M. biceps femoris										
M. rectus abdominis										
M. glutaeus medius			+		+	+				
M. erector spinae	+ +	+	+						+	
USW										
OSW	+	+	+	+	+	+	+		+	

j: Junge Probanden, *m*: mittlere Probanden, *ä*: ältere Probanden.

Tabelle A5. Vergleich der erkrankten Körperseite der Patienten mit unilateraler Coxarthrose mit der linken Körperseite der älteren, gesunden Probanden

	Int 1	Int 2	Int 3	Int 4	Int 5	Int 6	Int 7	Int 8	Int 9	Int 10
M. rectus femoris	+	+			+	+	+	+		+
M. tibialis anterior										
M. peronaeus longus										
M. gastrocnemius	+	+	+	+					+	+
M. biceps femoris								+		
M. rectus abdominis										
M. glutaeus medius							+	+	+	+
M. erector spinae										
USW	+	+	+							+
OSW	+	+	+	+						

Tabelle A6. Vergleich der erkrankten Körperseite der Patienten mit unilateraler Gonarthrose mit der linken Körperseite der älteren, gesunden Probanden

	Int 1	Int 2	Int 3	Int 4	Int 5	Int 6	Int 7	Int 8	Int 9	Int 10
M. rectus femoris			+	+	+	+	+			
M. tibialis anterior										
M. peronaeus longus										
M. gastrocnemius		+	+							
M. biceps femoris			+	+	+	+	+	+	+	
M. rectus abdominis										
M. glutaeus medius	+	+	+			+	+	+	+	+
M. erector spinae										
USW										
OSW										

Literatur

1. Andriacchi TP (1993) Functional analysis of pre and post-knee surgery: total knee arthroplasty and ACL reconstruction. J Biomech Eng 115: 575-581
2. Arendt-Nielsen L, Graven-Nielsen T, Svarrer H, Svennsson P (1996) The influence of low back pain on muscle activity and coordination during gait: a clinical and experimental study. Pain 64: 231-240
3. Aristoteles (1952) On the gait of animals. In: Great books of the western world. Enzyklopädia Britannica, Vol II, Chicago, pp 243-254
4. Arnold W, Schliebe G (1992) Ganganalyse an Patienten mit Hüfttotalendoprothesen. Z Ges Inn Med 47: 15-20
5. Arsenault AB, Winter DA, Eng P, Martenuik RG (1986) Bilateralism of EMG profiles in human locomotion. Am J Phys Med 65: 1-16
6. Attinger D (1987) Subjektive Gangbeobachtung im Vergleich zu gemessener Asymmetrie. Swiss Med 9: 58-61
7. Basmajian JV (1985) Muscles alive, 5th edn. Williams & Wilkins, Baltimore
8. Baumann JU (1987) Ganganalyse als Behandlungsgrundlage bei neurogenen Bewegungsstörungen. Swiss Med 9: 48-52
9. Baumann W (1968) Über die kinematographische Bewegungsanalyse. Med Welt 19: 2168-2174
10. Berman AT, Quinn RH, Zarro VJ (1991) Quantitative gait analysis in unilateral and bilateral total hip replacement. Arch Phys Med Rehabil 72: 190-194
11. Berman AT, Zarro VJ, Bosacco SJ, Israelite G (1987) Quantitative gait analysis after unilateral or bilateral total knee replacement. J Bone Joint Surg Am 69: 1340-1345
12. Bernstein N (1967) The Co-ordination and regulation of movements, 1st edn. Pergamon, London
13. Blümlein H (1980) Untersuchungen über die Biomechanik des Bewegungsablaufs von gesunden Probanden auf der Rollgehbahn und auf der freien Laufstrecke sowie von Gonarthrosepatienten vor und nach Implantation von Kniegelenksendoprothesen unter Verwendung eines online Meßdatenerfassungssystems. Habilitation, Universität Mainz
14. Blümlein H, Bodem F, Brussatis F (1982) Anwendung eines computergesteuerten kinematisch-elektromyographischen Bewegungsanalysesystems zur Untersuchung des Gehverhaltens gesunder Probanden auf der Laufstrecke und auf der Rollgehbahn. Z Orthop 120: 283-293
15. Bochdansky T (1996) Die Messung der Muskulatur mittels oberflächlicher EMG-Ableitung: Möglichkeiten und Grenzen. In: Die Muskulatur. Sensibles, integratives und meßbares Organ, 2. Aufl. Ciba-Geigy
16. Bodem F, Brussatis F, Mertin B, Wunderlich T, Wagner H (1981) A test-subject-tracking measuring carriage with optoelectronic position-feedback control for the kinematic analysis of the gait of orthopedic patients. Med Prog Technol 8: 141-147
17. Bodem F, Brussatis F, Wunderlich T, Mertin B (1981) A kinesiologic electromyography system for the computer-controlled analog and digital recording and processing of muscle action potentials of walking subjects. Med Prog Technol 8: 129-139

18. Bodem F, Brussatis F, Blümlein H, Steeger D, Wunderlich T (1985) Technik der Ganganalyse: Die medizintechnischen Methoden für die Bewegungsdiagnostik orthopädischer Patienten. In: Praktische Orthopädie, Bd 13. Storck, Bruchsal
19. Bodem F, Alt C, Hopf C, Wackerhagen A (1990) Theoretical and experimental investigations on the statistics of electromyographical signal averaging in cyclic body motions. Proceedings of the VIth International Conference on Biomedical Engineering, National University of Singapore: 355–361
20. Bodem F, Menke W, Casel I (1985) A laboratory for the biomechanical analysis of the traumatology of ski falls. Am Soc for Testing & Materials, Philadelphia
21. Bodem F, Hopf C, Heine J (1993) Elektromyographische Bewegungsanalyse – Biomechanische Funktionsdiagnostik der Skelettmuskulatur. Forschungsmagazin Johannes Gutenberg-Universität Mainz: 37–44
22. Boenick U, Näder M (Hrsg) (1991) Gangbildanalyse. Mecke, Duderstadt
23. Bogey RA, Barnes LA, Perry J (1992) Computer algorithms to characterize individual subject EMG profiles during gait. Arch Phys Med Rehabil 73: 835–841
24. Boonstra AM, Fidler V, Eisma WH (1993) Walking speed of normal subjects and amputees: aspects of validity of gait analysis. Prosthet Orthot Int 17: 78–82
25. Borelli JA (1927) Die Bewegung der Tiere. In: Ostwalds Klassiker der exakten Wissenschaften. Akad. Verlags-Ges., Leipzig
26. Bouisset S (1992) Etienne-Jules Marey, or when motion biomechanics emerged as a science. In: Capozzo A, Marchetti M, Tosi V (eds) Biolocomotion: a century of research using moving pictures. Promograph, Rom, pp 72–88
27. Braune CW, Fischer O (1895) Der Gang des Menschen. Königlich Sächsische Gesellschaft der Wissenschaften, Leipzig, Band 21, 25, 26, 28
28. Bronner O (1992) Die untere Extremität. Pflaum, München, S 55–82
29. Buchthal F, Schmalbruch H (1970) Contraction times and fiber types in intact human muscle. Acta Physiol Scand 79: 435–452
30. Cappozzo A (1975) A general computing method for the analysis of human locomotion. J Biomech 8: 307–320
31. Carlson H, Thorstensson A, Nilsson J (1988) Lumbar back muscle activity during locomotion: effects of voluntary modifications of normal trunk movements. Acta Physiol Scand 133: 343–353
32. Cerquiglini S (1992) Introductory Lecture. In: Capozzo A, Marchetti M, Tosi V (eds): Biolocomotion: a century of research using moving pictures. Promograph, Rom, pp 72–88
33. Chao EY, Laughman RK, Stauffer RN (1980) Biomechanical gait evaluation of pre and postoperative total knee replacement patients. Arch Orthop Trauma Surg 97: 309–317
34. Charteris J (1982) Human gait cyclograms: Conventions, speed relationships and clinical applications. Int J Rehab Research 5: 507–518
35. Close JR, Nickle ED, Todd FN (1960) Motor-unit action-potential counts: their significance in isometric and isotonic contractions. J Bone Joint Surg Am 42: 1207–1222
36. Coers C, Woolf AL (1959) The investigation of muscle, a biopsy study. Oxford Blackwell, Springfield
37. Colborne GR, Olney SJ (1990) Feedback of joint angle and EMG in gait of able-bodied subjects. Arch Phys Med Rehabil 71: 478–483
38. Collins JJ, OConnor JJ (1991) Muscle-ligament interactions at the knee during walking. Proc Inst Mech Eng 205: 11–18
39. Debrunner HU (1987) Der Einsatz der Ganganalyse in der Orthopädie. Swiss Med 9: 21–22
40. DeLuca C (2000) Surface Electromyography. Detection and Recording. http://www.delsys.com
41. Dengler R (1995) Diagnostische Möglichkeiten der klinischen Elektromyographie. Dtsch Ärztebl 92: 29–35

42. Denoth J (1987) Analyse von Belastung und Beanspruchung des Bewegungsapparates. Swiss Med 9: 35–41
43. DeVita P (1994) The selection of a standard convention for analyzing gait data based on the analysis of relevant biomechanical factors. J Biomech 27: 501–508
44. Dommasch HS, Brandell BR, Murray EB (1972) Investigation into techniques of gait analysis. J Biol Photo Ass 40: 106–116
45. Drillis R (1958) Objective Recording and Biomechanics of Pathological Gait. Ann N Y Acad Sci 17: 86
46. Dubo HI, Peat M, Winter DA, Quanbury AO, Dobson DA, Steinke T, Reimer G (1976) Electromyographic temporal analysis of gait: normal human locomotion. Arch Phys Med Rehabil 57: 415–420
47. Eberhart HD, Inman VT, Bressler B (1968) The principle elements in human locomotion. In: Klopsteg PE, Wilson PD (eds) Human limbs and their substitutes. Hafner, New York
48. Eckhardt R, Scharf HP, Kreutzberger R, Puhl W (1994) Elektromyographische Untersuchungen im Rahmen der Gang- und Bewegungsanalyse. Dtsch Z Sportmed 45: 28–29
49. Finley FR, Cody KA (1970) Locomotive characteristics of urban pedestrians. Arch Phys Med Rehabil 51: 423–426
50. Fogiel M (1986) The statistics problem solver. Research & Education Assoc., New York
51. Freiwald J, Engelhardt M, Reuter I (1996) Die Messung der Muskulatur mittels isokinetischer und kombiniert elektromyographischer Meßstationen. In: Die Muskulatur. Sensibles, integratives und meßbares Organ, 2. Aufl. Ciba-Geigy
52. Frigo C, Eng D, Tesio L (1986) Speed-dependant variations of lower-limb joint angles during walking. Am J Phys Med 65: 51–62
53. Gage JR (1993) Gait analysis. An essential tool in the treatment of cerebral palsy. Clin Orthop 288: 126–134
54. Gans BM, Noordergraaf A (1975) Voluntary skeletal muscles: A unifying theory on the relationship of their electrical and mechanical activities. Arch Phys Med Rehabil 56: 194–199
55. Graichen F, Bergmann G (1992) Simultaneous recording of body movement and force data on a commercial VTR during in vivo measurement of hip joint force. In: Capozzo A, Marchetti M, Tosi V (eds): Biolocomotion: a century of research using moving pictures. Promograph, Rom, pp 72–88
56. Güth V, Abbink F, Theysohn H (1979) Electromyographic investigations on gait. Methods and applications in orthopaedics. Electromyogr Clin Neurophysiol 19: 305–323
57. Greenough CG, Jones JR (1988) Primary total hip replacement for displaced subcapital fracture of the femur. J Bone Joint Surg Br 70: 639–643
58. Gronley JK, Perry J (1984) Gait analysis techniques. Phys Ther 64: 1831–1838
59. Gurkow HJ, Bast TH (1958) Innervation of striated skeletal muscle. Am J Phys Med 37: 269–277
60. Harris GF, Wertsch JJ (1994) Procedures for gait analysis. Arch Phys Med Rehabil 75: 216–225
61. Heine J (1980) Die Lumbalskoliose. Eine Untersuchung zur Klinik und Prognose der Erkrankung. Bücherei des Orthopäden, Bd 26. Enke, Stuttgart
62. Hirschberg GG, Nathanson M (1952) Electromyographic recording of muscular activity in normal and spastic gait. Arch Phys Med Rehabil 33: 217–224
63. Hodge WA, Andriacchi TP, Galante JO (1991) A relationship between stem orientation and function following total hip arthroplasty. J Arthroplasty 6: 229–235
64. Hörster G (1996) Die Muskulatur in Sport und Medizin. In: Die Muskulatur. Sensibles, integratives und meßbares Organ, 2. Aufl. Ciba-Geigy
65. Hof AL (1984) EMG and muscle force: An introduction. Hum Movement Sci 3: 119–153
66. Hommel G (1988) A stagewise rejective multiple test procedure based on a modified Bonferroni test. Biometrica 75: 383–386
67. Hommel G (1989) A comparison of two modified Bonferroni procedures. Biometrica 76: 624–625

68. Hopf C (1992) Die Auswirkungen der dreidimensionalen operativen Behandlung mit dem CD-Instrumentarium nach Cotrel und Dubousset auf die deformierte Wirbelsäule und den Bewegungsapparat. Habilitation, Universität Mainz
69. Hopf C, Scheidecker M, Steffan K, Bodem F, Eysel P (1998) Gait analysis in idiopathic scoliosis before and after surgery: a comparison of the pre- and postoperative muscle activation pattern. Eur Spine J 7: 6–11
70. Hoschek J, Weber U, Ladstätter P, Schelske HJ (1984) Mathematical kinematics in engineering of endoprostheses evaluation of the results of gait analysis. Arch Orthop Trauma Surg 103: 342–347
71. Inman VT, Saunders JB, De CM, Abbot LC (1944) Observations on the function of the shoulder joint. J Bone Joint Surg 26: 1–30
72. Inman VT (1981) Human Walking. Williams & Wilkins, Baltimore
73. Isacson J, Broström LA (1988) Gait in rheumatoid arthritis: An electrogoniometric investigation. J Biomech 21: 451–457
74. Jarcho LW, Eyzaguirre C, Berman B, Lilienthal JL (1952) Spread of excitation in skeletal muscle: some factors contributing to the form of the electromyogram. Am J Physiol 168: 446–457
75. Jones BE (1977) Instrumentation, measurement and feedback. McGraw-Hill, London
76. Jonsson B, Rundgren A (1971) The peroneus longus and brevis muscles. A roentgenologic and electromyographic study. Electromyogr Clin Neurophysiol 11: 93–103
77. Kadaba MP, Wooten ME, Gainey J, Cochran GVB (1985) Repeatability of phasic muscle activity: Performance of surface and intramuscular wire electrodes in gait analysis. J Orthop Res 3: 350–359
78. Kadaba MP, Wooten ME, Gainey J, Ramakrishnan HK, Gorton G, Cochran GVB (1989) Repeatability of kinematic, kinetic and electromyographical data in normal adult gait. J Orthop Res 7: 849–860
79. Kaljumae U, Martson A, Haviko T, Hanninen O (1995) The effect of lengthening of the femur on the extensors of the knee. An electromyographic study. J Bone Joint Surg Am 77: 247–250
80. Kameyama O, Ogawa R, Okamoto T, Kumamoto M (1990) Electric discharge patterns of ankle muscles during normal gait. Arch Phys Med Rehabil 71: 969–974
81. Kapandji IA (1992) Funktionelle Anatomie der Gelenke, Bd 2, 3, 2. Aufl. Enke, Stuttgart
82. Krämer KL, Maichl FP (1993) Scores, Bewertungsschemata und Klassifikationen in Orthopädie und Traumatologie. Thieme, Stuttgart
83. Kristen H, Kelaridis T, Wanivenhaus A (1990) Gangbildkurven des zeitlichen Verlaufes vertikaler Drücke zur Objektivierung von Rehabilitationsergebnissen. Med Orth Tech 5: 219–222
84. Knüsel O (1987) Erfahrungen in der Ganganalyse mit dem Selspot-II-System in der Rehabilitation. Swiss Med 9: 53–57
85. Komi PV, Buskirk ER (1970) Reproducibility of electromyographic measurements with inserted wire electrodes and surface electrodes. Electromyography 10: 357–367
86. Letts RM, Winter DA, Quanbury AO (1975) Locomotion studies as an aid in clinical assessment of childhood gait. Can Med Assoc J 112: 1091–1095
87. Long WT, Dorr LD, Healy B, Perry J (1993) Functional recovery of noncemented total hip arthroplasty. Clin Orthop 288: 73–77
88. Lüthi S (1987) Die quantitative Beurteilung des menschlichen Ganges. Swiss Med 9: 31–34
89. Mann RA, Hagy JL, White V, Liddell D (1983) The initiation of gait. J Bone Joint Surg 63: 1597–1605
90. Marks M, Hirschberg GG (1958) Neuromuscular dysfunction – part III: analysis of the hemiplegic gait. Ann N Y Acad Sci 74: 59–77
91. Menke W (1984) Biomechanische Analyse des Skisturzes. Kinematographische, elektromyographische und dynamographische Untersuchung von experimentellen Skistürzen mit frontalem Anprall. Habilitation, Universität Mainz

92. Menke W, Bodem F, Brussatis F (1984) Biomechanische Untersuchungen von experimentellen Skistürzen auf einer Testanlage. Biomed Technik Ergänzungsband
93. Messier SP, Loeser RF, Hoover JL, Semble EL, Wise CM (1992) Osteoarthritis of the knee: Effects on gait, strength and flexibility. Arch Phys Med Rehabil 73: 29-36
94. Michaelis J (1980) Medizinische Statistik und Informationsverarbeitung. Thieme, Stuttgart
95. Michiels I, Bodem F (1992) The deltoid muscle: an electromyographical analysis of its activity in arm abduction in various body postures. Int Orthop 16: 268-271
96. Murray MP, Drought AB, Kory RC (1964) Walking patterns of normal men. J Bone Joint Surg Am 46: 335-360
97. Murray MP, Brewer BJ, Zuege RC (1972) Kinesiologic measurements of functional performance before and after McKee-Farrar total hip replacement. J Bone Joint Surg Am 54: 237-256
98. Olsson E, Goldie I, Wykman A (1985) Total hip replacement. Scand J Rehabil Med 18: 107-116
99. Ounpuu S, Winter DA (1989) Bilateral electromyographical analysis of the lower limbs during walking in normal adults. Electroencephalogr Clin Neurophysiol 72: 429-438
100. Perrin T, Dorr LD, Perry J, Gronley J, Hull DB (1985) Functional evaluation of total hip arthroplasty with five- to ten-year follow-up evaluation. Clin Orthop 195: 252-260
101. Perry J, Ireland ML, Gronley J, Hoffer MM (1986) Predictive value of manual muscle testing and gait analysis in normal ankles by dynamic electromyography. Foot Ankle Int 6: 254-259
102. Perry J (1992) Gait Analysis. Normal and pathological function. SLACK, New York
103. Praktische Übungen zur Biomathematik für Mediziner (1997). IMSD Universität Mainz Sommersemester
104. Produktunterlagen der Messplattform der Fa. Kistler GmbH
105. Quanbury HO, Folley CD, Winter DA, Letts RM, Steinke T (1976) Clinical telemetry of EMG and temporal information during gait. Biotelemetry 3: 129-137
106. Rozin R, Gordon MD, Robin C, Magora A, Simkin A, Gonen B (1971) Gait analysis in normal individuals. Elektromyography 2: 183-190
107. Scherb R, Arienti A (1945) Ist die Myokinesigraphie als Untersuchungsmethode objektiv zulässig? Schweiz Med Wochenschr 49: 1077
108. Schmidt RF, Thews G (1985) Physiologie des Menschen, 22. Aufl. Springer, Berlin Heidelberg New York Tokio
109. Segesser B (1987) Gang- und Laufanalyse am Beispiel der Sporttraumatologie. Swiss Med 9: 43-47
110. Senn, E (1987) Die Grenzen und Kriterien der funktionellen Gangbeurteilung. Swiss Med 9: 25-30
111. Skinner HB (1993) Pathokinesiology and total joint arthroplasty. Clin Orthop 288: 78-86
112. Sprague RB, Asprey GM (1965) Photographic method for measuring knee stability: a preliminary report. Phys Ther 45: 1055-1058
113. Steeger PD (1978) Biomechanische und elektomyographische Ganguntersuchung an gesunden Probanden und Coxarthrosepatienten mit Hilfe eines prozeßrechnergesteuerten Meßsystems. Habilitation, Universität Mainz
114. Steeger D (1983) Biomechanische und elektromyographische Ganguntersuchung an gesunden Probanden und Koxarthrose-Patienten. Fortschr Med 101: 885-890
115. Steeger D, Blümlein H, Bodem F, Menke W (1985) Ganganalytische Untersuchungen zur Frage der sportlichen Belastbarkeit endoprothetisch versorgter Patienten mit Hüft- und Kniegelenksarthrosen. Dtsch Z Sportmed 36: 67-76
116. Steeger D, Bodem F (1988) Kinematic and electromyographic gait analysis of pre- and postoperative total hip arthroplasty patients. Proceedings of the Vth International Conference on Biomedical Engineering, National University of Singapore: 187-189
117. Steeger D, Blümlein H, Bodem F, Menke W (1996) Stellt die Bewegungsanalyse des menschlichen Gangbildes auf dem Rollergotest eine Alternative zur Untersuchung auf der ebenen Laufstrecke dar? Dtsch Z Sportmed 47: 328-336

118. Steiner ME, Shelley RS, Pisciotta JC (1989) Early changes in gait and maximum knee torque following knee arthroplasty. Clin Orthop 238: 174-182
119. Stoboy H (1980) Die Elektromyographie und ihre Anwendbarkeit zur Beurteilung von Muskelkontraktionen und Bewegungsabläufen. In: Witt AN, Rettig H, Schlegel KF, Hakkenbroch M, Hupfauer W (Hrsg) Orthopädie in Klinik und Praxis, 2. Aufl. Thieme, Stuttgart
120. Stüssi E (1987) Was heißt Ganganalyse? Swiss Med 9: 8-13
121. Styles PR (1976) POLGON. An aid to gait analysis. Asian Med J 19: 35
122. Sutherland DH (1966) An electromyographic study of the plantar flexors of the ankle in normal walking on the level. J Bone Joint Surg Am 48: 66-71
123. Sutherland DH, Hagy JL (1972) Measurement of gait movements from motion picture film. J Bone Joint Surg Am 54: 787-197
124. Tosi V (1992) Marey and Muybridge: How modern biolocomotion started. In: Capozzo A, Marchetti M, Tosi V (eds) Biolocomotion: a century of research using moving pictures. Promograph, Rom, pp 51-69
125. Vierordt H (1881) Das Gehen des Menschen in gesunden und kranken Zuständen. Tübingen
126. Vink P, Huson A (1987) Lumbar back muscle activity during walking with a leg inequality. Acta Morphol Neurol Scand 25: 261-271
127. Waldeyer A, Mayet A (1980) Anatomie des Menschen, Bd 1, 2. De Gruyter, Berlin New York
128. Wall JC, Ashburn A, Klenerman L (1981) Gait analysis in the assessment of functional performance before and after total hip replacement. J Biomed Eng 3: 121-127
129. Weber W, Weber E (1836) Mechanik der menschlichen Gehwerkzeuge. Wilh. Webers gesammelte Werke, Band IV, Göttingen
130. Weil S, Weil UH (1966) Mechanik des Gehens. Thieme, Stuttgart
131. Wiedmer L, Langer T (1992) Das Gangmuster von Patienten mit Hüftarthrose. Orthopäde: 35-40
132. Winter DA, Greenlaw RK, Hobson DA (1972) Television - computer analysis of kinematics of human gait. Comput Biomed Res 5: 498-504
133. Winter DA, Quanbury AO, Hobsob DA et al. (1974) Kinematics of normal locomotion-statistical study based on TV-data. J Biomech 7: 479-486
134. Wykman A, Olsson E (1992) Walking ability after total hip replacement. J Bone Joint Surg Br 74: 53-56
135. Yang JF, Winter DA (1983) Electromyography reliability in maximal and submaximal isometric contractions. Arch Phys Med Rehabil 64: 417-420
136. Yang JF, Winter DA, Eng P (1984) Electromyographic amplitude normalization methods: improving their sensitivity as diagnostic tools in gait analysis. Arch Phys Med Rehabil 65: 517-521
137. Zangger P (1987) Der gestörte Gang. Swiss Med 9: 14-18
138. Zarrugh MY, Todd FN, Ralston HJ (1974) Optimization of energy expenditure during level walking. Eur J Appl Physiol 33: 293-306
139. Zichner L (1996) Einleitung. In: Die Muskulatur. Sensibles, integratives und meßbares Organ, 2. Aufl. Ciba-Geigy

Sachverzeichnis

A
Aktionspotential 10
Amplitude 48
Aristoteles 1
Asymmetrie 72

B
Beinlängendifferenz 90, 95, 106
Bewegung
– wiederholte 36
– zyklische 36
Bewegungsanalyse
– kinematische 2
– phototechnische 2
Bilateralität 78
Bodenreaktionskraft 3
Borelli, Johann Alfons 2
Braune, C.W. 2

C
Caput laterale (siehe auch m. gastrocnemius) 63
Close, J. R. 4
Coxarthrose 107, 144

D
De Luca, C. J. 12
Digitalisierung 19
Doppelschritt 22, 30, 45
Doppelschrittzyklus 55
Doppelstandphase 22
Doppelweggleichrichtung 27, 44

E
Einbeinstandphase 22
EKG 12
Elektrisches Potentialfeld 11
Elektrode 11, 35, 36
– Positionierung 35, 36, 39
Elektromyogramm 11, 12, 17, 19, 27, 35, 43
Elektromyogramm, Ensemble 27
Elektromyographie 3, 90, 142, 145
– dynamische 145
– kinesiologische 4
EMG (siehe Elektromyogramm)
EMG-Aktivität 95
Ensemble von Elektromyogrammen (siehe auch Elektromyogramm, Ensemble) 27
Ensemblemittelung 27, 28, 43, 55, 96
Erasistratos 1

F
Feindrahtelektrode 19
Fischer, O. 2
Fortbewegung 1

G
Galvani, Luiggi 3
Gang 1
– normal 5, 53
– pathologisch 5
Ganganalyse 6
Gangbild 1, 142
– normales 107
Ganggeschwindigkeit 16
Gleitfilamenttheorie 7
Gonarthrose 107, 144

H
Hochpassfilterung 27
Inman, V. T. 4
Intermuskuläre Koordination 145

K
Kinematographie 2
Kinesiologie 2
Kniewinkel (KW) 57
KW (siehe Kniewinkel)
Körperbewegung, zyklisch wiederholte 27
Kräfte 3

Kraft (siehe Muskelkraft)

L
Laufbahn 15
Laufgeschwindigkeit 15
Leonardo da Vinci 1

M
M. biceps femoris (siehe auch caput longum) 33, 34, 39, 66, 69
M. erector spinae 31, 67
M. gastrocnemius (siehe auch caput laterale) 34, 61, 64, 69
M. glutaeus maximus 32
M. glutaeus medius 32, 33, 61, 68–70
M. glutaeus minimus 68
M. iliopsoas 61
M. peronaeus 33, 64, 69
M. peronaeus brevis 62
M. peronaeus longus 61–63
M. psoas 32
M. quadriceps femoris 33, 60
M. rectus abdominis 31, 67, 68
M. rectus femoris 32, 33, 39, 60, 66, 69, 70
M. semimembranosus 33, 34
M. semitendinosus 33, 34, 39, 65, 66
M. soleus 63
M. tensor fasciae latae 32–34, 68
M. tibialis anterior 34, 63, 64
M. triceps surae 34
M. vastus lateralis 39
Mechanik 2
Metronom 16, 17
Motorische Einheit 8, 12, 43
Motorische Endplatte 9
muscle cross talk 20
Muskel, ischiokruraler 33
Muskelaktion 1
Muskelelektrizität 1
Muskelfaser 7
Muskelfunktion 60
Muskelkontraktion
- exzentrische 50
- konzentrische 50
Muskelkraft 45, 46, 48, 49
Muskelpartitur 69
Muskelphysiologie 3
Muybridge, Eadweard J. 2
Myofibrille 7

N
Nadelelektrode 19
Normalgangbild 53

Normalisation 45
Normierung 27, 45

O
Oberflächenelektrode 18, 19
Oberschenkelwinkel 56
Optoelektronisches Winkelmeßsystem 17

P
POLGON 21
Potentialdifferenz 10

R
Redi, Francesco 3
Rehabilitationsmedizin 4
Reproduzierbarkeit elektromyographischer Daten 20, 30
Rohelektromyogramm 26, 27, 44, 78
Rückdrehphase 57

S
Schrittfrequenz 16
Schwungphase 15, 22, 26
Score
- Charnley 108
- Danielsson 116
- Merle D'Aubigné 108
Seitendifferenz 72, 75
SENIAM 147
signal-averaging 28
Spannungsdifferenz 11
Spannungseichung 28
Standphase 15, 22, 25, 26
Stromdichtevektor j 11
Sutherland, D. H. 4
Symmetrie 78, 79, 143

T
Tiefpassfilterung 44

U
Umkehrphase
- hintere 58
- vordere 58
Unterschenkelwinkel 55, 57
Unterschenkelwinkelbewegung 27

V
Videokamera 18
Volta, Alessandro 3
Vordrehphase 58

W
Weber, W. + Weber E. 2
Winter, D. A. 2

Z
Zeitliche Charakteristik 3

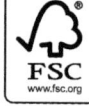

MIX
Papier aus verantwortungsvollen Quellen
Paper from responsible sources
FSC® C105338

If you have any concerns about our products,
you can contact us on
ProductSafety@springernature.com

In case Publisher is established outside the EU,
the EU authorized representative is:
**Springer Nature Customer Service Center GmbH
Europaplatz 3, 69115 Heidelberg, Germany**

Printed by Libri Plureos GmbH
in Hamburg, Germany